心律失常分析的电生理策略

Electrophysiological Maneuvers for Arrhythmia Analysis

心律失常分析的电生理策略

Electrophysiological Maneuvers for Arrhythmia Analysis

原　著　George J. Klein
主　译　吴立群
副主译　张　凝　金　奇
译　者　（按姓名汉语拼音排序）
胡文瑛　金　奇　李晶晶　林长坚　庞　旸
吴立群　严鹏勇　张　凝

北京大学医学出版社

XINLÜSHICHANG FENXI DE DIANSHENGLI CELÜE

图书在版编目（CIP）数据

心律失常分析的电生理策略/（美）克莱恩（Klein，G. J.）原著；吴立群主译. —北京：北京大学医学出版社，2015. 9

书名原文：Electrophysiological Maneuvers for Arrhythmia Analysis

ISBN 978-7-5659-1182-8

Ⅰ. ①心… Ⅱ. ①克…②吴… Ⅲ. ①心律失常—电生理学—研究 Ⅳ. ①R541. 702

中国版本图书馆 CIP 数据核字（2015）第 183151 号

北京市版权局著作权合同登记号：图字：01-2015-4094

Published by arrangement with Cardiotext Publishing LLC, Minneapolis, Minnesota U. S. A.

心律失常分析的电生理策略

主　　译：吴立群
出版发行：北京大学医学出版社
地　　址：(100191) 北京市海淀区学院路 38 号　北京大学医学部院内
电　　话：发行部 010-82802230；图书邮购 010-82802495
网　　址：http://www. pumpress. com. cn
E - mail：booksale@bjmu. edu. cn
印　　刷：北京佳信达欣艺术印刷有限公司
经　　销：新华书店
责任编辑：高　瑾　　**责任校对**：金彤文　　**责任印制**：李　啸
开　　本：889mm×1194mm　1/16　　**印张**：13. 25　　**字数**：360 千字
版　　次：2015 年 9 月第 1 版　2015 年 9 月第 1 次印刷
书　　号：ISBN 978-7-5659-1182-8
定　　价：69. 00 元

原著名单

主编：

George J. Klein，MD，FRCP（C）；Professor of Medicine，Division of Cardiology，Western University，London，Ontario，Canada

编者：

Lorne J. Gula，MD，FRCP（C）；Associate Professor of Medicine，Division of Cardiology，Western University，London，Ontario，Canada

Peter Leong-Sit，MD，FRCP（C）；Assistant Professor of Medicine，Division of Cardiology，Western University，London，Ontario，Canada

Jaimie Manlucu，MD，FRCP（C）；Assistant Professor of Medicine，Division of Cardiology，Western University，London，Ontario，Canada

Paul D. Purves，BSc，RCVT，CEPS；Senior Electrophysiology Technologist，Cardiac Investigation Unit，London Health Sciences Centre，London，Ontario，Canada

Allan C. Skanes，MD，FRCP（C）；Professor of Medicine，Division of Cardiology，Western University London，Ontario，Canada

Raymond Yee，MD，fRCP（C）；Professor of Medicine，Director of Arrhythmia Service，Division of Cardiology，Western University，London，Ontario，Canada

译者前言

过去的二十年是电生理介入技术迅速发展的时期，导管消融作为一种可以潜在根治心律失常的介入治疗手段，已经应用于治疗几乎所有类型的快速性心律失常，且取得了较好的治疗效果。相较于其他亚专科，心脏电生理被视作心血管内科技术要求最高的亚专科之一，电生理专科医师往往需要接受更长时间的专业培训和实践，才能独立处理各种复杂的临床心律失常的消融治疗。由著名电生理专家 Dr. Klein 主编的《心律失常分析的电生理策略》一书，对于广大接受电生理培训的医师、甚至是已经具备一定经验的电生理专业医生而言，都是一本不可多得的参考书籍。与众多已经出版的电生理培训类书籍最大的不同在于，它并未过多强调消融手术技巧。这本教材从基础的电生理分析方法入手，将一些看似简单却非常重要的电生理基础分析手段在不同的电生理检查情景中的具体应用方法进行了非常系统和清晰的阐述。从每一章节开始部分提供的刺激分析步骤（checklist），到在基础窦性心律、起搏刺激以及心动过速状况下，同一分析方法的实际应用结果，本书力图为读者提供最真实和有效的案例分析和方法总结。

Dr. Klein 与他的同事们合作，将他们多年在心律失常电生理分析及治疗领域的经验，以及他们长期进行电生理专业医师培训的宝贵教学经验，体现在本书的章节设置和内容编写中。对本著作的翻译，也是我们对电生理基础分析刺激手段的再次学习和回顾的过程，整个翻译过程让所有译者都受益匪浅。我们深信，这一教材将为广大培训学员和医师建立系统性、逻辑性的电生理分析思路提供莫大的帮助。同时我们也非常感谢 Dr. Klein 为我们呈现这一精彩的教材。

原著序

尽管心脏电生理学已经发展为一个独立的亚专科，但现今的电生理专科培训更加着重于电生理介入手术，在心律失常的机制及病理生理学等基础电生理的教学方面存在一定的缺失。《心律失常分析的电生理策略》这本著作尝试从系统、实践的角度对心律失常机制及起源进行方法学的总结。本书在心律失常机制分析领域是一本独特的教材。Dr. Klein 是一名世界级的临床电生理教学专家，在本著作中，他将自己在电生理领域的真知灼见和多年的教学经验精彩地呈现给大家。

Dr. Klein 对电生理教学的一大贡献，便是他将生理学基础同临床实际问题相结合。在本著作的创作中，他选择了众多和他常年共事的电生理专家、医生作为共同作者，从而为读者提供了一套具体、实用且易懂的电生理问题分析方法。尽管很多电生理概念是复杂难懂的，本著作的所有作者为读者清楚地讲解了相关的概念。他们解释了电刺激方法、药物作用及生理性干扰是如何影响众多诊断中的关键问题的，从而实现对心律失常进行有效的鉴别诊断。他们采取的讲解方式是系统而直接的，所有的方法和技巧均通过临床实例展开。在著作的第一章中，Dr. Klein通过总览的方式对每一种电生理分析方法的优势及劣势进行详细的阐述。其他的章节，分别从心律失常起源、是否存在预激现象、房室旁路在房室结相关心律失常中的作用及如何判断附加电位产生的部位（如肺静脉或左心耳）等方面，讨论如何运用这些电生理分析方法。

我认为，这本著作应该成为每一位接受电生理培训医生书架上的必备读物，同时对所有临床电生理医生而言均是优秀的参考读物之一。本著作与其编者一样，是经典而优秀的。Dr. Klein将自己及其同行的经验进行系统总结并成书，我们应当给予高度的赞誉，因为这本著作可视为所有电生理培训项目的经典教材之一。

Mark E. Josephson，MD

哈佛大学医学院Beth Israel Deaconess医学中心心血管内科主任，Harvard-Thorndike电生理研究所及心律失常中心主任，Herman Dana医学教授，美国马萨诸塞州、波士顿。

原著前言

过去二一年见证了心律失常消融治疗技术的突飞猛进。大多数技术集中于精准的图像技术和心律失常标测技术。即使这样，“传统”心电图的分析仍然很重要，它对心动过速的理解以及制订合理的消融策略是非常有用的。

对于复杂心律失常机制的理解，关键往往是观察心律失常的表现特征，这也是为何要进行“电生理操作”的基础。为此，已有大量的著作描述这些电生理操作，但是，编写此书的目的不再是单纯地增加此类著作的容量。我们电生理实验室已有三十多年培训电生理医生的经验，我们看到很多有天分的受训者通过培训（而其他一些人未能通过!）。我们认为，理解电生理数据的关键是首先掌握一些相对简单而统一的概念，这将在第一章中描述。然后才是正确的电生理操作，应用全面系统的方法理解观察到的现象。理解这些电生理数据不能仅仅依靠直觉去想象所有的复杂情况。我们提供这些典型的案例和原则，为的是阐明一个系统全面的方法，从而做出准确的诊断，同时尽可能避免误诊。

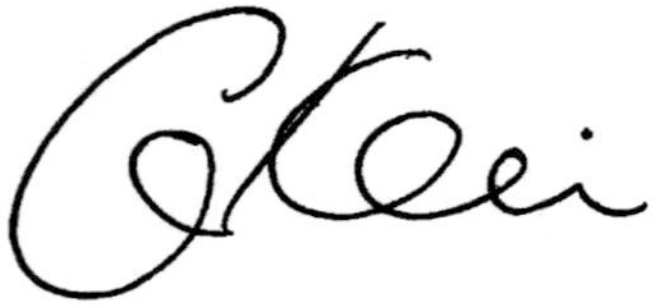

缩略词

AF	心房颤动（房颤）
AP	旁路
AT	房性心动过速（房速）
AV	房室
AVN	房室结
AVNRT	房室结折返性心动过速
AVRT	房室折返性心动过速
CL	激动周长
CS	冠状静脉窦
EGM	腔内图
EP	电生理

ERP	有效不应期
HB	希氏束
HRA	高位右心房；高位右心房腔内图
JT	交界性心动过速
LBB	左束支
LBBB	左束支传导阻滞
LIPV	左下肺静脉
LRA	低位右心房
LSPV	左上肺静脉
LV	左心室
ms	毫秒
PAC	房性期前收缩（早搏）
PCL	起搏周期
PPI	起搏后间期
PVC	室性期前收缩
PV	肺静脉
RB	右束支
RBBB	右束支传导阻滞
RIPV	右下肺静脉
RSPV	右上肺静脉
RV	右心室
RVA	右心室心尖部
S，St，Stim	刺激信号
SA	窦房
SVT	室上性心动过速（室上速）
TCL	心动过速周长
TVA	三尖瓣环
VA	室房
VF	心室颤动（室颤）
VT	室性心动过速（室速）
WPW	预激（Wolff-Parkinson-White）综合征

目　录

1

第一章

电生理操作原理

电生理检查时，对心动过速发作、心动过速诱发或心动过速终止的分析常常能提示某一特定心律失常的机制。但是，还没有一个诊断操作能够明确鉴别所有可能的心律失常。在这种情况下，需要采用一个或多个关键干预措施以明确诊断某一个特定的心律失常。最常用的是刺激操作，也包括使用药物或其他措施。操作可在心动过速发作时或窦性心律或起搏状态下进行。在心动过速时的操作最可靠，但在窦性心律或起搏心律下可建立电生理基础，可提高或降低诊断某一特定心律失常的可能性。例如，希氏束旁起搏操作可鉴别是否存在旁路（AP），虽然这并不能直接证明旁路参与心动过速，但可缩小对特定心律失常的诊断范围。不管何种类型的心动过速（如宽QRS波心动过速、房速、室上速等），诊断操作大多相似。首先对某一复杂心律失常的多种可能性进行鉴别诊断，再通过一个或多个需要的电生理操作检验假设。有许多能提供确切证据的操作，但任何操作因多种原因都可能误导术者［操作错误、含糊的心电信号（EGM）、遇到病理组织、可能的关键区域导管不到位、不确定的巧合］，因此通过多种方式去核实或建立一个系统的操作程序是比较可靠的。

“立体定位”的重要性

很显然需要考虑如距离、传导时间、传导屏障（绝对或相对）及基质等因素，这些因素在进行电生理操作的思维过程中发挥关键作用。由于在物理距离上相隔很远，两个电图可能相距很远，因为它们之间存在缓慢传导或是在它们之间存在传导屏障而导致从一个位置到另一个位置需要绕行。简单的起搏操作可以对此进行鉴别，接下来我们将进行阐述。

下面将阐述“立体定位”的简单应用。我们的问题是关于显性后间隔旁路消融后的患者存在持续的逆传。心动过速不能再被诱发但逆传存在且不存在起搏周长依赖。旁路是否还在？什么样的操作可以用于回答这种常见的疑问？室房（VA）传导时间，设定固定的起搏周长及固定的心房采样点，在不同心室部位起搏时 VA 间期会发生改变，离心室到心房的“出口”位置越远的起搏点传导时间越长。正常的 VA 逆传需要经过远端的束支（更靠近心尖部）。常见的功能性旁路，VA 传导经过旁路，室房传导时间在最靠近房室（AV）环旁路的位置起搏时时间最短。**图 1-1** 说明 VA 传导时间，在近心底部靠近预计的旁路位置 P2（右图）处起搏比心尖部区域 P1（左图）处起搏有一个更短的 VA 间期。这可能说明合并旁路的存在。反之则说明是通过正常房室传导系统逆传，因正常房室传导系统入口靠近心尖部（如远端束支）。当然，还有其他方法对此进行鉴别，在下面的章节会进行说明。

这里需要考虑这项特定操作的可能陷阱，实际上同样适用于任何其他起搏操作。记住证实存在旁路并不意味着旁路参与特定的心动过速。想象一下旁路是起搏频率依赖的且旁路有一个更长的传导时间，导致和正常传导系统相比较“更晚”。再考虑一下旁路由于有一个很长的不应期，导致在选择一个比较短的起搏周期时旁路不能传导。再就是经房室结逆传可能有一个很短的 VA 间期，它和旁路竞争逆传心房，不同部位起搏的差异就变小了。最后再考虑一下起搏导管可能并非如你所想地处于应该在的位置上。这一系列的情况提醒我们需要谨慎实施、判断以及解释任何的电生理操作。

图 1-1

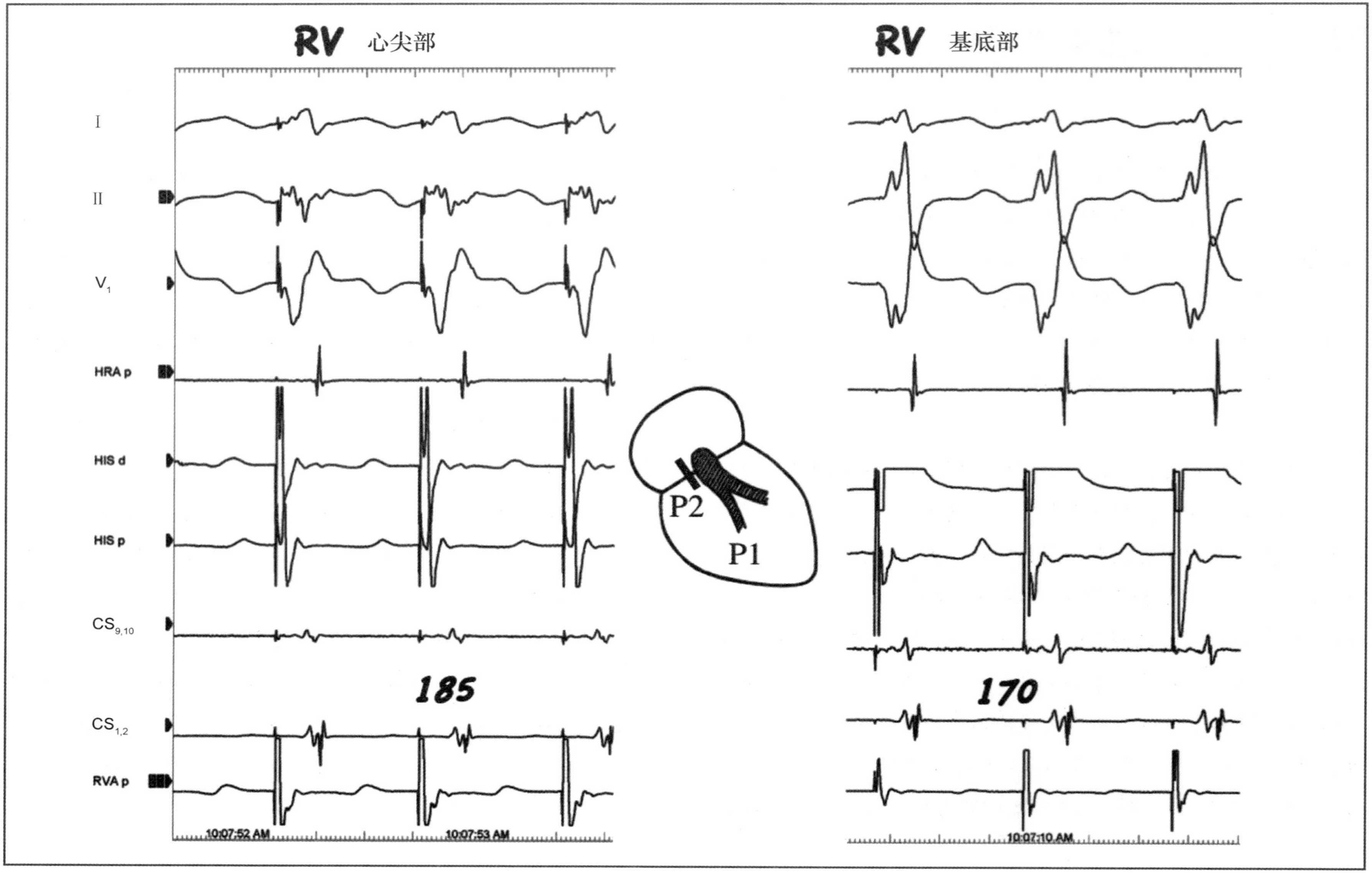
RV 心尖部
RV 基底部
I
II
V1
HRA p
HIS d
HIS p
CS9,10
CS1,2
RVA p
185
170
P2
P1
10:07:52 AM
10:07:53 AM
10:07:10 AM

融合及重整：一个重要的概念

有许多电生理操作及“新的”不断涌现出来的电生理操作。如果知道大部分的操作是衍生于一些简单的概念，比如之前描述的“立体定位”及“融合和重整”的概念，那么大部分新手不会显得那么恐慌。我们注意到电生理医生最令人信服的是对心律失常的确定。这并不是意味需要达到分子或细胞水平，而是出于实践的目的，电生理医生需要很好地理解电生理机制以便定义消融的关键部位，减少对附近正常组织的损伤。

大多数临床心动过速可被认为是“折返”或者“局灶”（尽管颤动、尖端扭转型室速以及其他的情况需要特殊考虑）。“局灶”不是一个“机制”，而是对相对小的“点源”的描述，其机制包括自律性、触发及微折返（作为最终消融的次要考虑因素）。在**图 1-2** 中通过图表显示出来，强调了此两种机制的主要差异，通过起搏干预区分二者没有太大的困难。

图 1-2A 描述了一个经典的折返环（为了便于描述这里是一个二维结构），此折返环有一个解剖边界及在激动“波峰”及后面的不应期“尾部”之间存在非不应期组织的可激动间隙。一次期前刺激向可激动间隙传导去极化，和心动过速的去极化相“融合”，可能可以在体表心电图上或腔内电图中表现出来（如果期前刺激可导致充分的去极化渗透到心动过速去极化中）。此期前刺激导致的去极化因为不应期缘故不能渗透到环路内经环路*逆向传导*，可是可以进入到激动间隙为*顺向传导*，提前激动折返环的“尾部”。此期前刺激可能提前、延迟或终止下一个周期的激动，这取决于环路的特性。这样一个周期激动称为“重整”，尽管有可能由于期前刺激的提前出现使激动在环路内传导减慢而使得重整不能被辨别。**你可以认为巧合的重整及融合只有在环路或者潜在机制包括激动间隙有“分开的入口和出口”时才可能发生。**除外极少数情况，“融合及重整”只在“大折返”中可以见到。我们可以很容易地预测重整的决定因素，包括激动间隙的大小（由传导时间及不应期决定）、起搏位点离激动间隙的距离以及起搏位点和激动间隙之间的生理屏障（如瘢痕）。

考虑图 1-2B 所示局灶来源的心动过速情况下的期前刺激。很

图 1-2

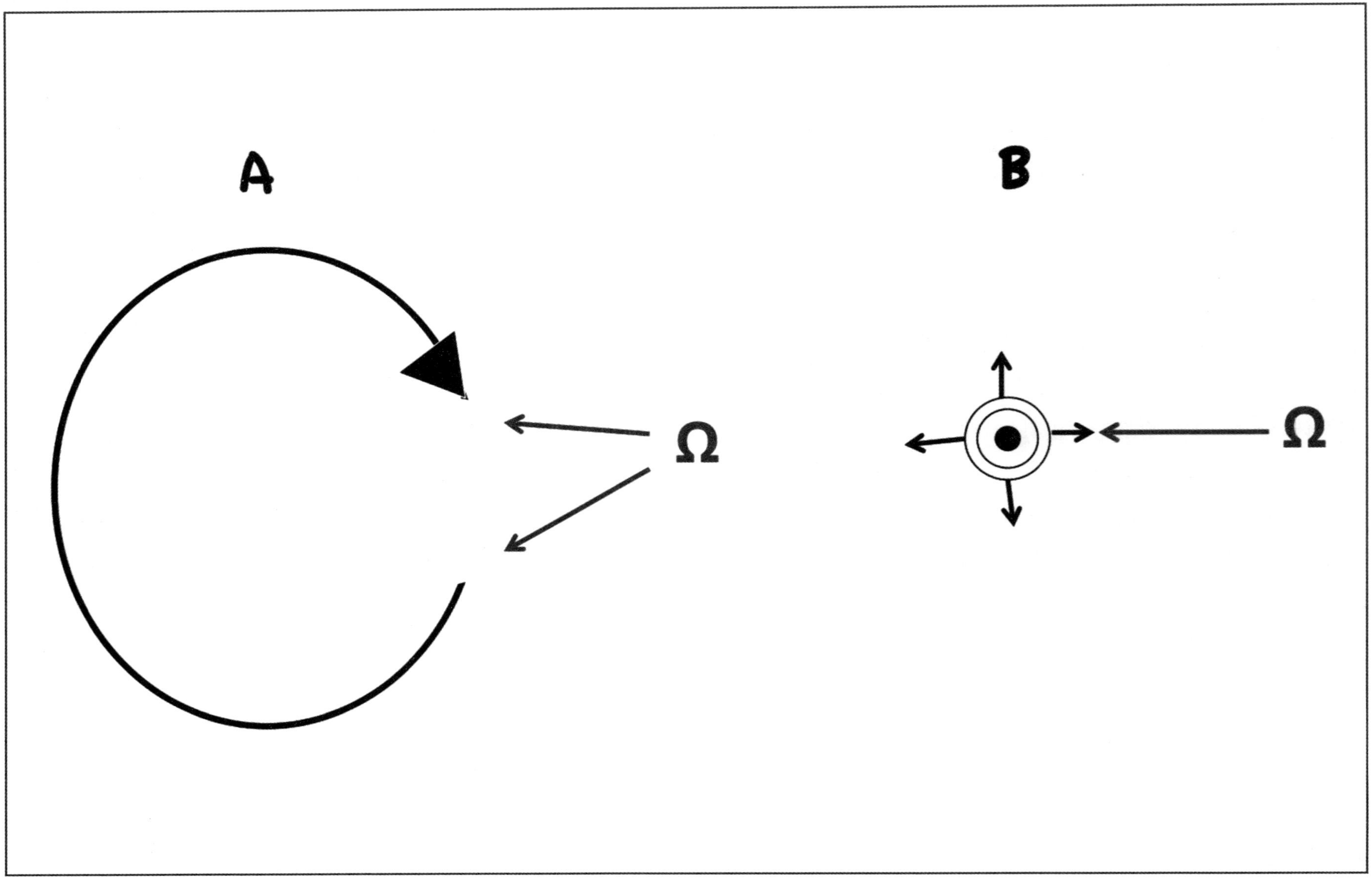

容易设想起搏位点产生的波形和来源于局灶的波相碰撞产生融合。但是从局灶来源的波形在放电后本质上建立了一个不应期保护屏障，结果心动过速的“产生者”不易受到干扰（如重整）。就是说融合*和*重整不可能同时出现在局灶活动中。相反，我们只有在局灶点周围没有通过其自身的除极产生不应期环时才可能可以侵入局灶（重整）。即我们可以获得重整但没有融合，二者在同一时间不可能同时存在。

此概念的重要性用典型的大折返临床例子可以很好地诠释，即通过一个旁路作为折返环一部分的房室折返性心动过速（AVRT）。

以下一段记录（**图 1-3**）显示一个规则的窄 QRS 波心动过速伴 1∶1 房室关系。P 波在Ⅱ导联上是倒置的，表明从下到上的心房激动。最早的心房激动在冠状静脉窦近端，但在高位右心房（HRA）心电图及希氏束（His）上的激动相对更早。右心室心尖部（RVA）的室性期前收缩（室早，PVC）在 His 激动完成后即 His 切迹后发放，使后面一次心房周期*延迟*，在这种情况下只有可能合并存在一个房室旁路作为房室折返环的逆传支。这就是众所周知的“His 不应期内早搏”，His 不应期提供了一个临床电生理基础，我们可以预测下一次心房除极不会受到正常房室传导系统的影响。“重整”提示期前刺激渗透到折返环路中并影响接下来的周期。在前面的例子中，期前刺激延迟了下一个周期而不是提前它，这是由于旁路被认为表现为起搏周期依赖致传导时间延长。这在**图 1-4** 中有说明。大部分旁路有一个相对固定传导时间而不依赖起搏周期（曲线 C），但一些旁路在更早联律间期的期前刺激（曲线 B）时表现为功能性延长传导时间。重整是提前（＃3 两条曲线）、延迟（＃2 曲线 B）或者是终止（＃1 两条曲线）心动过速，依赖于期前刺激的提前程度和期前刺激的波峰到旁路的相对关系。

图 1-3

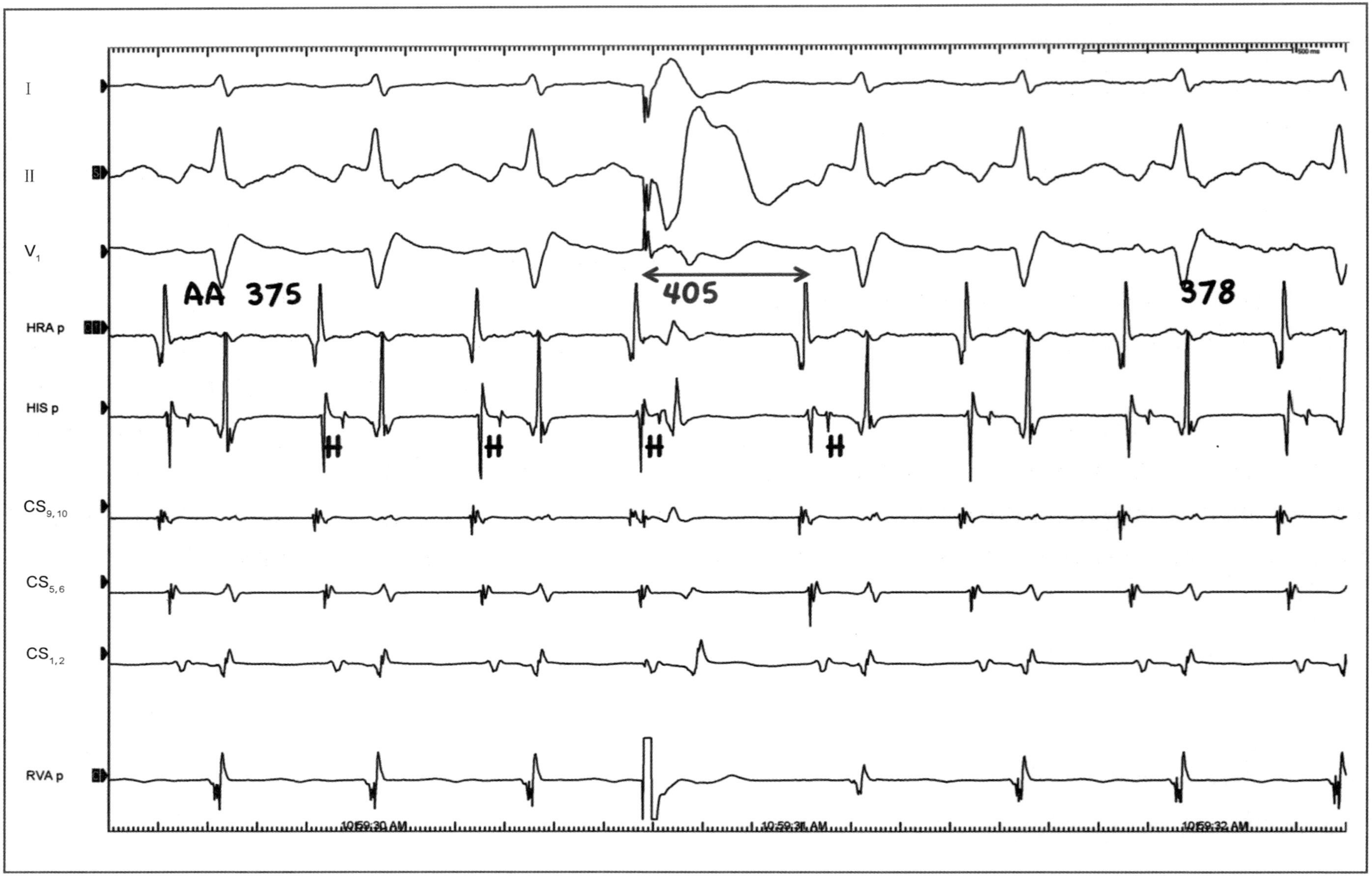
I
II
V1
AA 375
405
378
HRA p
HIS p
H
H
H
H
CS9, 10
CS5, 6
CS1, 2
RVA p
10:59:30 AM
10:59:31 AM
10:59:32 AM

图 1-4

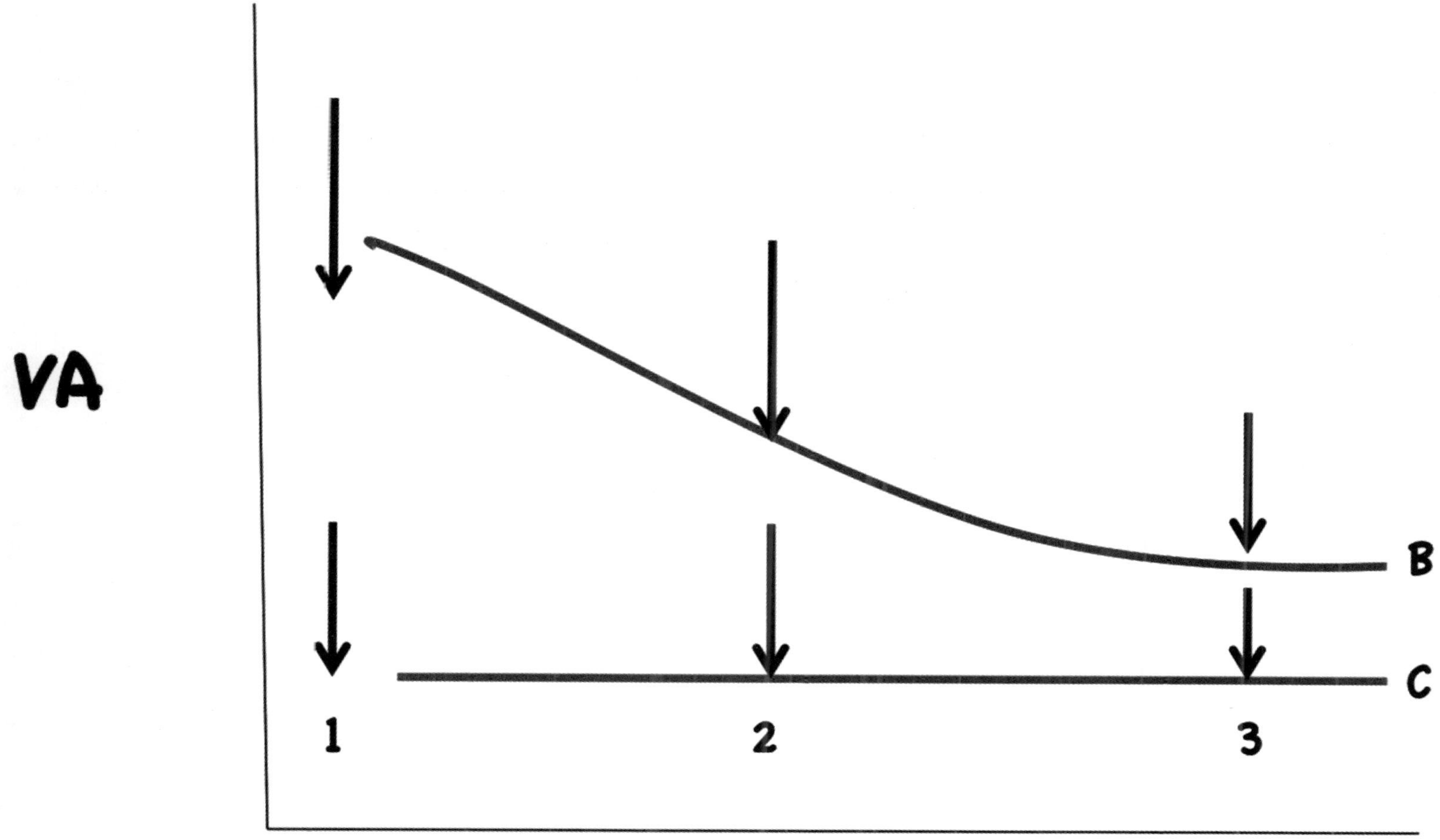

PVC的联律间期

*很显然房室折返性心动过速过程中"His 不应期内室早"刺激是融合及重整的一个具体例子。*考虑下**图 1-5**，该图仅显示图 1-3 的体表心电图部分。心房激动很明显（长 VA 间期）伴随 1∶1 的房室关系。室早联律相对比较晚，使后面一个 P 波及 QRS 波延迟激动，这就是所谓的重整心动过速。事实上，室早的联律间期为 305ms，仅仅比下一次预计的 QRS 波提前 70ms，通过简单的计算（如果心动过速是完全规则的情况下），将预计的经正常房室传导系统前传的心室波形画在刺激切迹后 70ms。结果前传的 QRS 波形将和起搏的 QRS 波形相融合，虽然"纯"起搏波形不能够被观察到（没有显示，但是起搏波形是相当宽的）。His 在室早逆向除极到达时一定是在不应期内的，这一点可通过腔内记录验证（图 1-3）。

"His 不应期内室早"作为融合及重整的典型例子，通过**图 1-6** 得到形象的说明，心室起搏刺激的激动经旁路逆传心房，然后前向传导到达房室结重整心动过速，同时心室刺激经束支逆向传导到折返环路导致融合。

图 1-5

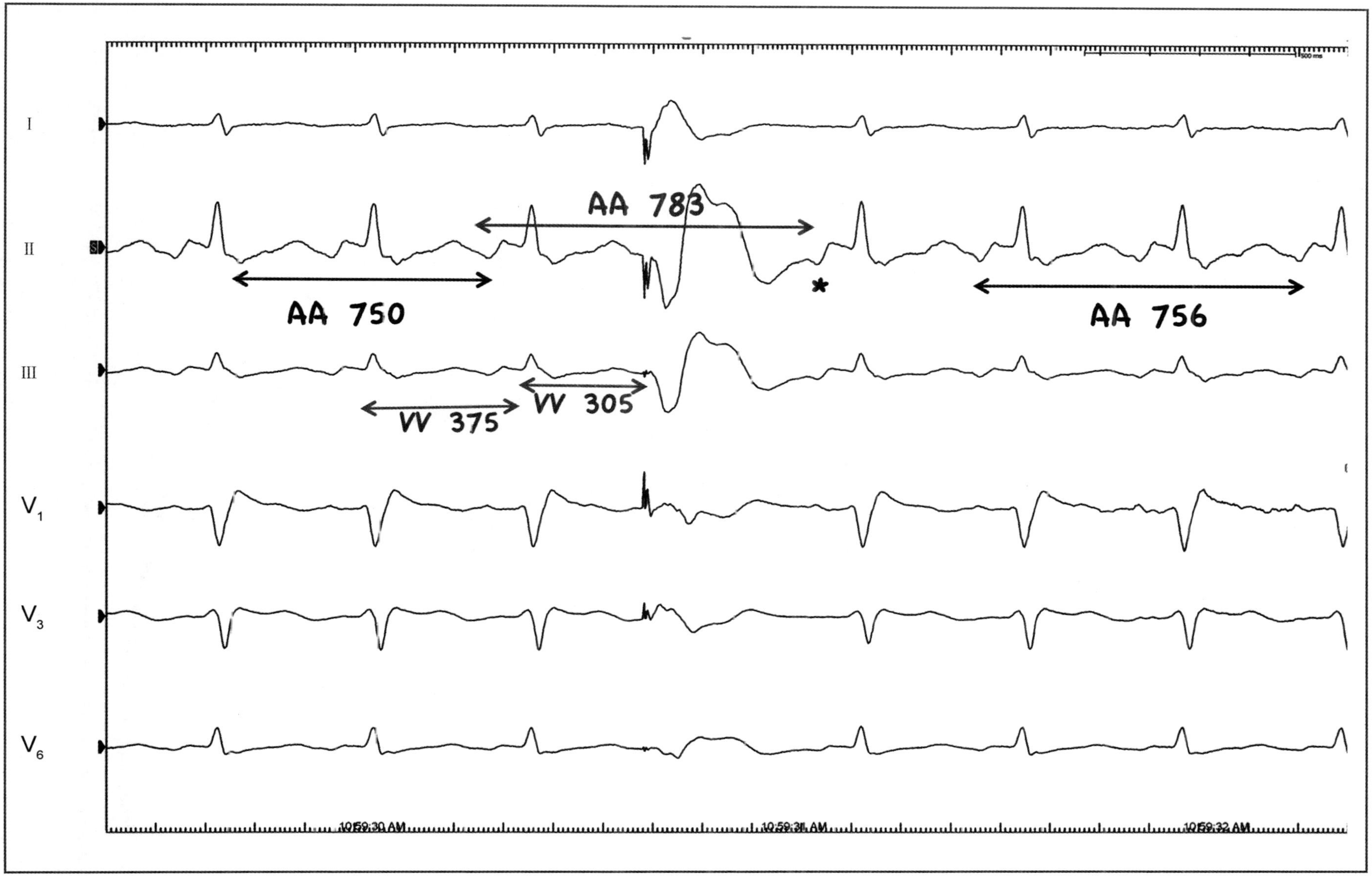
I
II
III
V1
V3
V6
AA 783
AA 750
AA 756
VV 375
VV 305
*
10:59:30 AM
10:59:31 AM
10:59:32 AM

图 1-6

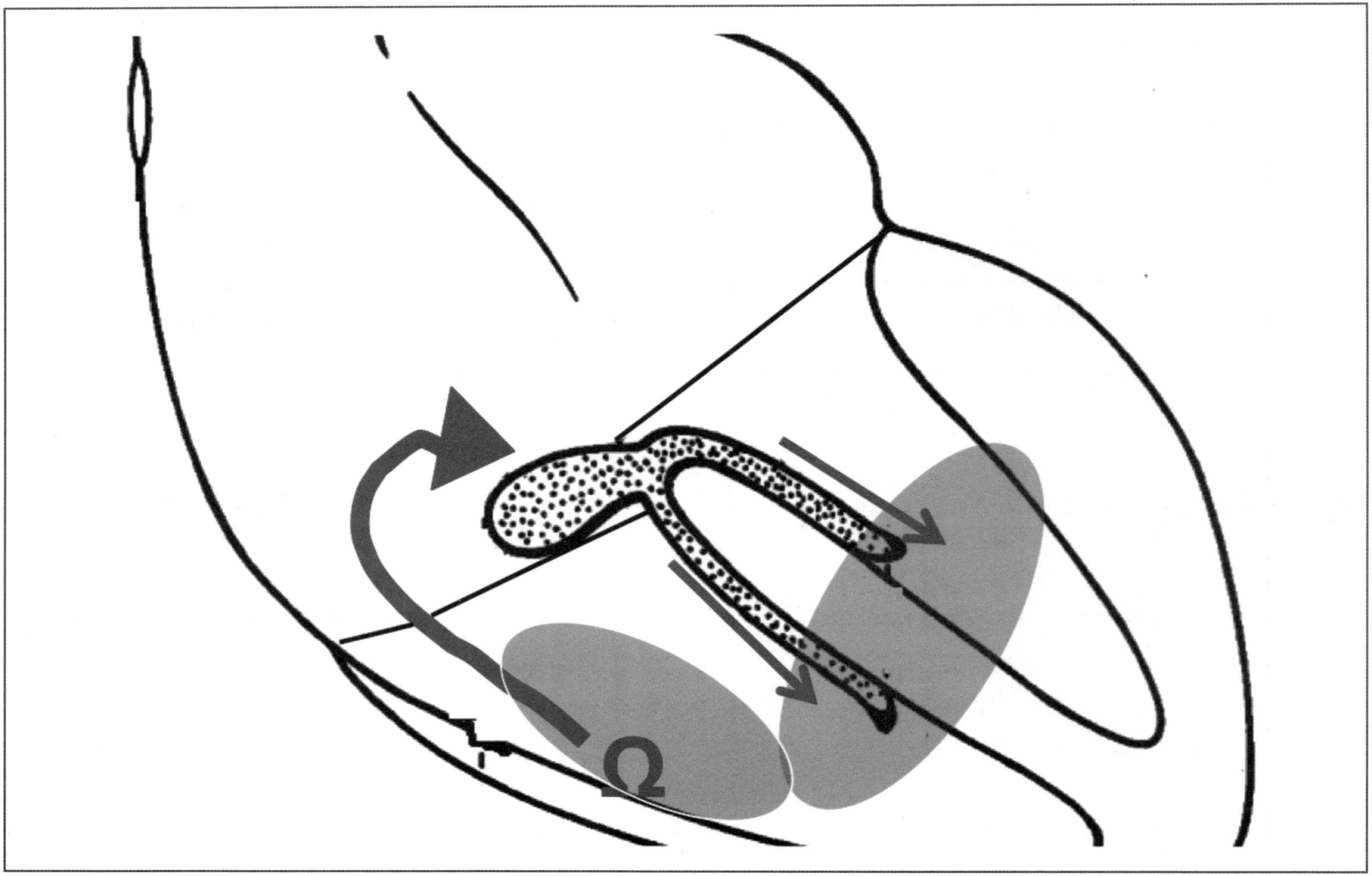

室上性心动过速中 His 不应期室性早搏发放与经心室侧拖带室上性心动过速的关系

超速起搏被广泛应用于评估规则的室上性心动过速的机制。心室起搏周长在开始时通常略短于心动过速周长以使递减传导的可能性最小化，递减传导理论上会混淆结论。*拖带*表现为在一个特定起搏周长下可观察到固定的 QRS 融合波，通过观察不同的起搏周长下融合波发生变化可证实（Waldo 标准）。（局灶性心动过速通过超速起搏不能产生持续的融合波，在心动过速被超速起搏下通常仅表现为整个起搏的 QRS 波形态。这在以后会具体讨论）。要知道心室拖带要求持续的重整及融合（如图 1-2）需要“室上性心动过速发作时室早”被重复地发放。再次重申一下，*心室拖带及心动过速时发放室早本质上是同样的操作*。室上性心动过速时发放室早提前激动实际上代表*拖带一个心动周期*。多数情况下，我们认为这些操作提供了同样的信息。心动过速中的室早可以扫描整个心动过速周长，因而相比较拖带而言能提供更多的诊断信息。由于拖带通常是在心动过速发作时以一个固定的起搏周长进行起搏。拖带更可能终止心动过速或诱发心律失常。可是，比较拖带和重整二者哪个更好是没有确切意义的，因为有经验的电生理医生对这两者都很熟悉，在疑难案例中同时需要从已有的诊断策略中选取这两种诊断方法进行操作。

接下来将会证明三种操作的实际等效性及相近的机制。**图 1-7** 显示在一个右侧旁路参与的房室折返性室上性心动过速患者中的这三种“不同”的操作。在这种情况下，往往认为右心室起搏位点更加靠近折返环路的激动间隙。图 1-7A 显示在 His 不应期内室早提前激动下一次心房波。QRS 波为明显的融合波，比我们所认为的仅经右心室起搏的 QRS 波要窄，尽管纯起搏的 QRS 波在这张图上没有，不能用于比较。这里存在“V-A-V”反应，说明合并房室或房室结折返。室早后的起搏后间期仅仅比心动过速周期长 60ms，提示起搏位点位于折返环“中”，和房室折返相一致。S-A 及室房间期差异仅仅为 7ms，同样支持房室折返性心动过速。这并不奇怪，因为右心室在右侧旁路参与的房室折返性心动过速的环路“中”。

图 1-7B 显示拖带起搏终止后。这里获得的信息和图 1-7A 中得到的信息基本等同并不奇怪。有 V-A-V 反应，起搏后间期在环路“中”，且 S-A 及室房间期的差异也很小。

最后图 1-7C 显示完全心室拖带之前的起搏情况，这种方法最早被认为是一种经典操作。第一次起搏后第三个脉冲的发放才夺获心室，下一跳是明显的 QRS 融合波（F_1），紧接着的一跳也是融合（F_2）并提前（“重整”）A 波。这和在图 1-7A 及图 1-7B 中观察到的现象相同。在房室折返中，我们通常认为“融合和重整”可同时被观察到出现于起搏序列的相对早期，如果这种现象发生，是由于激动间隙相对比较大的缘故。相比之下，在房室结折返中，我们不能同时观察到融合及重整（只能是其中一个），且重整常发生于起搏的相对晚期。同时，我们可以注意到，心动过速时的室房间期与起搏重整后的 S-A 间期差值很小，同样和在图 1-7A 及图 1-7B 中测量到的基本相同。

图 1-7A

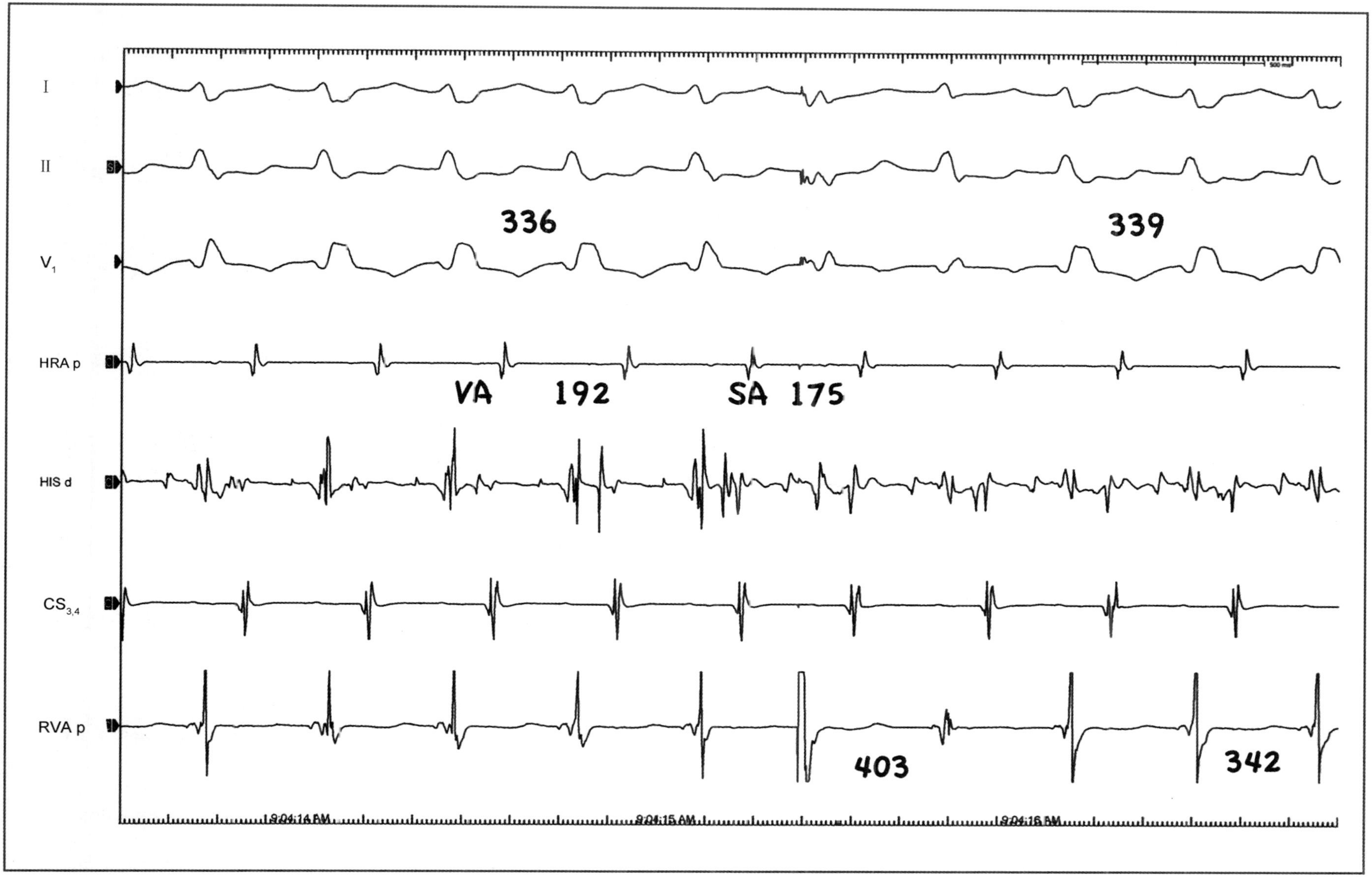
I
II
V1
HRA p
HIS d
CS3,4
RVA p
336
339
VA 192
SA 175
403
342
9:04:14 AM
9:04:15 AM
9:04:16 AM

图 1-7B

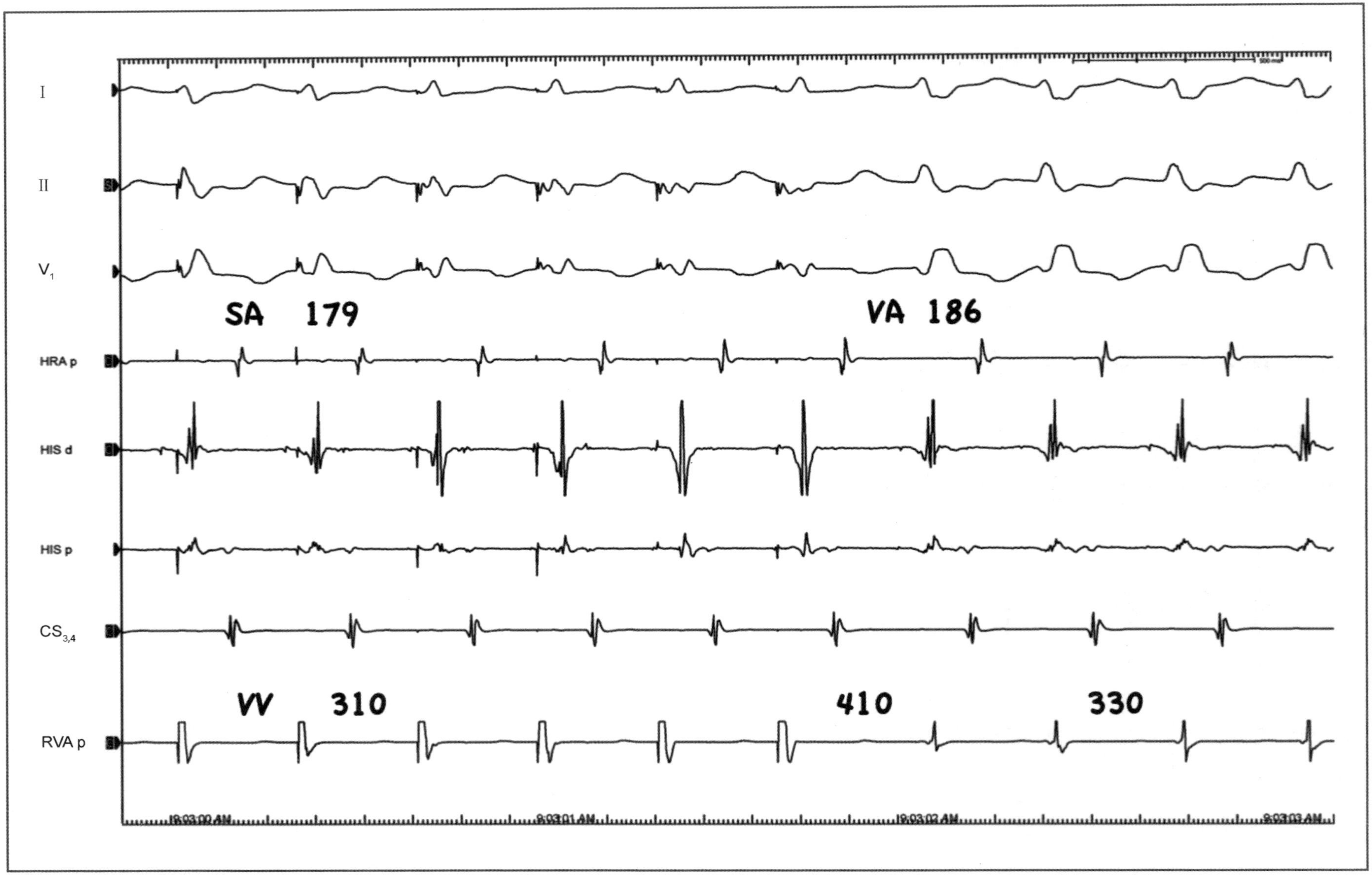

图 1-7C

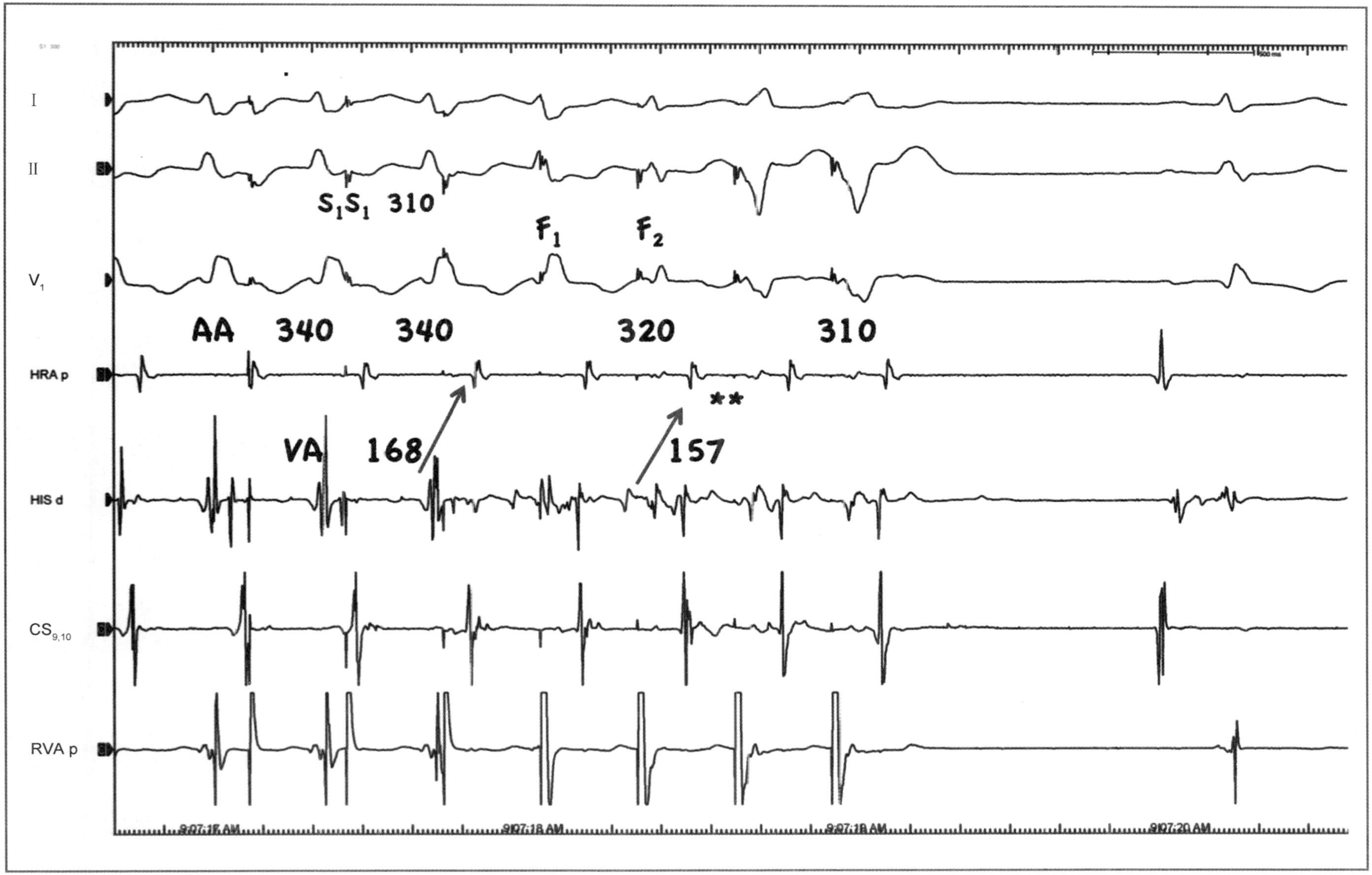
I
II
S_1S_1 310
F_1
F_2
V_1
AA 340 340 320 310
HRA p
**
VA 168 157
HIS d
$CS_{9,10}$
RVA p
9:07:17 AM
9:07:18 AM
9:07:19 AM
9:07:20 AM

一些通用情况值得在详尽检查操作之前先提一下，具体的例子将会在后续的章节中呈现。

1. 一些通用语如 VAV 或 VAAV 简化操作名称，用于交流非常方便，但是，不应该和在这个操作背后的基本生理学原理割裂开来。对于初学者，不能被这些简单的词语*误导*，更重要的是理解这些现象的电生理发生机制。

2. 某些电生理操作或规则可用于明确一种电生理机制，但有些操作提示某种机制的可能性很高，仅作为治疗的参考依据。例如，经过严格的刺激操作，在 His 不应期内的室早持续提前，下一次心房激动只能通过旁路发生。另一方面，室上性心动过速中右心室心尖部起搏拖带后 PPI 大于 115ms *提示*房室结折返可能，但仍需排除其他可能性（这些将会在后续的章节中列举）。

3. “阳性”反应，比如 His 不应期内室早使 A 波提前，是旁路存在的证据，但是阴性反应并不能证实没有旁路。另外一个例子，PPI 固定等于心动过速周期提示起搏位点在环路“中”，如图 1-7。有时候通过 PPI 数值提示在环路“外”，但经过其他一些证据提示起搏位点实际还是在折返环路“中”。我们可以总结为，**拖带提示起搏在折返环“中”即起搏位点在折返环“中”，若提示在折返环“外”仍有可能在折返环“中”。**这对初学者是一个常见的思维误区。

4. 只有对任何操作提供的细节进行严密的思考，才能使操作达到最好的效果。很显然，重复某项操作是必要的，尤其对于周期长度存在变异的情况。解剖异常、导管到位不充分、病变组织内低质量的电位图对最优秀的操作者而言也是极具挑战性的。

我的同事和我在接下来的章节中对不同的诊断干预以及这些诊断干预的陷阱提供更详细及具体的例子。成败往往在于细节，读者可以在特定的一个时间点或者在本书结束后重新回到这个总结性的章节，不断提醒自己电生理诊断时“整体观”的重要性。

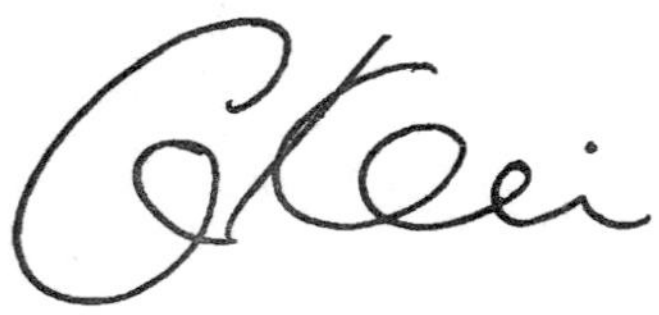

推荐阅读

1. Wellens HJJ. Value and limitations of programmed electrical stimulation of the heart in the study and treatment of tachycardias. *Circulation.* 1978;57:845–853.

2. Waldo AL. From bedside to bench: entrainment and other stories. *Heart Rhythm.* 2004;1:94–106.

3. Waldo AL, MacLean WAH, Karp RB, Kouchoukas NT, James TN. Entrainment and interruption of atrial flutter with atrial pacing: studies in man following open heart surgery. *Circulation.* 1977;56:737–745.

4. Stevenson WG, Khan H, Sager P, et al. Identification of reentry circuit sites during catheter mapping and radiofrequency ablation of ventricular tachycardia late after myocardial infarction. *Circulation.* 1993;88:1647–1670.

5. Hirao K, Otomo K, Wang X, et al. Para-Hisian pacing: a new method for differentiating retrograde conduction over an accessory AV pathway from conduction over the AV node. *Circulation.* 1996;94:1027–1035.

6. Gallagher JJ, Gilbert M, Svenson R H, et al. Wolff-Parkinson-White syndrome. The problem, evaluation, and surgical correction. *Circulation.* 1975;51:767–785.

7. Bennett MT, Leong-Sit P, Gula LJ, et al. Entrainment for distinguishing atypical atrioventricular node reentrant tachycardia from atrioventricular reentrant tachycardia over septal accessory pathways with long right ventricular tachycardia. *Circ Arrhythm Electrophysiol.* 2011;4(4):506–509.

8. Knight BP, Ebinger M, Oral H, et al. Diagnostic value of tachycardia features and pacing maneuvers during paroxysmal supraventricular achycardia. *J Am Coll Cardiol.* 2000;36:574–582.

2

第二章

窦性或起搏心律时的电生理策略

起搏刺激可被视作对持续心动过速的干扰，借此可以了解心动过速的机制；窦性或起搏心律时，使用起搏刺激通常有助于了解潜在的心动过速组成结构或功能细节，但并不能直接诊断心动过速的具体机制。我们将在本章中对这些问题进行讨论。一个简单直观的例子便是，任何周期下的心室起搏均不伴有室房（VA）逆传或出现自发性频率加速。这一现象说明该临床室上性心动过速（SVT）不符合任意一种房室结相关的折返性心动过速，此时虽不能直接诊断房速，但强烈支持心动过速诊断为房速。

如果在刺激过程中注意结合解剖结构，那么很多判断是非常直观的。**图 2-1A**，根据 12 导联心电图（ECG）预激波形态高度提示存在后间隔旁路（AP）。**图 2-1B**，冠状静脉窦（CS）内起搏改变了预激波形态，V_1 导联可见高大 R 波，提示房室传导不通过后间隔旁路，转为通过左侧旁路进行。这是“立体定位（geography)”的简单应用，CS 内更靠近左侧旁路的起搏，使传导更易通过此旁路进行，而窦性心律时传导更易通过后间隔旁路进行，从而掩盖了左侧旁路。对于 Wolff-Parkinson-White（WPW）综合征而言，在进行详细电生理（EP）检查之前，先进行简单的心房多部位起搏，可以较早发现存在多个旁路的可能。

读者可同时参考第一章图 1-1 及其相关讨论。心底部起搏时若室房（VA）间期短于心尖部起搏［靠近右束支（RBB）出口］，提示存在旁路，但是并不能证实这条旁路会参与到心动过速中。

最后，这种三维解剖定位（或“立体定位”）的思考方法，同样可以在持续性心动过速的分析中应用。例如，通常可以应用心房多部位超速起搏来判断房性心动过速的机制，因为起搏后间期（PPI）与起搏位点距离心动过速折返环或局灶起源点的远近存在直接关系。

图 2-1A

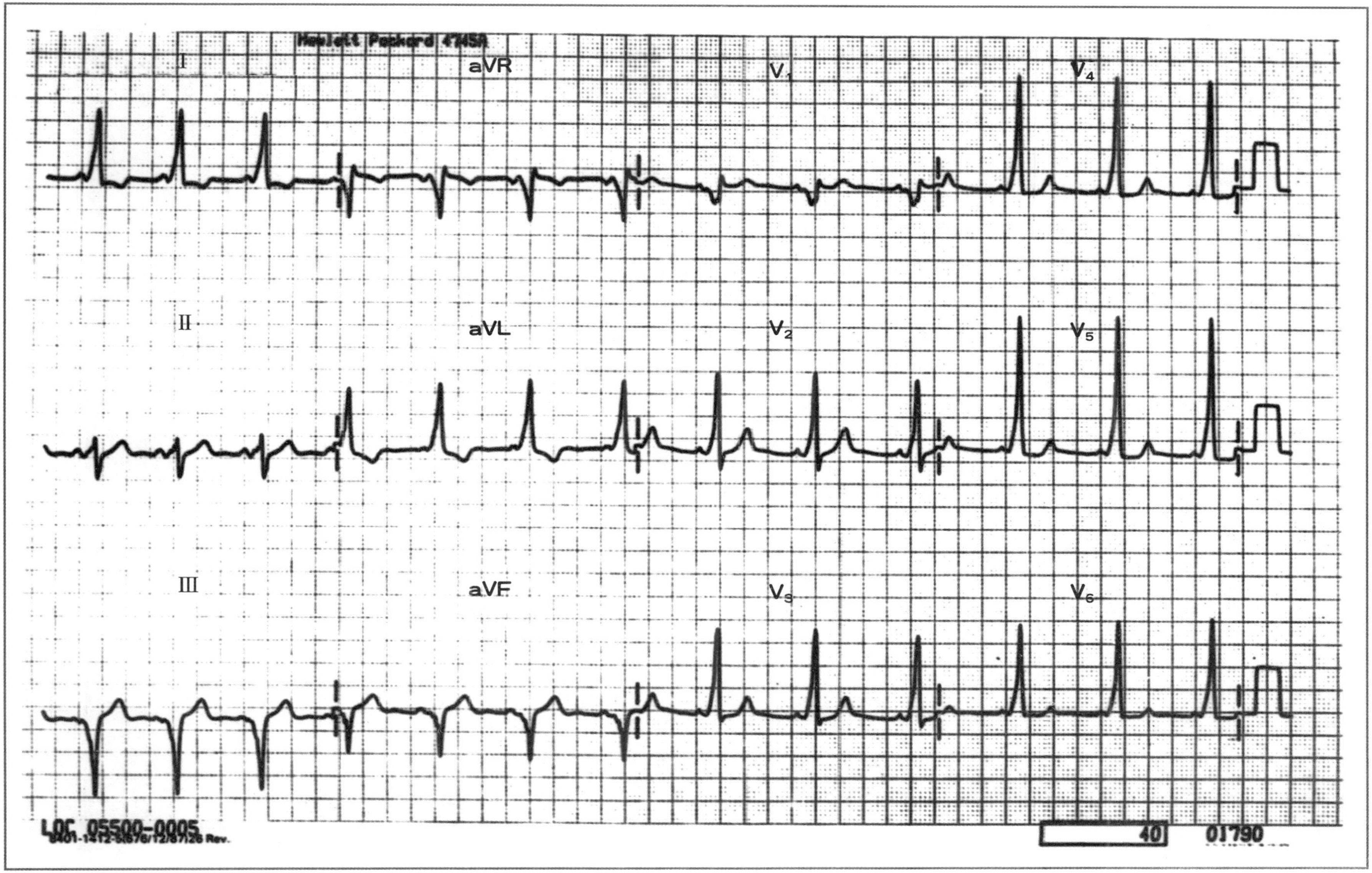
Hewlett Packard 4745A
I
aVR
V_1
V_4
II
aVL
V_2
V_5
III
aVF
V_3
V_6
LOC 05500-0005
40
01790

图 2-1B

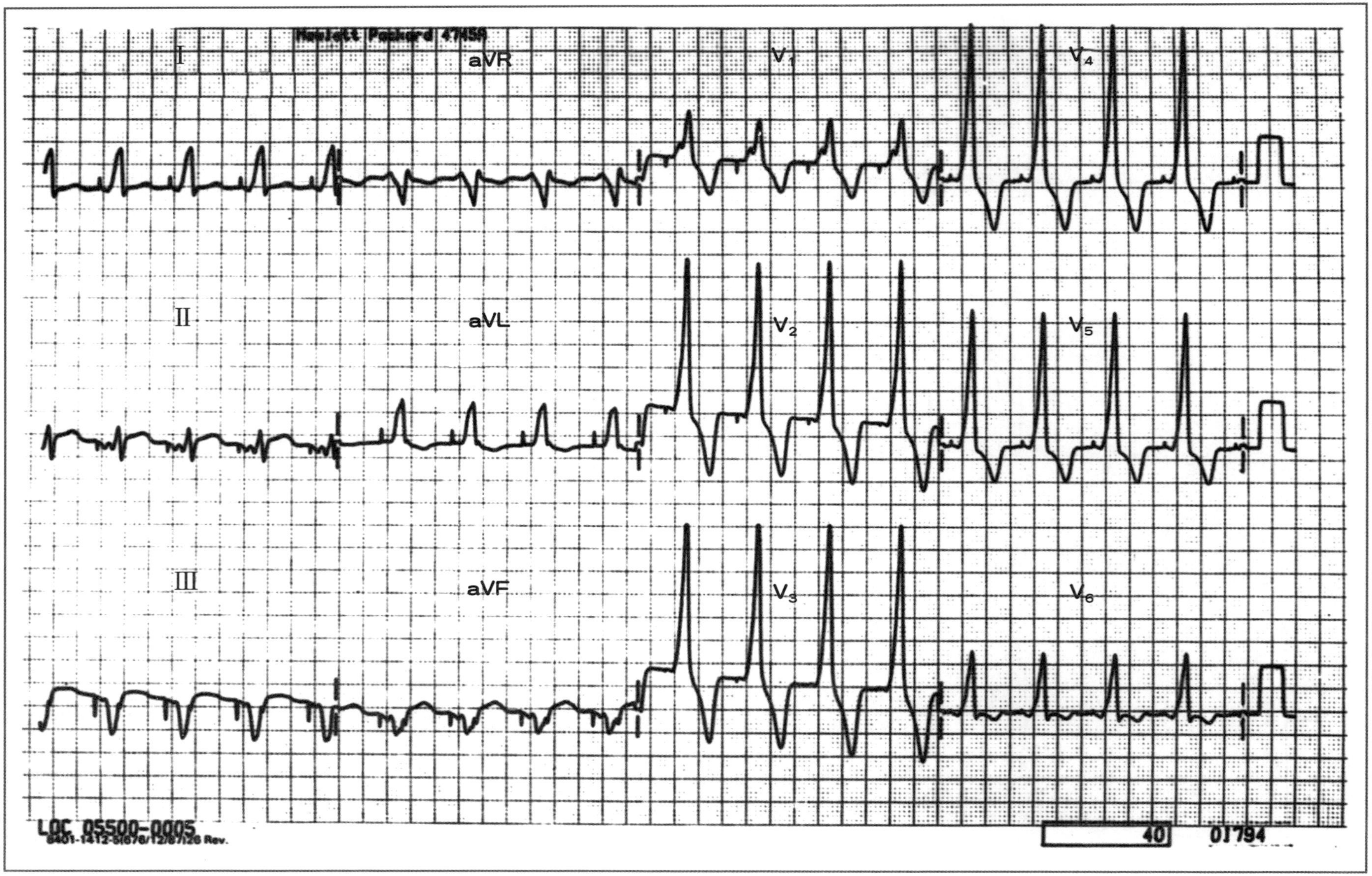
Hewlett Packard 4745A
I
aVR
V1
V4
II
aVL
V2
V5
III
aVF
V3
V6
LOC 05500-0005
40
01794

希氏束（His）旁起搏

His 旁起搏是一种有用的刺激方法，经常用于判断是否存在间隔和间隔附近的旁路。它可以鉴别 SVT 向心型逆传心房激动，是通过房室结（AVN）折返还是间隔旁路的房室（AV）折返。虽然从概念上来说，这种刺激很容易理解，但是深入解读这种刺激方法以及其中存在的很多误解，还是有一定难度的。

这种刺激通过在 His 位置放置的双极电极来进行起搏。His 电位图应记录到高振幅、近场 His 电位，右心室（RV）电位图和相对较小的远场心房电位，以减少不恰当的心房夺获。高能量输出（如，20V/0.2ms 脉宽）直接夺获 His，产生相对较窄的 QRS 波起搏形态（类似于室上性 QRS 波，只出现于 His 被夺获时）。输出能量逐渐减小直到起搏的 QRS 波形态突然增宽，说明 His 失夺获，只有 His 旁心室被夺获。电极近端记录到 His 是更佳的，但是对正确解读起搏结果并不是必要的。

以下列举的事项有助于理解 His 旁起搏，参照**图 2-2**。

1. 心脏中大约有 3 个结构可以通过 His 近端附近起搏而直接夺获：①靠近 His 附近心室肌（His 旁）；②His；③靠近 His 的心房肌。

2. His 旁和 His 夺获是指 His 和邻近的心室肌都被夺获（图 2-2 左侧图中大的方形波标记）。

3. His 夺获使得前向和逆向传导通过正常 AV 系统，造成激动较早到达心房和束支末端（右心室心尖部，RVA）。因此，较窄的 QRS 波形态以及电位图上相对短的刺激至 RVA 间期可以证明 His 夺获。

图 2-2

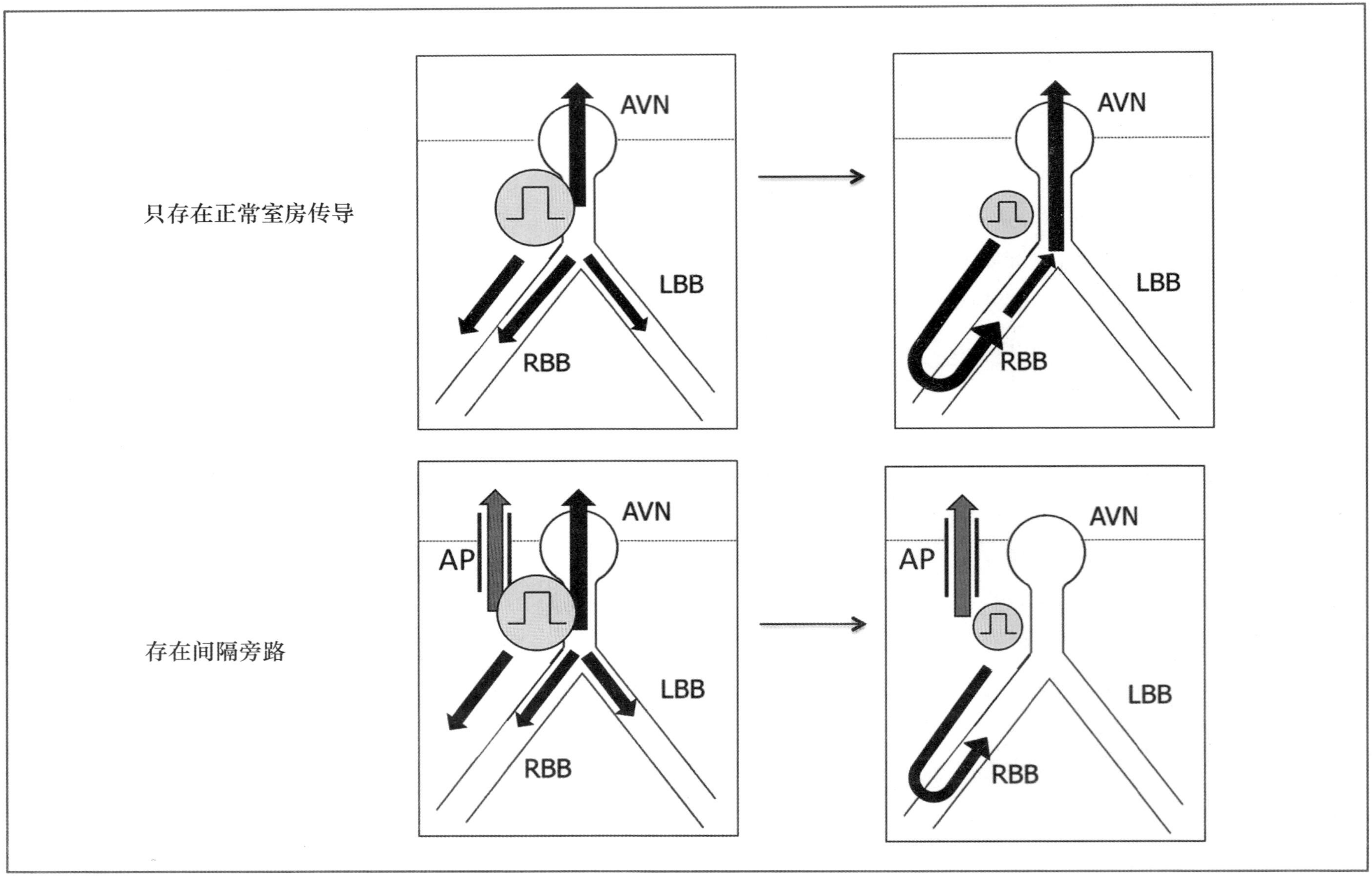
只存在正常室房传导
存在间隔旁路
AVN
LBB
RBB
AVN
LBB
RBB
AP
AVN
LBB
RBB
AP
AVN
LBB
RBB

4. 不存在旁路时（图 2-2 上面两图），His 失夺获（小的方形波标记）将延迟激动到达心房的时间（VA 间期延长），因为激动需要从 His 旁区域经由心室肌传导到远端束支，然后再逆传至 His。这也通常*延迟*了更靠近右束支末端心尖部的心室激动时间。His 起搏导管记录的 S-V 间期不变且仍旧很短。

5. *存在*靠近 His 的间隔旁路时（图 2-2 下面两图），在 His 失夺获（小的方形波标记）时激动到达心房的时间*未*延迟，因此并不改变 VA 间期。但是通常*延迟*了更靠近右束支末端心尖部的心室激动时间。

6. 旁路离 His 越远，在 His 失夺获时，VA 传导时间越长。因此，这种刺激方法对越靠近 His 的旁路越有用。

图 2-3 举例说明了无旁路时的 His 旁起搏。高能量起搏产生窄 QRS 波形态提示 His 夺获。逐渐减小起搏能量，QRS 波形态增宽（星号标记）提示 His 失夺获。His 夺获时 VA 间期（70ms）明显短于仅 His 旁心室夺获（150ms）。这个现象通常被称为“结性反应”，但更好的理解是提示不存在间隔旁路。我们可以想象，存在远离 His 的旁路，如侧壁旁路时，VA 时间可延长，延长程度取决于旁路离开 His 的距离。

图 2-4 显示存在间隔旁路时的 His 旁起搏。突然增宽的 QRS 波形态提示 His 失夺获。VA 间期没有实质变化（CS_{1-2} 记录 170ms）。RVA 电位图可观察到形态的改变，快速激动成分稍微延迟和 S-V 间期延长，符合 His 失夺获表现。由于 RVA 导管位置的不同，后面观察到的现象并不是一直都存在的，只有在导管位置靠近 RBB 末端时，才可能记录到这种现象。

图 2-3

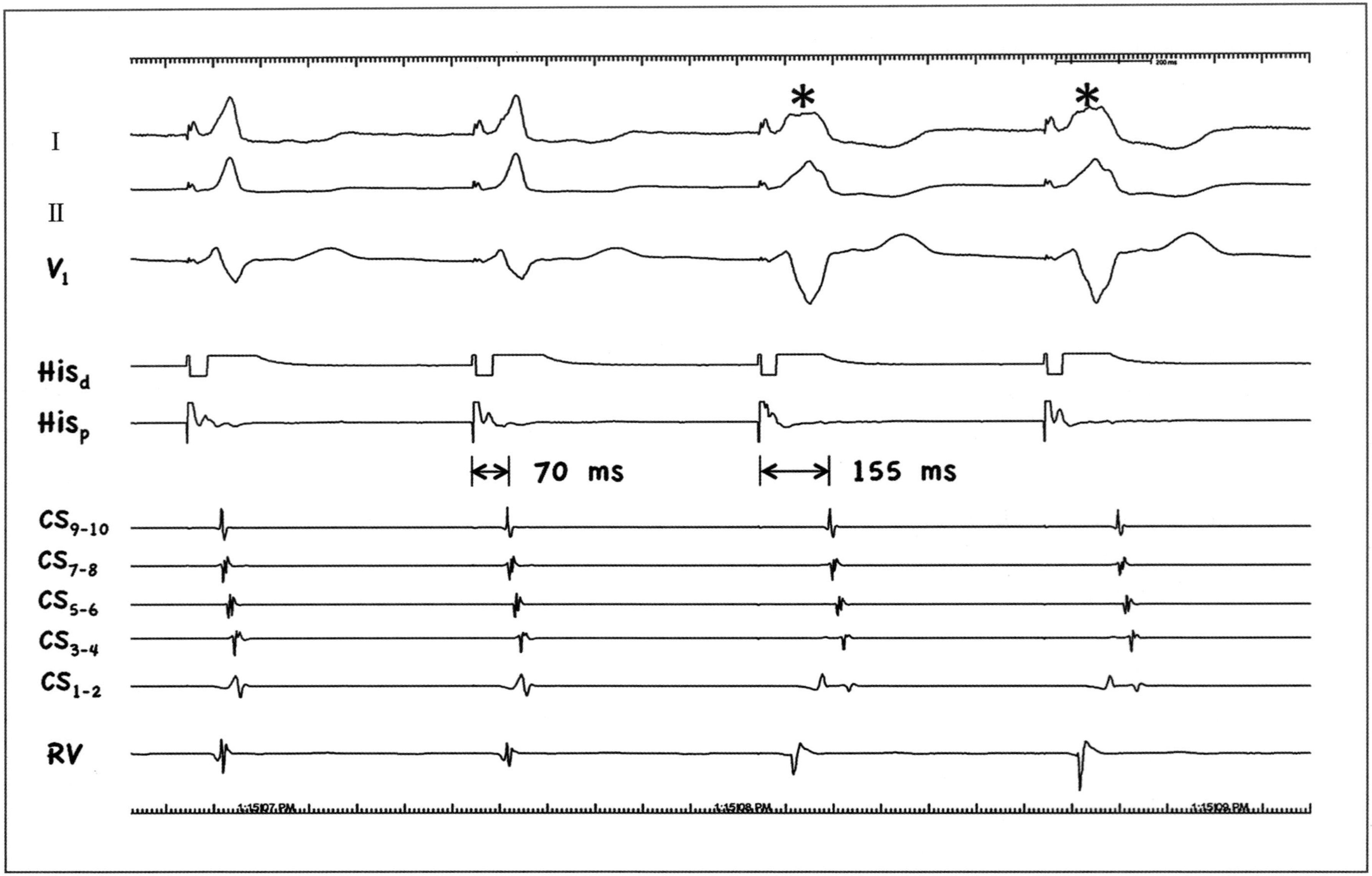

图 2-4

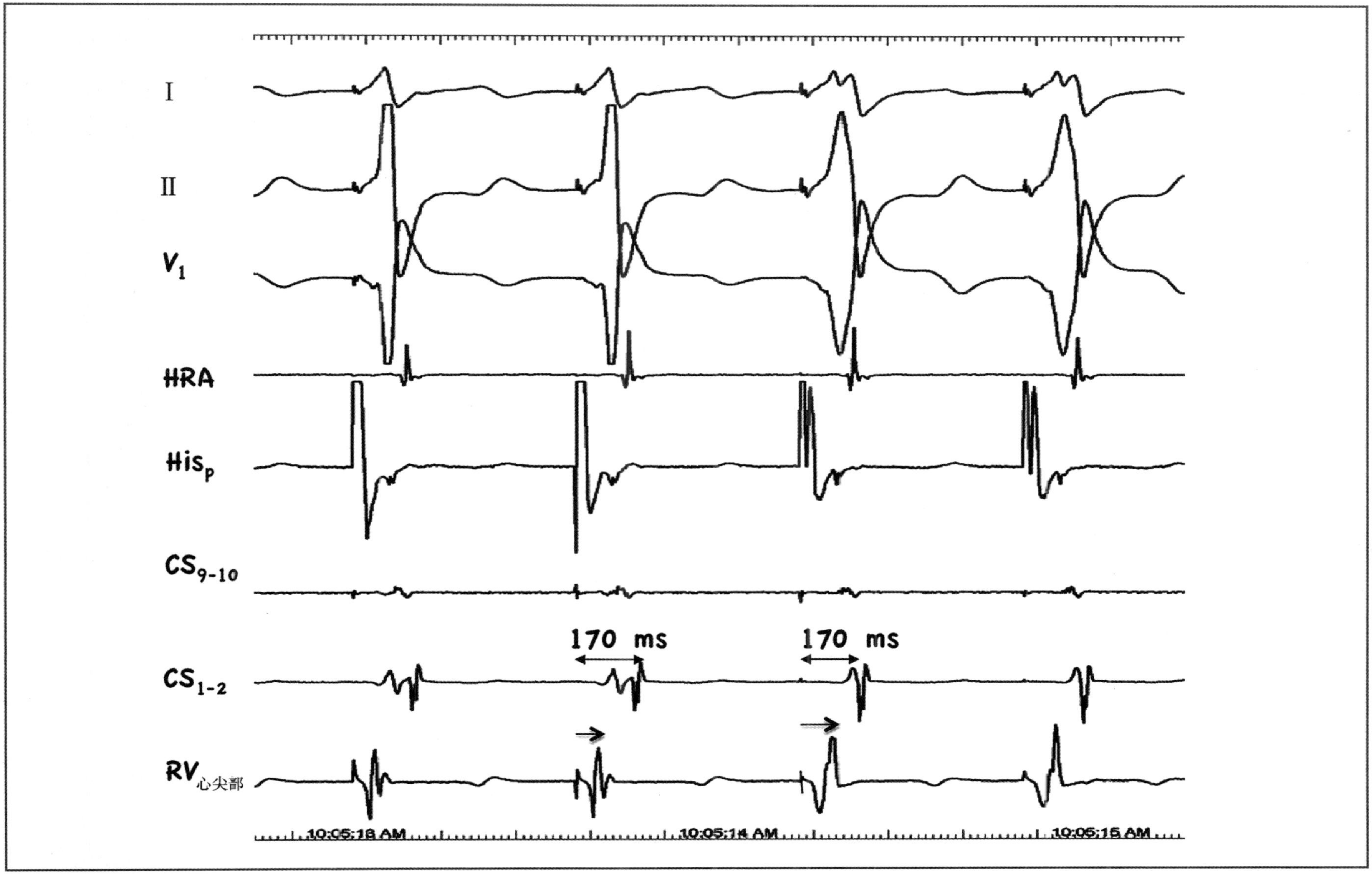
I
II
V1
HRA
Hisp
CS9-10
170 ms
170 ms
CS1-2
RV心尖部
10:05:13 AM
10:05:14 AM
10:05:15 AM

如何判断**图 2-5** 中 His 失夺获？我们可以明显看到在第 4 个心动周期时，His 失夺获。His 电位图记录到的刺激到心室（S-V）间期没有改变。$RV_{心尖部}$电位图可见微小的形态改变，以及 S-V 延长，符合 His 失夺获。VA 间期无变化，提示存在间隔旁路。然而，高位右心房（HRA）记录到的 VA 间期只有 55ms，是非常短的，同时，His 和 CS_{9-10} 记录到相同或者更短的时间。当 HRA 记录到的 VA 间期在 90ms 内或更短，冠状静脉窦口的 VA 间期在 60ms 内或更短，就像这个案例所示，提示可能存在容易疏忽的心房夺获。将导管位置放在更远端，如**图 2-6**，使心房无法夺获，可见 His 失夺获时 VA 间期延长，说明本例中不存在间隔旁路。对于缺少这个技术经验的人来说，无意识的心房起搏是相对常见的“失误”。

图 2-5

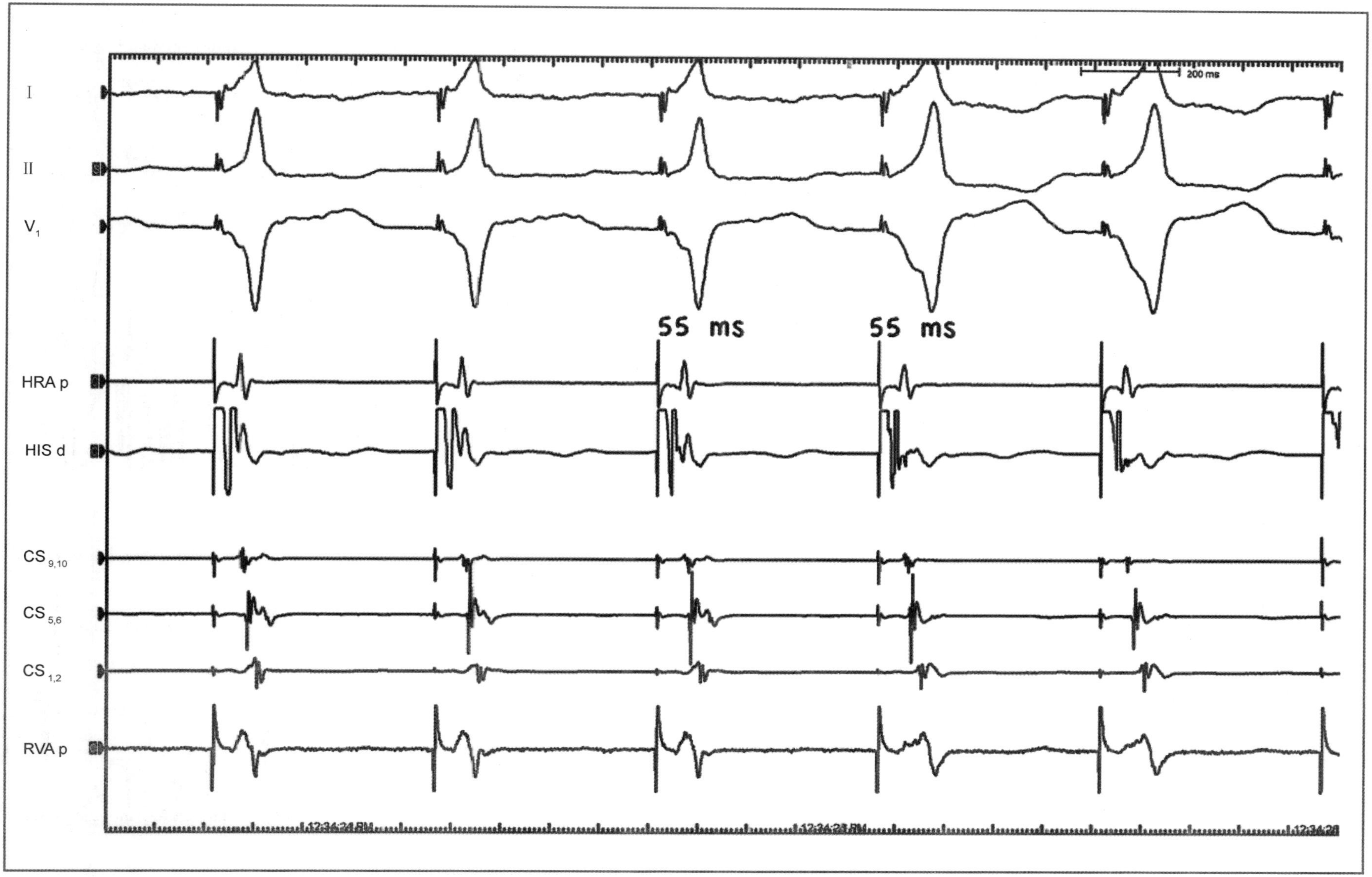

图 2-6

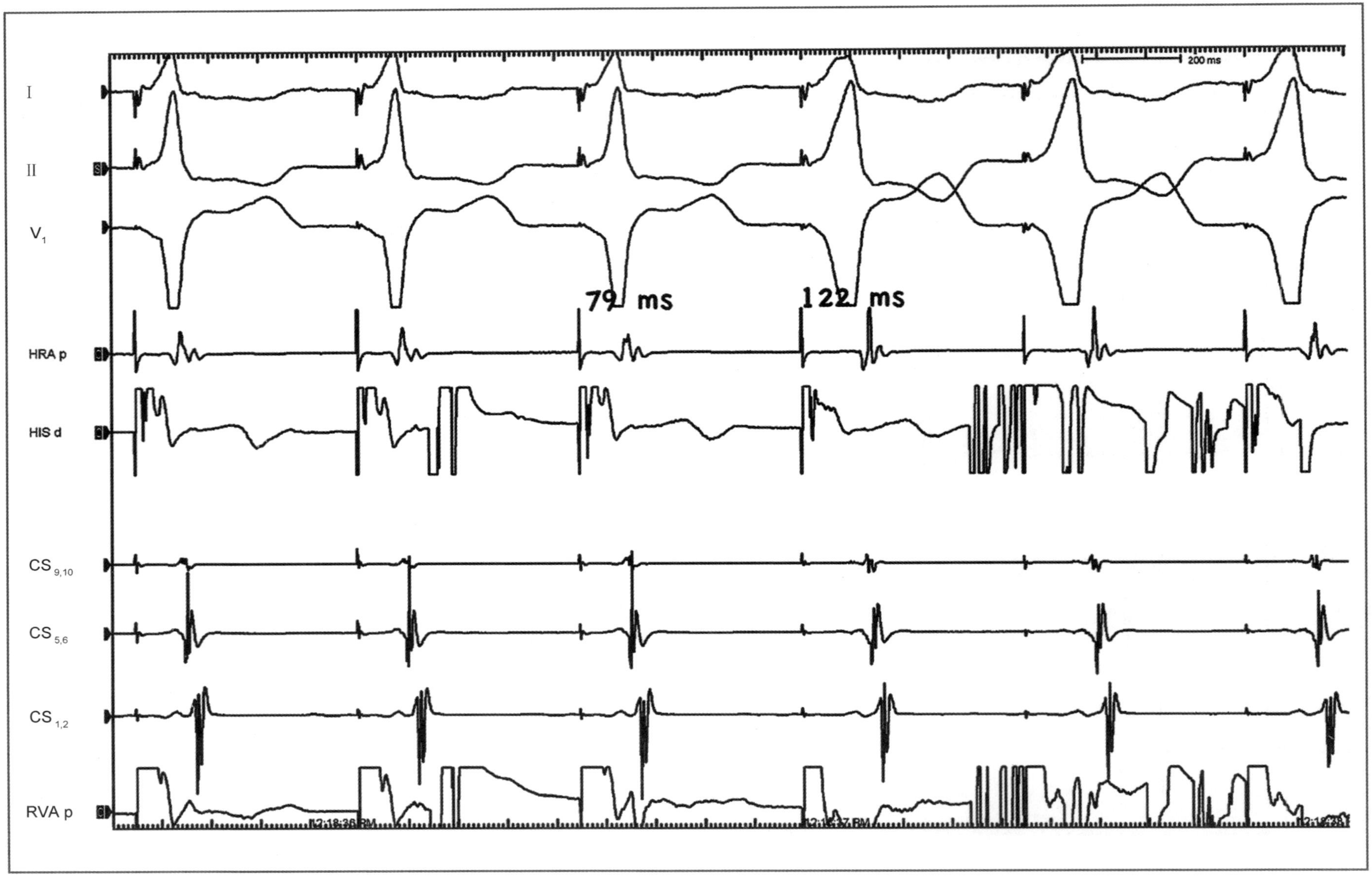

图 2-7 只显示了有限的导联。有可能是在 EP 检查时导管无法进入 CS，也可能不打算了解心动过速机制。我们观察到，第 3 个周期 His 起搏失夺获时 VA 延长 25mm。这是“结性”反应吗？较好的解释是不存在间隔旁路（通常经过旁路的传导时间不会长于正常 AV 传导系统，同时旁路是可以在起搏周长下传导的）。**图 2-8** 显示了所有的导联，可以很清楚地看到，逆传通过左侧壁旁路进行。电位图记录第 3 个（小箭头）周期时，逆向 His 电图的突然出现证实 His 失夺获。

图 2-7

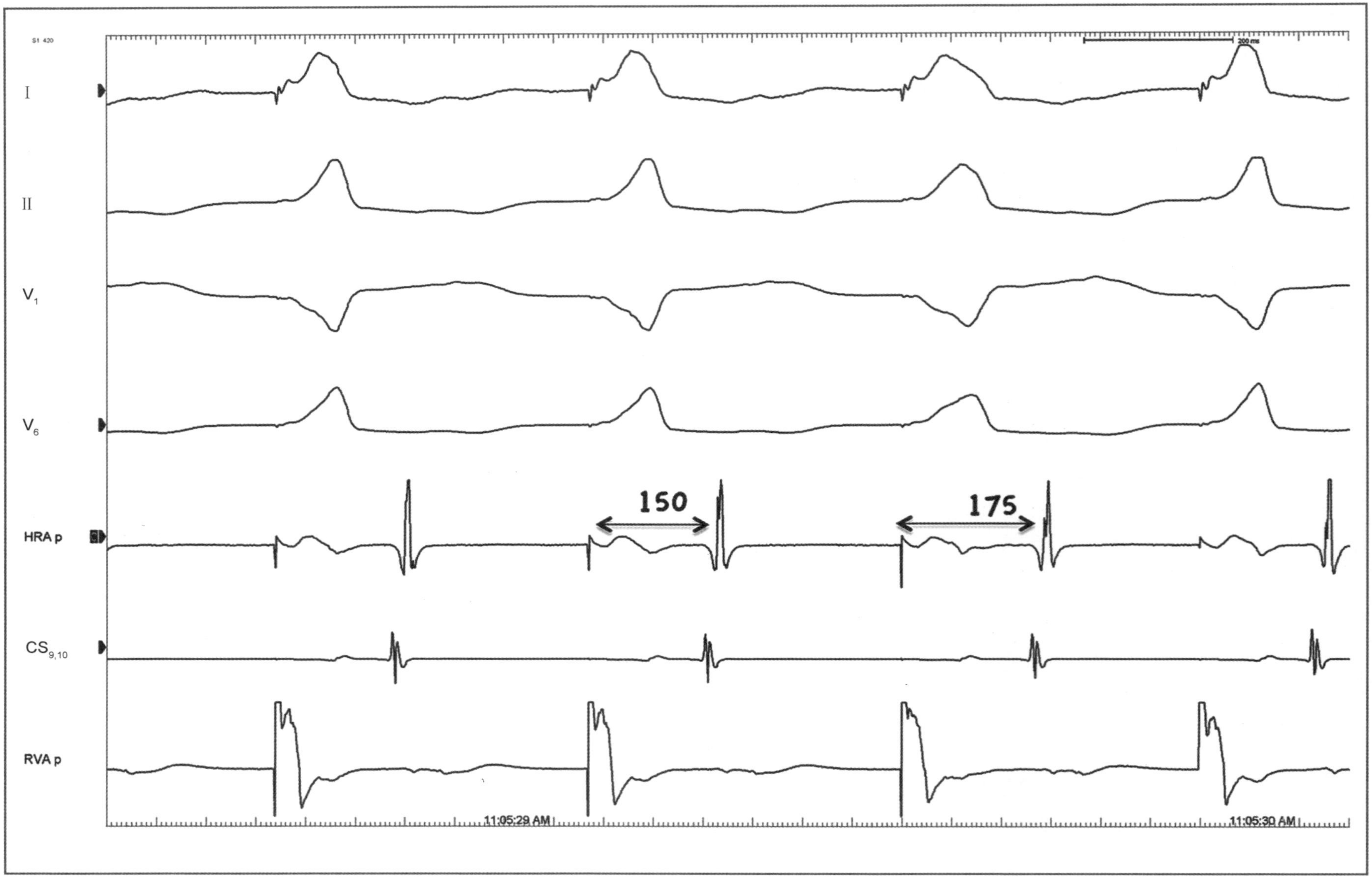
S1 420
200 ms
I
II
V_1
V_6
HRA p
150
175
$CS_{9,10}$
RVA p
11:05:29 AM
11:05:30 AM

图 2-8

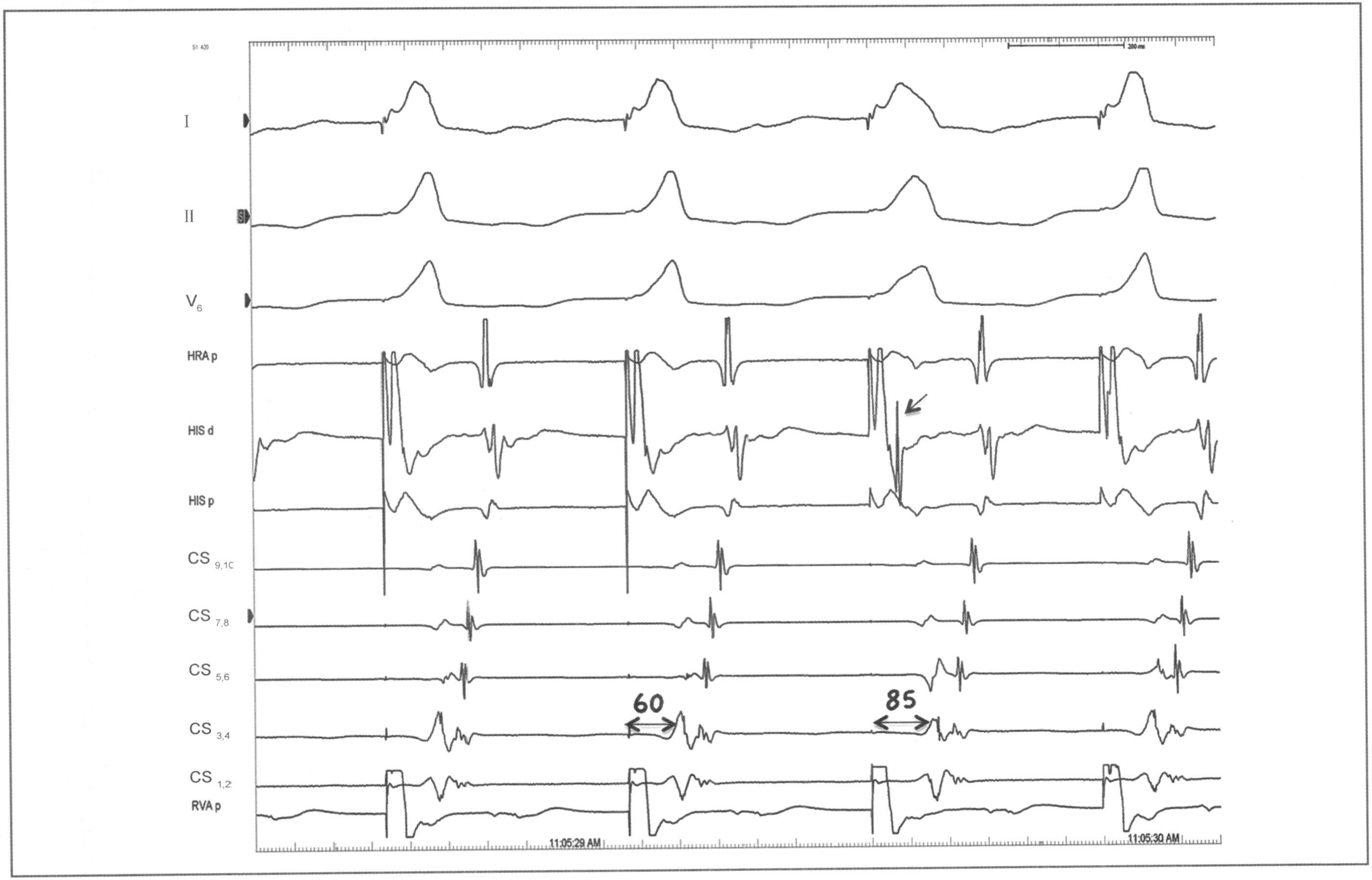
I
II
V6
HRA p
HIS d
HIS p
CS 9,10
CS 7,8
CS 5,6
CS 3,4
CS 1,2
RVA p
60
85
11:05:29 AM
11:05:30 AM

图 2-9 显示的是一名向心型心房激动的 SVT 患者。第 3 个 His 激动延迟（箭头），证实未直接起搏 His。这尽管是非常典型的“AVN”反应，但仍需要仔细看图（见下面列出的要点）。**图 2-10** 证实心动过速和具有递减传导表现的间隔旁路有关。“His 不应期”的室性期前收缩（PVC）伴随下一个 A 延迟（可重复），证实心动过速中旁路的参与。His 旁刺激时观察到的“结性”反应是因为通过旁路的传导时间长于正常的 AV 传导系统。

图 2-11 证实为束室旁路传导的预激患者。His 旁起搏（第一个 QRS 波）产生的预激 QRS 波和窦性心律时 QRS 波相同（最后一个 QRS 波），说明存在一个旁路。

以下几点对解释 His 旁起搏是有帮助的。

1. 证实起搏未夺获心房。CS 开口记录到 VA≤60ms，或 HRA 记录到 VA≤90ms 时应该引起注意，微微调整导管位置在大多数情况下可以纠正。

2. His 旁起搏时，QRS 波相对较窄，宽度介于窦性 QRS 波和 His 旁单纯心室起搏的 QRS 波之间。

3. 起搏导管记录到的相对早的 $S\text{-}V_{局部}$ 被认为是夺获 His 旁心室肌所致。RVA 导管（如果恰好放置在右束支末端）记录到相对早的 $S\text{-}V_{局部}$ 也被认为是 His 旁心室肌夺获所致。

4. 如果记录到的 QRS 波形态和正常传导的、非起搏的 QRS 波相同，需要注意可能存在以下很少见的情况，即直接 His 起搏未夺获 His 旁心肌。这种情况下，His 导管记录到的 $S\text{-}V_{局部}$ 应该相对比较长，而心尖部记录到的 $S\text{-}V_{局部}$ 相对比较短。

5. 考虑到所谓的“AVN”反应可能存在侧壁旁路、传导时间较长的旁路或对起搏周长无传导功能的旁路。存在间隔旁路反应并不意味着旁路参与临床心动过速中。

图 2-9

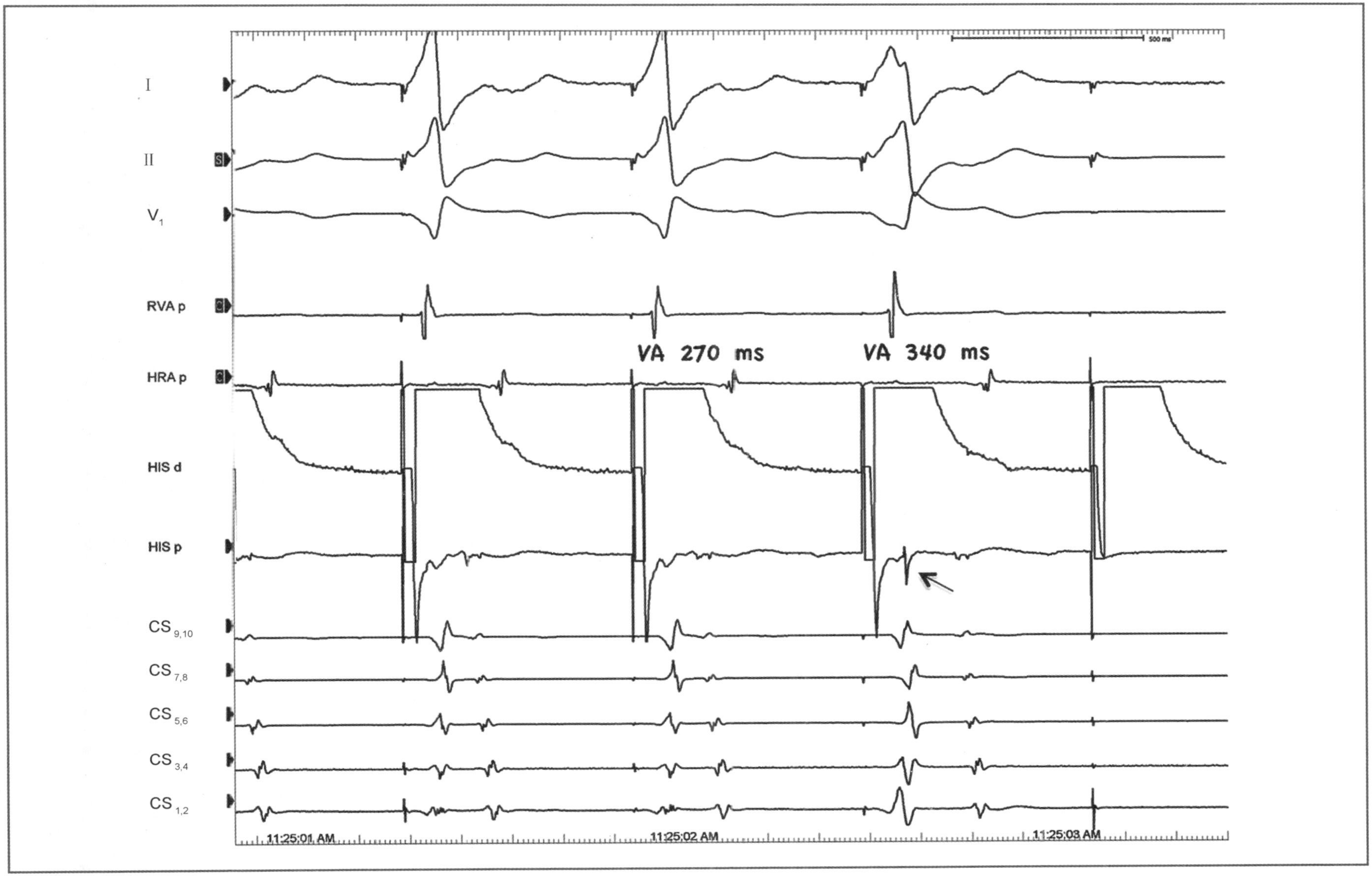
I
II
V1
RVA p
HRA p
HIS d
HIS p
CS 9,10
CS 7,8
CS 5,6
CS 3,4
CS 1,2
VA 270 ms
VA 340 ms
11:25:01 AM
11:25:02 AM
11:25:03 AM

图 2-10

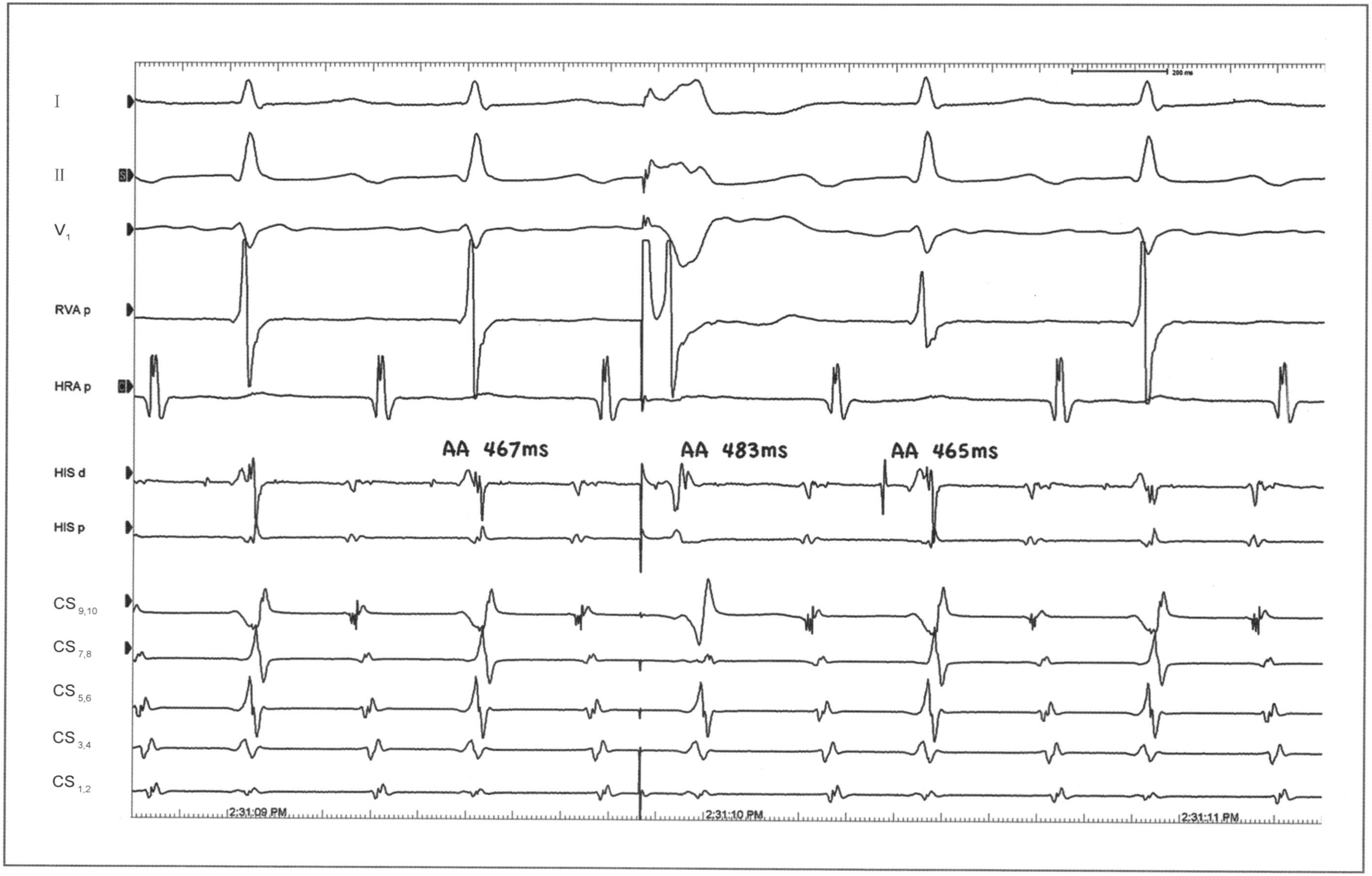
I
II
V1
RVA p
HRA p
AA 467ms
AA 483ms
AA 465ms
HIS d
HIS p
CS 9,10
CS 7,8
CS 5,6
CS 3,4
CS 1,2
2:31:09 PM
2:31:10 PM
2:31:11 PM

图 2-11

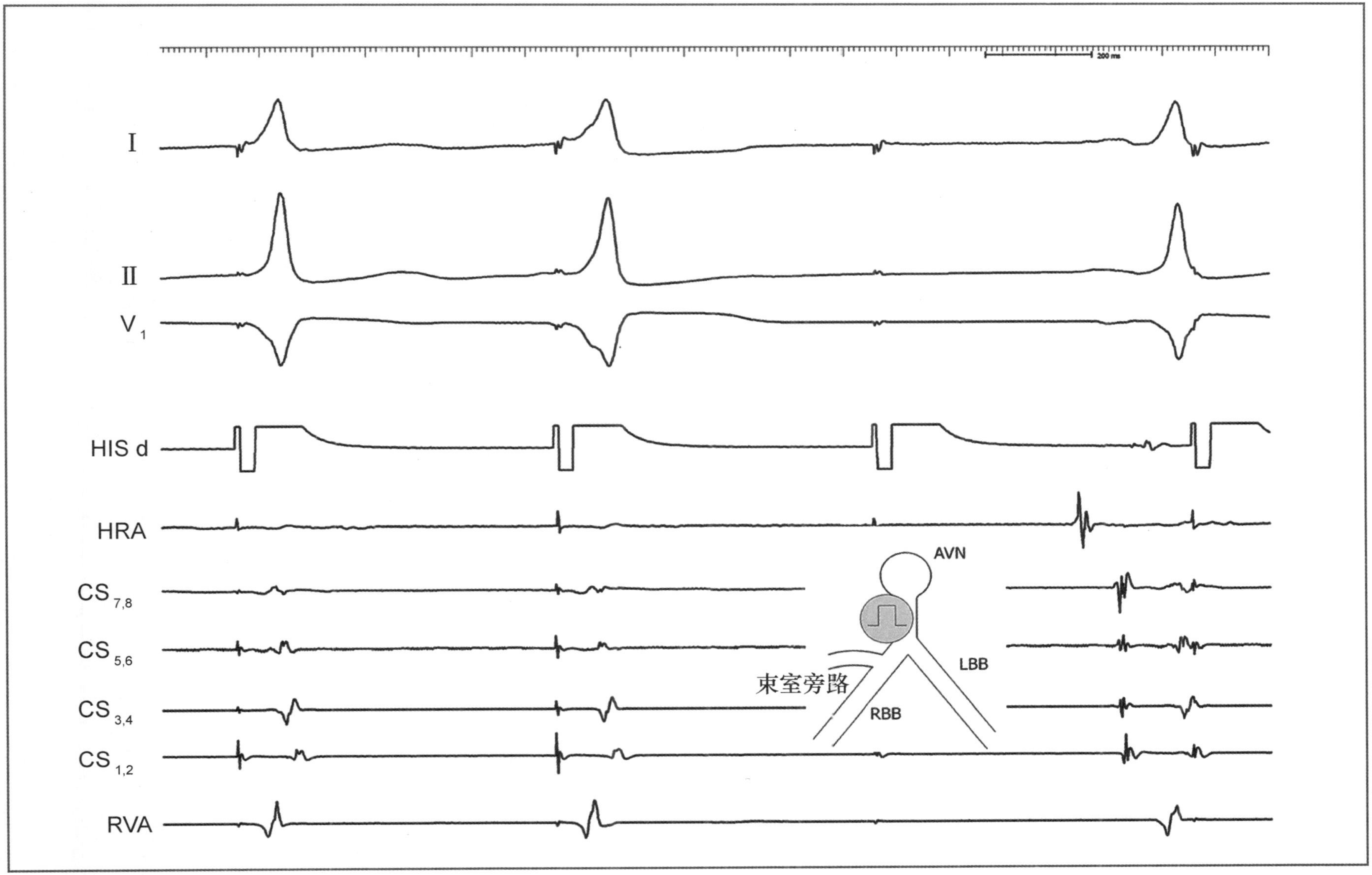

评估阻滞线

通常大折返环应用解剖障碍形成的“通道”而实现折返，不同临床状况可以针对这些通道进行消融阻滞。术后评估是否完全阻滞是非常有必要的。有许多方法可进行评估，包括沿着消融线寻找宽的碎裂电位，和使用多极导管在消融线一侧通过起搏的方法来评估激动顺序。简单的起搏方法包括在消融线一侧的不同部位进行起搏，并测量另一侧激动到达的时间（称为“鉴别起搏”），这种方法应用得非常广泛，包括评估三尖瓣环-下腔静脉峡部线、左心房（LA）顶部线或二尖瓣峡部线。但是，没有一个方法是绝对可靠的，极度减慢的传导与不可逆性阻滞是没有办法完全区别的，只能观察传导是否随时间恢复。

图 2-12 在两个解剖屏障（黑色长方形）之间，导管消融时形成假想的“一般类型”阻滞线（绿线）。在靠近阻滞线的 P_1 和 P_2 处分别进行起搏，阻滞线的另一侧（R）进行记录。当完全阻滞的时候，很明显记录到 P_1 到达 R 的时间（P_1-R）长于 P_2-R 的时间，因为激动需要一段“更长路线”到达阻滞线的另一端（左图）。相反地，如果未完全阻滞（右图），P_1-R 则短于 P_2-R。

鉴于阻滞可能是单向的，那么需要重复进行相反方向的起搏，通过另一方向起搏证实双向阻滞。

尽可能靠近阻滞线进行起搏记录，减少心肌经过其他路径向阻滞线另一侧传导的可能性。

以下内容包括了在特殊位置进行鉴别起搏的应用。

图 2-12

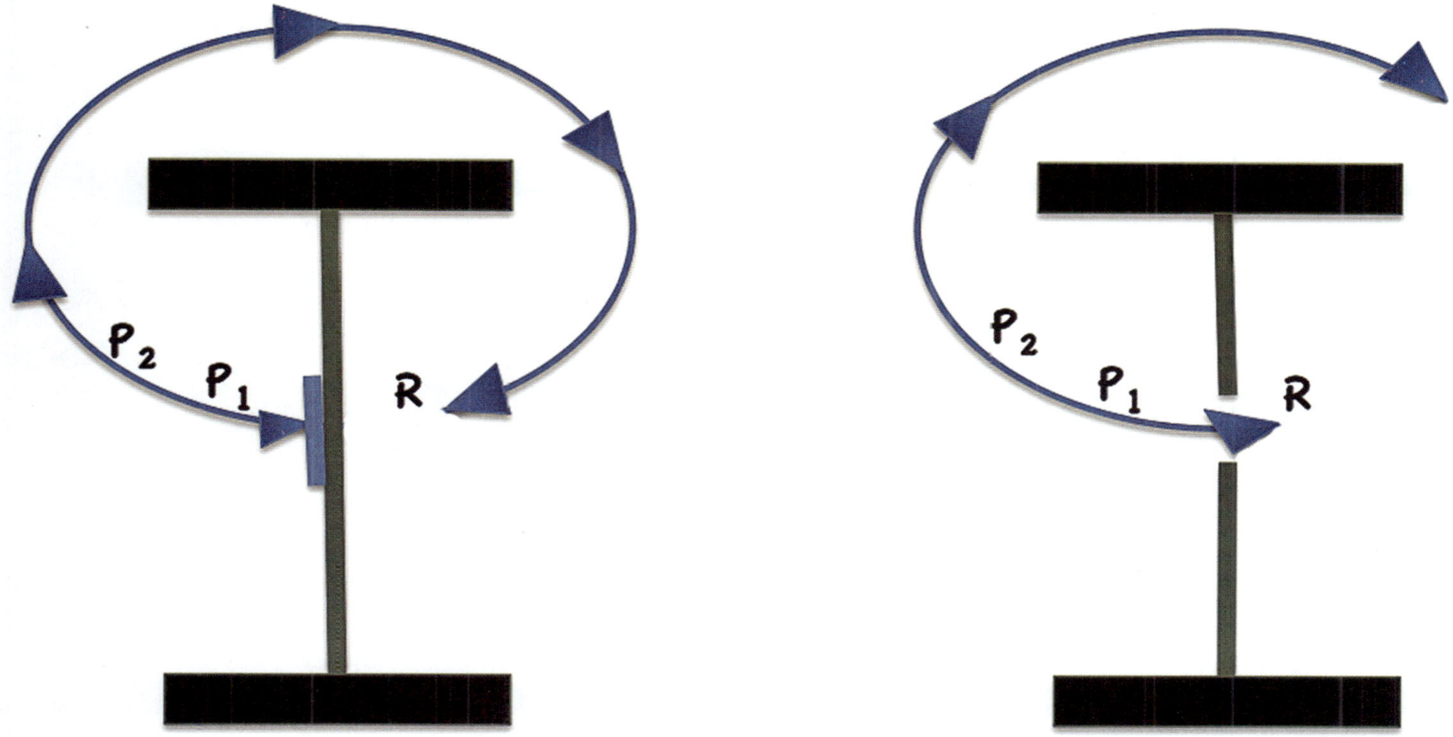

完全阻滞　　　　不完全阻滞

评估阻滞线：三尖瓣-下腔静脉

对“峡部依赖”性心房扑动（房扑）行三尖瓣-下腔静脉峡部消融是常见的手术之一。沿着峡部线消融之后，消融线旁可见碎裂电位，使用多极环状导管还能观察到激动顺序的改变。

鉴别起搏操作如下所述。大环代表的是三尖瓣环（TVA），双线代表了阻滞线。**图 2-13**，先在 CS 近端起搏并在靠近阻滞线的 A 点进行记录。测量 CS-A（第二个环）的时间为 182ms。记录部位稍微向侧壁方向移动（B 点），测量到的传导时间较前缩短，CS-B（第三个环）的时间为 162ms。

图 2-14 进行反向操作，于另一侧靠近阻滞线的地方进行起搏，测量的传导时间（A-CS=182ms）长于远离阻滞线（更靠近侧壁）起搏的传导时间（B-CS=162ms）。

图 2-13

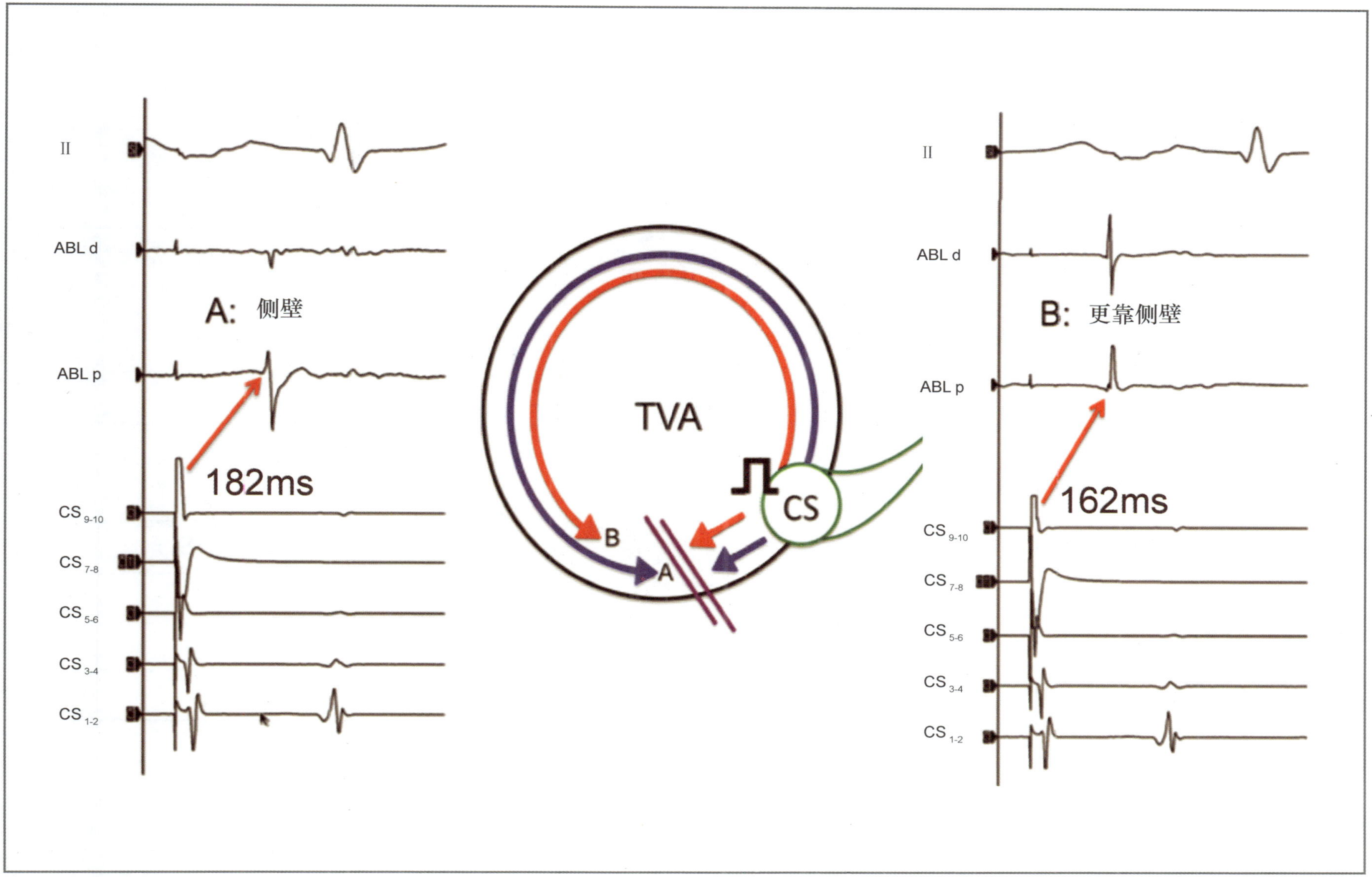
II
ABL d
A: 侧壁
ABL p
182ms
CS 9-10
CS 7-8
CS 5-6
CS 3-4
CS 1-2
TVA
B
A
CS
II
ABL d
B: 更靠侧壁
ABL p
162ms
CS 9-10
CS 7-8
CS 5-6
CS 3-4
CS 1-2

图 2-14

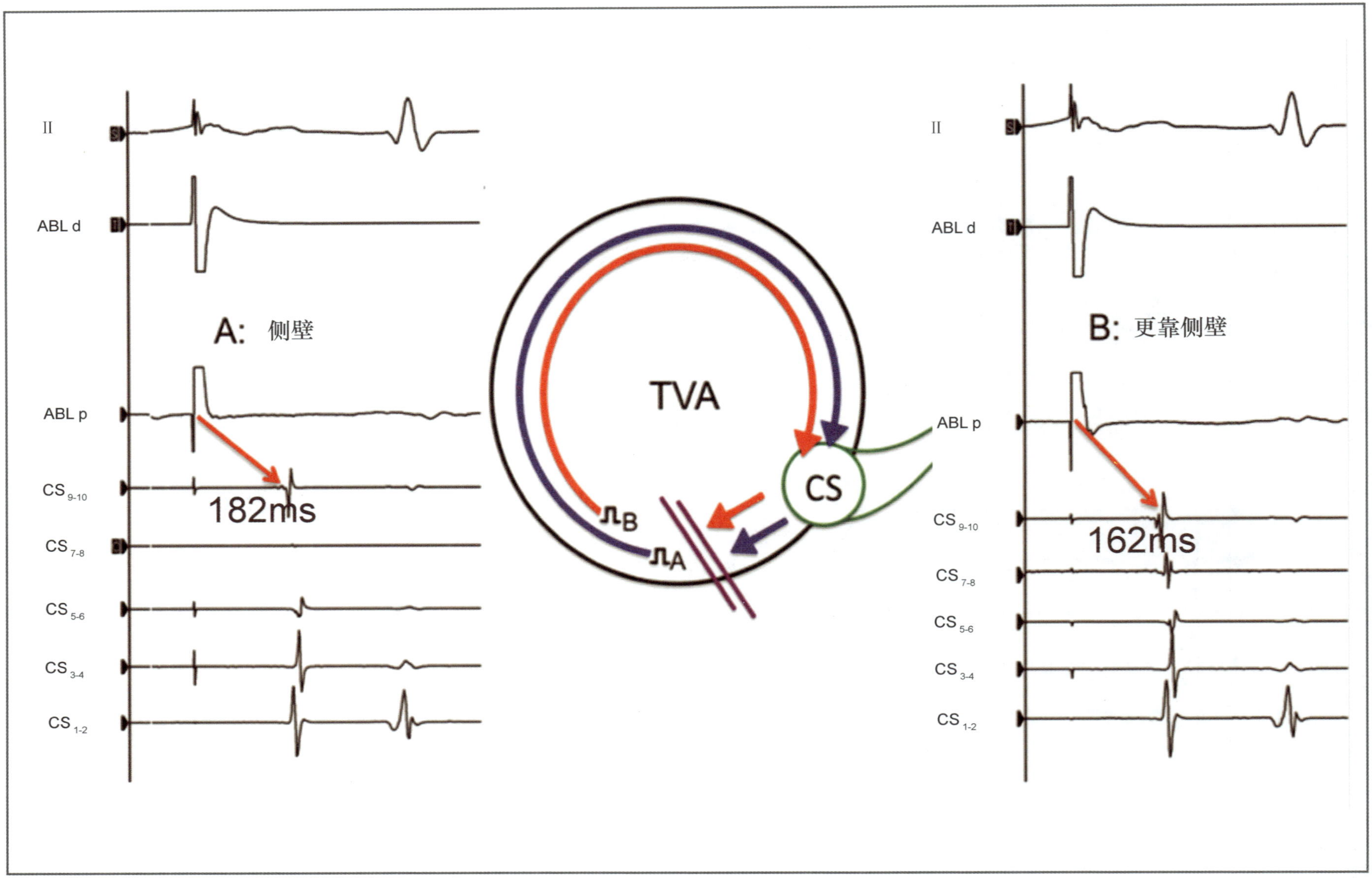
II
ABL d
A: 侧壁
ABL p
CS 9-10
182ms
CS 7-8
CS 5-6
CS 3-4
CS 1-2
TVA
CS
B
A
II
ABL d
B: 更靠侧壁
ABL p
CS 9-10
162ms
CS 7-8
CS 5-6
CS 3-4
CS 1-2

评估阻滞线：左心房顶部

左心房顶部依赖性房扑可出现在肺静脉（PV）隔离后，在左心房顶部，环肺静脉阻滞线之间划一条阻滞线（如**图 2-15**）。此图和随后的图像均为移除左心房前壁的左心房前面观。

左心耳（LAA）位于顶部线前侧，于该处（“LAA”）进行起搏。在后壁位置 1 和位置 2 记录电位图并进行测量。如果顶部线是完全阻滞的，那么 LAA 起搏至后壁位置 1 的传导时间长于至位置 2，刺激 LAA-1＞刺激 LAA-2。

通过起搏位置 1 和位置 2 来判断经顶部线的前传是否阻滞。如果存在前传阻滞，1 点位置起搏记录到刺激-局部电位图间期长于 2 点位置起搏记录到的间期。

如图中所示，*离顶部线较远的地方进行起搏是有问题的*。如果起搏导管置于 LAA 较低位置（B），*即使顶部线后壁传导未阻滞*，位置 1 记录到刺激-局部电位图时间亦长于位置 2。可以考虑靠近阻滞线进行起搏（C 点），如果存在阻滞，刺激 LAA-1＜刺激 C-1。

LAA 起搏时，沿着消融线标测（**图 2-16**），消融导管远端记录到一个复杂的电位图（插图显示放大的电位图）。

实线箭头所指的相对低振幅的波形，可能是远场信号。第一个远场电位图来自于靠近消融线前侧的左心房顶部（实线箭头）。第二个远场电位图（实线箭头）来自于左心房后壁。可以注意到，消融导管近端记录的左心房后壁近场电位和导管远端记录到的远场电位有相似的间期，说明该远场电位为左心房后壁电位。

宽的双电位提示消融线阻滞，但是高频的碎裂电位图（虚线箭头）提示在部分顶部消融线存在缝隙。在这个位置消融使第二个远场电位图更加延迟，按照如下方法证实顶部线阻滞。

图 2-15

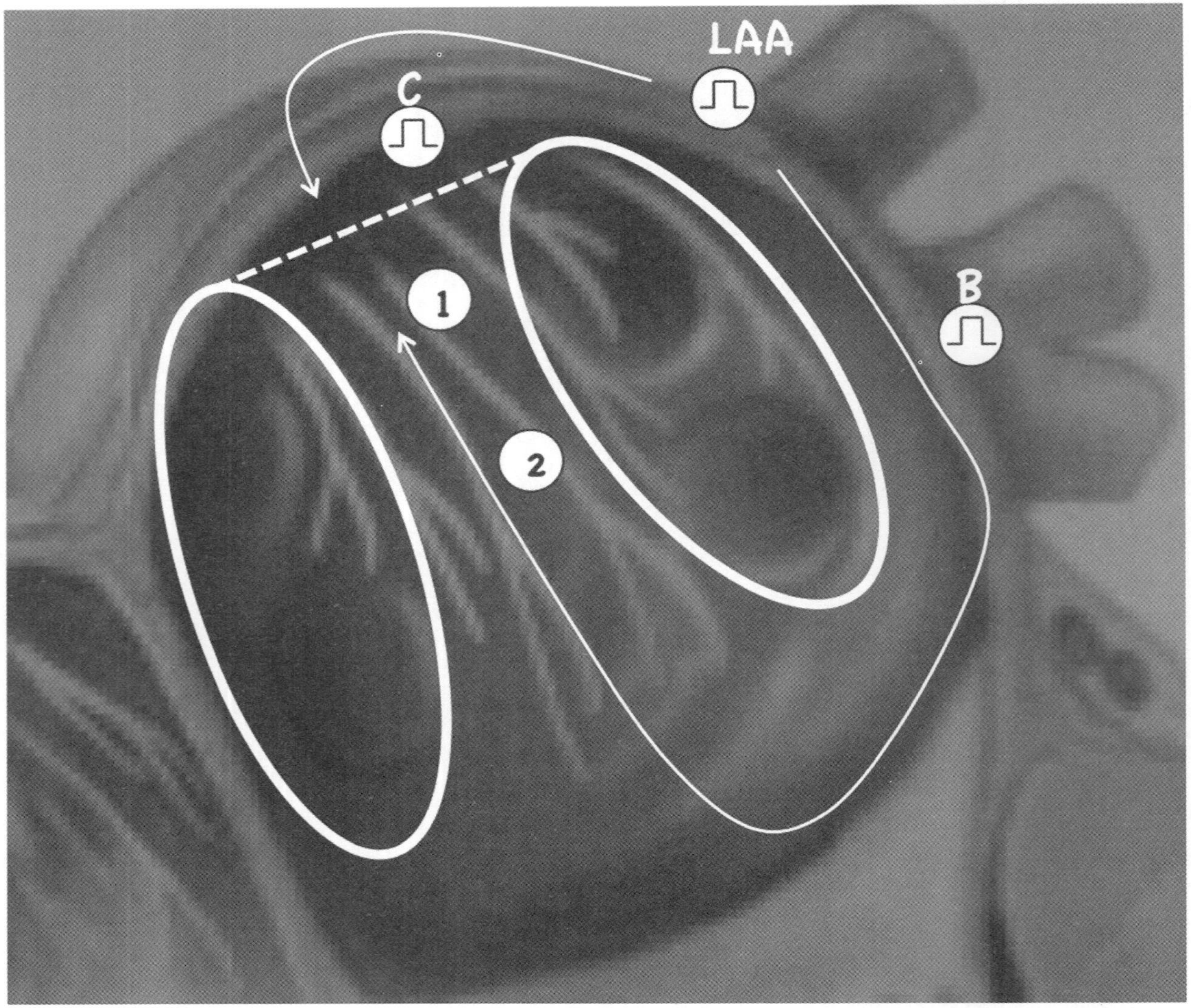

图 2-16

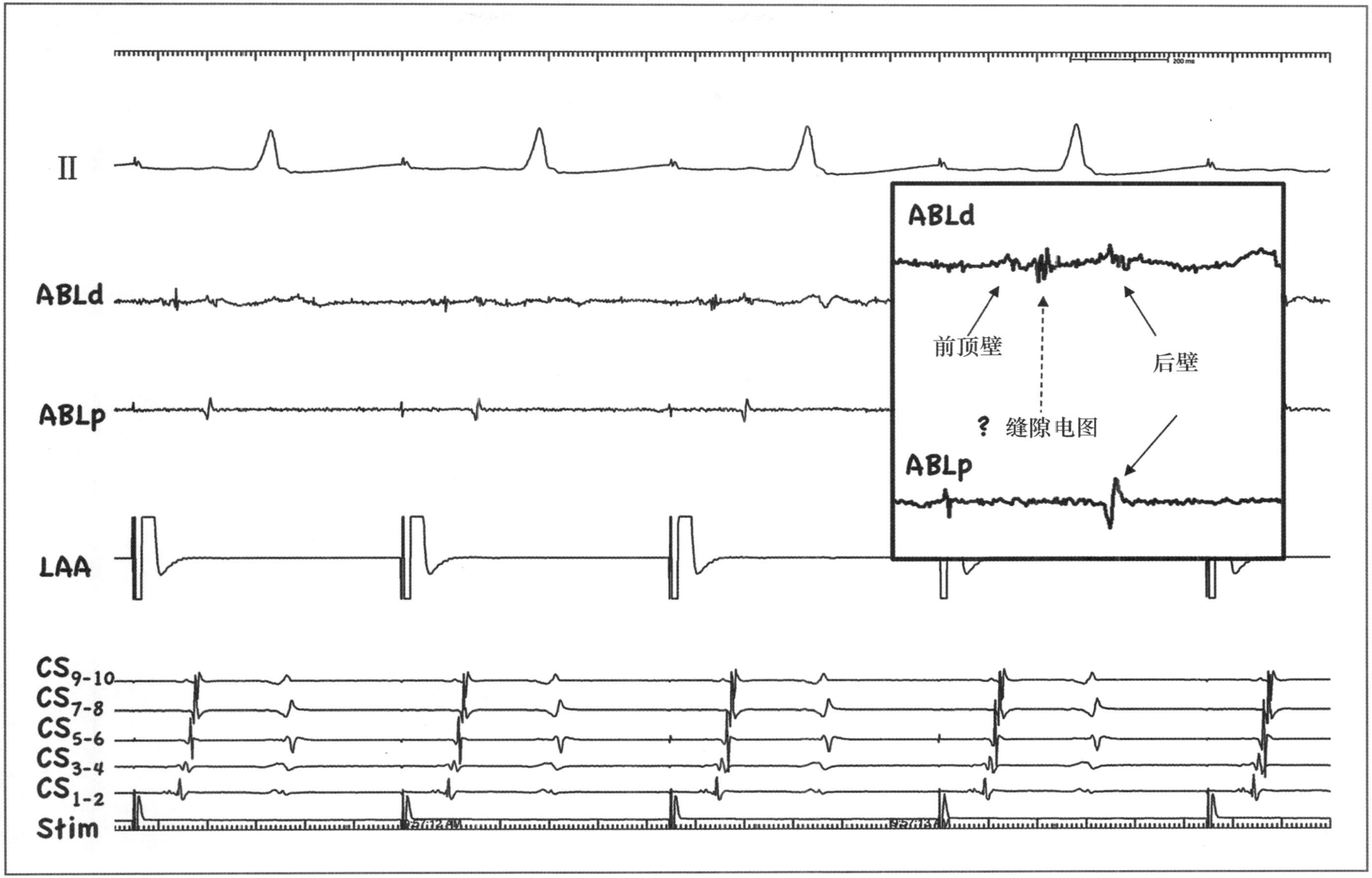
II
ABLd
ABLp
LAA
CS9-10
CS7-8
CS5-6
CS3-4
CS1-2
Stim
ABLd
前顶壁
后壁
? 缝隙电图
ABLp

图 2-17，起搏左心耳，于后壁进行记录（插图）。“低到高”激动顺序（位置 2 早于位置 1）提示顶部线由前向后阻滞。值得强调的是，远离阻滞线，太低位置的 LAA 起搏，使得起搏位点更靠近位置 2，增加了看上去完全阻滞，其实未完全阻滞这个假象的概率。

虽然由前向后形成阻滞，但是并没有证实双向阻滞。为此，需要在后壁位置 2 进行起搏，并在 LAA 处记录（**图 2-18**）经过消融线前传情况。位置 1 记录到的刺激-LAA 传导时间（140ms）长于位置 2 记录到的时间（120ms），那么证实顶部线后壁向前壁传导阻滞。

图 2-17

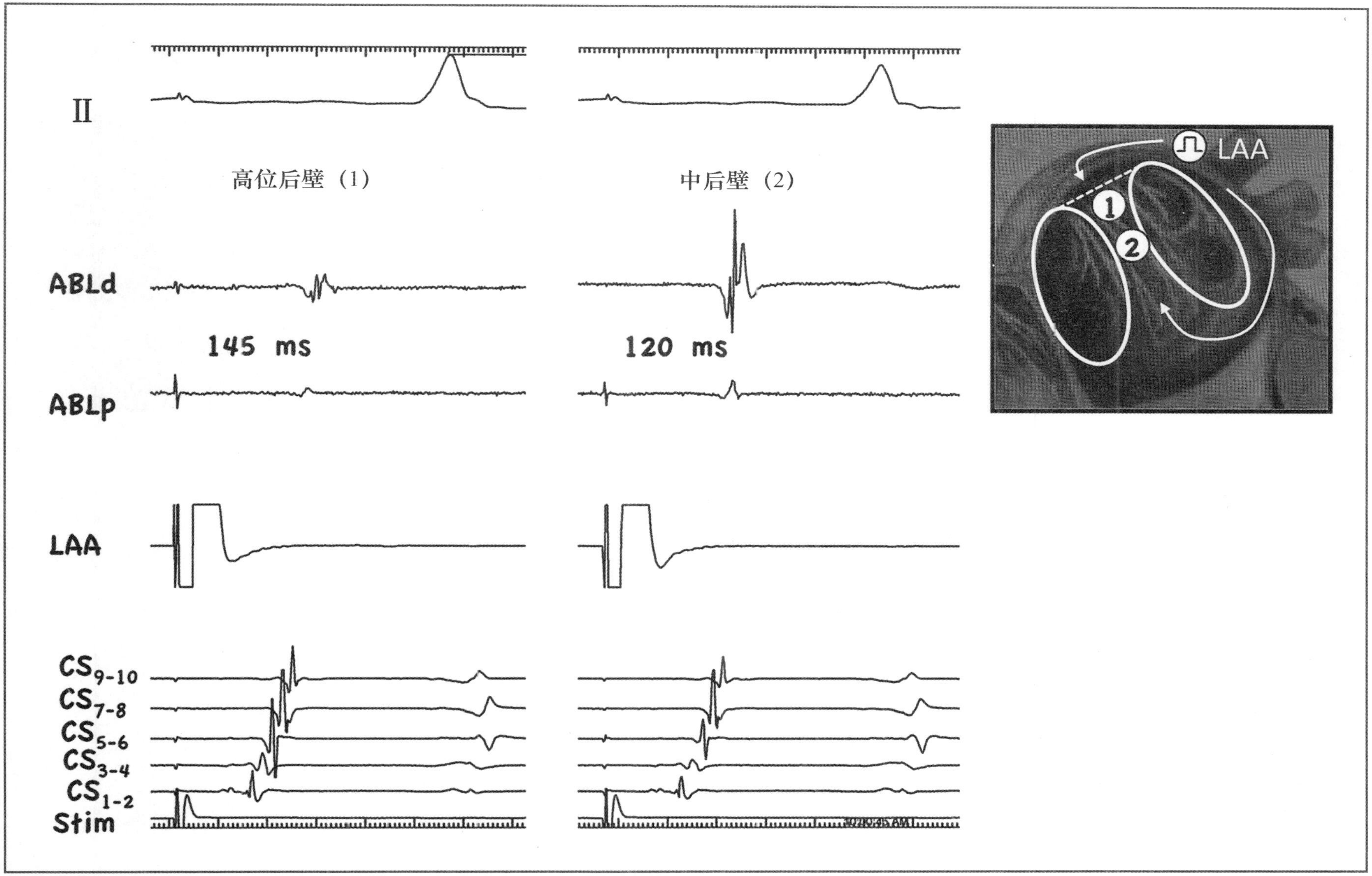
II
高位后壁（1）
中后壁（2）
ABLd
145 ms
120 ms
ABLp
LAA
CS9-10
CS7-8
CS5-6
CS3-4
CS1-2
Stim
LAA
1
2

图 2-18

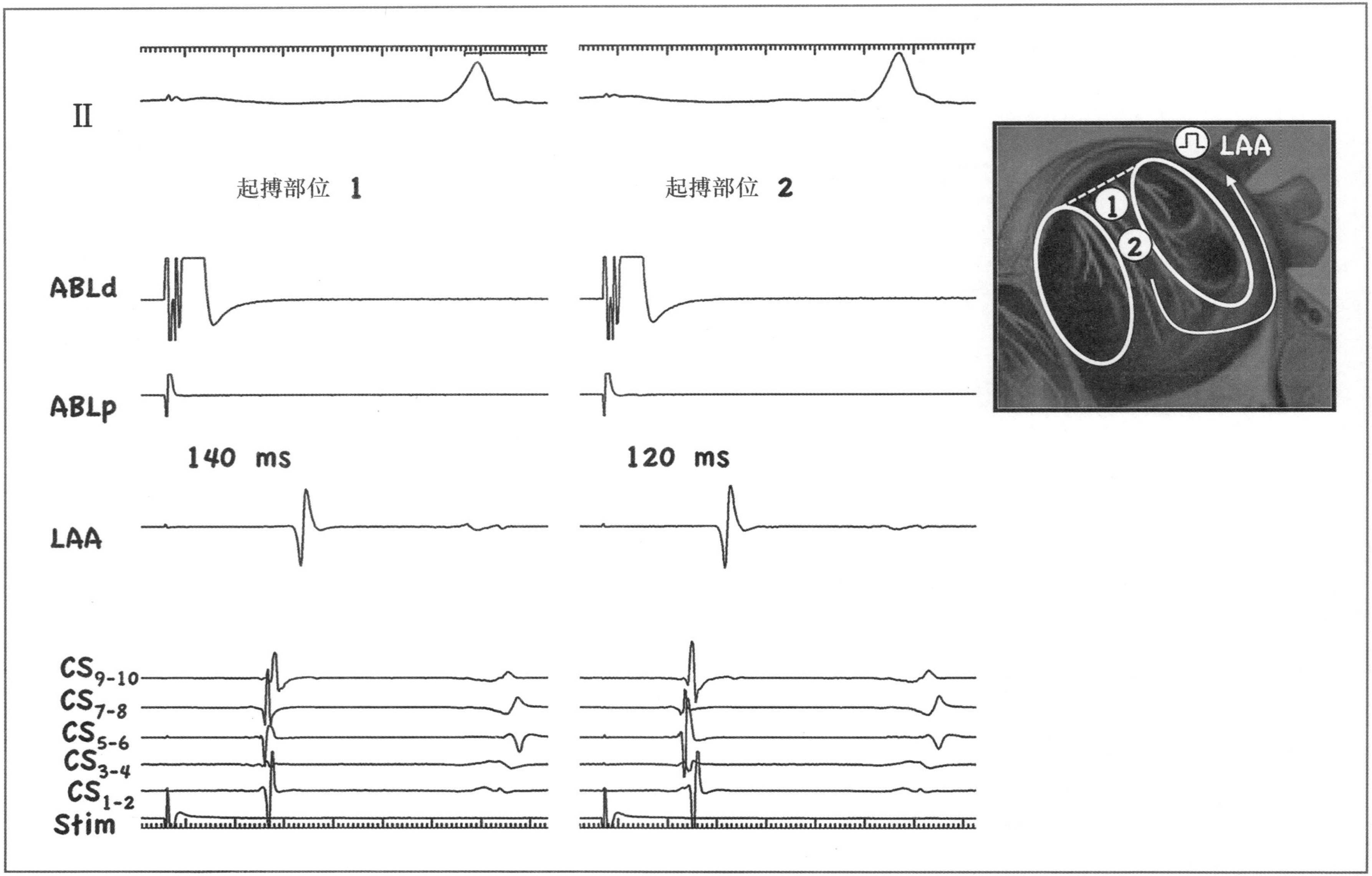
II
起搏部位 1
起搏部位 2
ABLd
ABLp
140 ms
120 ms
LAA
CS9-10
CS7-8
CS5-6
CS3-4
CS1-2
Stim
LAA
1
2

评估阻滞线：二尖瓣峡部线

围绕二尖瓣环的房扑通常发生在肺静脉（PV）隔离或其他心脏手术之后。为了打断折返环，二尖瓣环和PV下缘之间的“峡部”，即左下PV至二尖瓣环4点的位置［如**图 2-19**（虚线）］是最常使用的消融位置。从位于二尖瓣峡部线上壁（或“侧壁”）的方向进行LAA（A）起搏。在二尖瓣峡部点1和点2位置记录的电位图进行测量，通常选择于CS导管进行记录。如果是沿二尖瓣峡部线顺钟向传导阻滞，点1位置刺激-局部电位图间期要长于点2刺激-局部电位图间期。

分别在点1和点2位置进行起搏比较，判断是否逆钟向传导阻滞。如果存在逆钟向传导阻滞，那么点1起搏记录到的刺激-局部电位图间期长于点2起搏记录到的刺激-局部电位图间期。

再一次强调，离阻滞线太远进行起搏，如点C位置，可能由于传导至点2的时间较传导至点1的时间更近，而误判断为顺钟向传导阻滞。虽然LAA是比较满意和方便的起搏位置，但更靠近于阻滞线的位点，如点B的位置，在理论上更为精确。

图 2-20 二尖瓣峡部消融时，LAA处起搏。CS基础激动顺序显示为融合波阵面，同时从近端至远端及从远端至近端（实线箭头）。消融时，CS远端记录到刺激-局部电位图间期突然改变（星号），而CS近端激动并没有改变。激动顺序完全由近端向远端进行（虚线箭头）。这个突然的变化提示二尖瓣峡部的阻滞，但是仍需要起搏刺激加以鉴别。

图 2-19

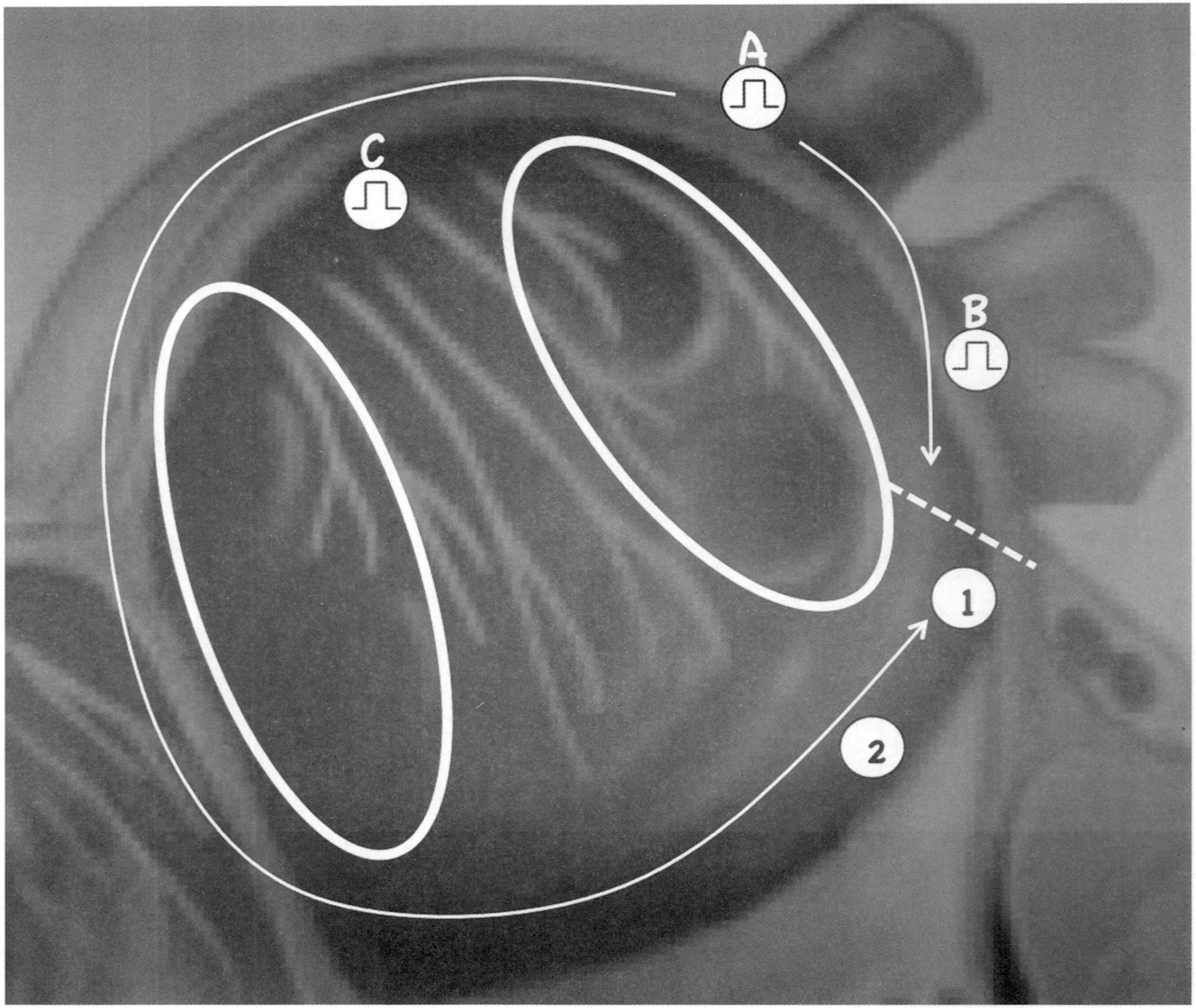

图 2-20

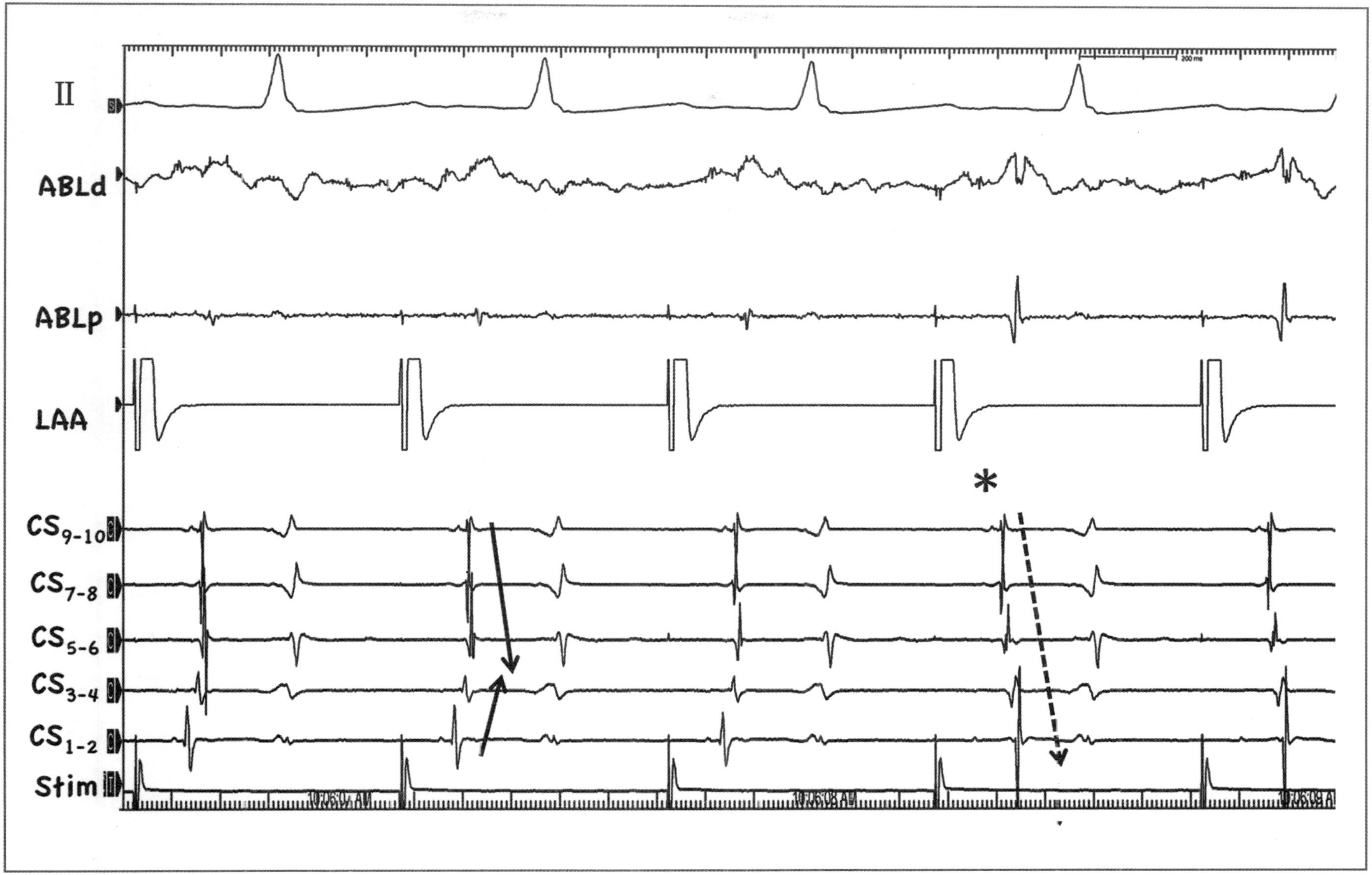

图 2-21 评估二尖瓣峡部顺钟向阻滞。起搏左心耳，第一个提示顺钟向阻滞的是 CS 从近端至远端的激动顺序。而 CS 导管相对于消融线的位置可能产生误判断。因此，初始将消融导管放置在二尖瓣峡部线后侧（1）处。将导管放置于更靠近于间隔侧的（2）处显示更短的刺激-局部电位图间期（相当于 CS 导管上看到的刺激顺序），支持二尖瓣峡部顺钟向阻滞。

为证实双向阻滞，还需要评估逆钟向传导。起搏导管放于左心耳并进行记录。在二尖瓣峡部后侧（1）处进行起搏，与更靠近间隔部的（2）处起搏相比，产生更长的刺激-局部电位图间期（**图 2-22**）。

CS 导管可用于起搏，于远端电极起搏，并和邻近的近端电极相比。有一点需要确认的是选择的远端电极位于消融线后侧而不是在消融线前侧。

图 2-21

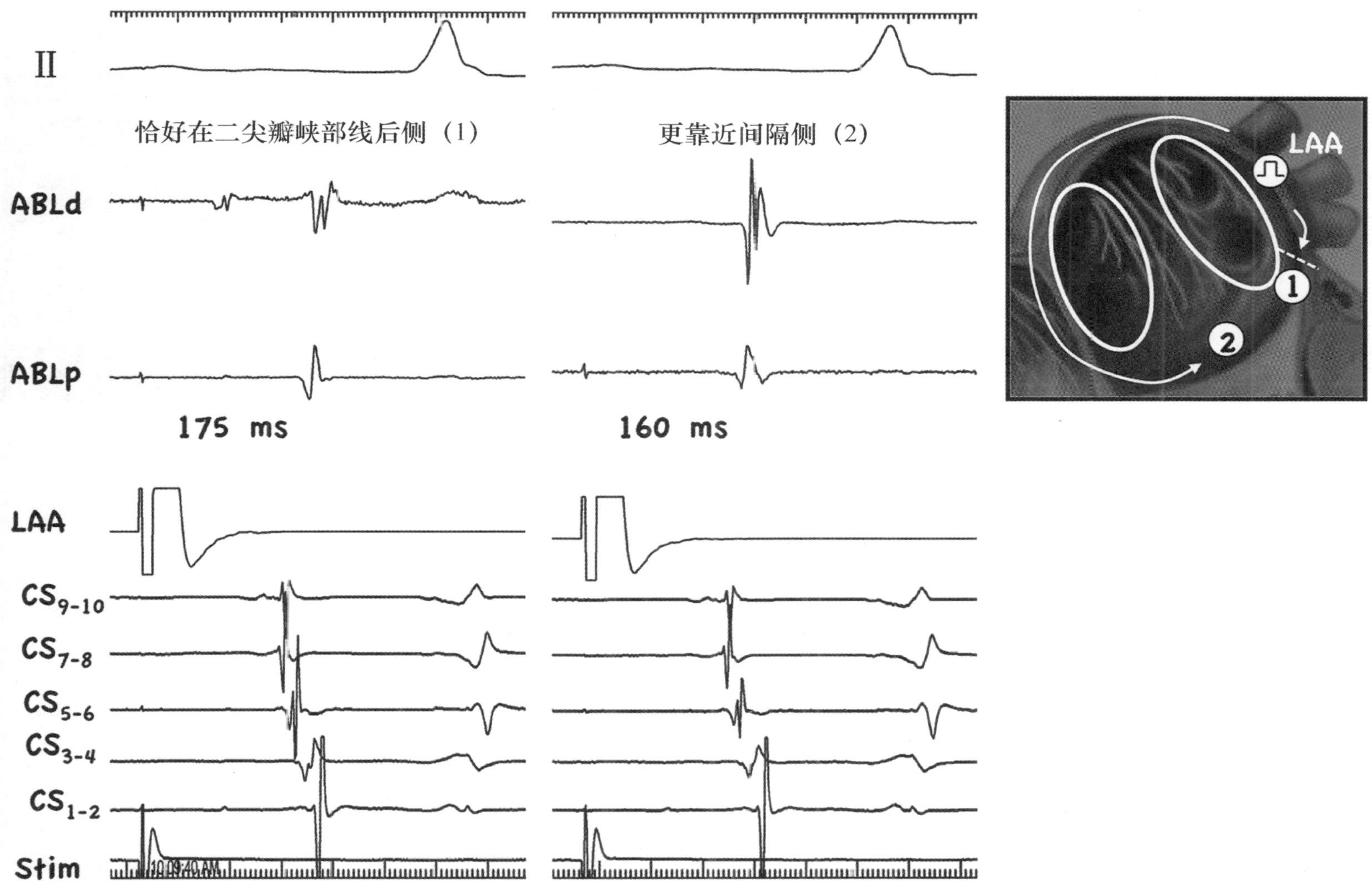
II
恰好在二尖瓣峡部线后侧（1）
更靠近间隔侧（2）
ABLd
ABLp
175 ms
160 ms
LAA
CS_{9-10}
CS_{7-8}
CS_{5-6}
CS_{3-4}
CS_{1-2}
Stim
LAA
1
2

图 2-22

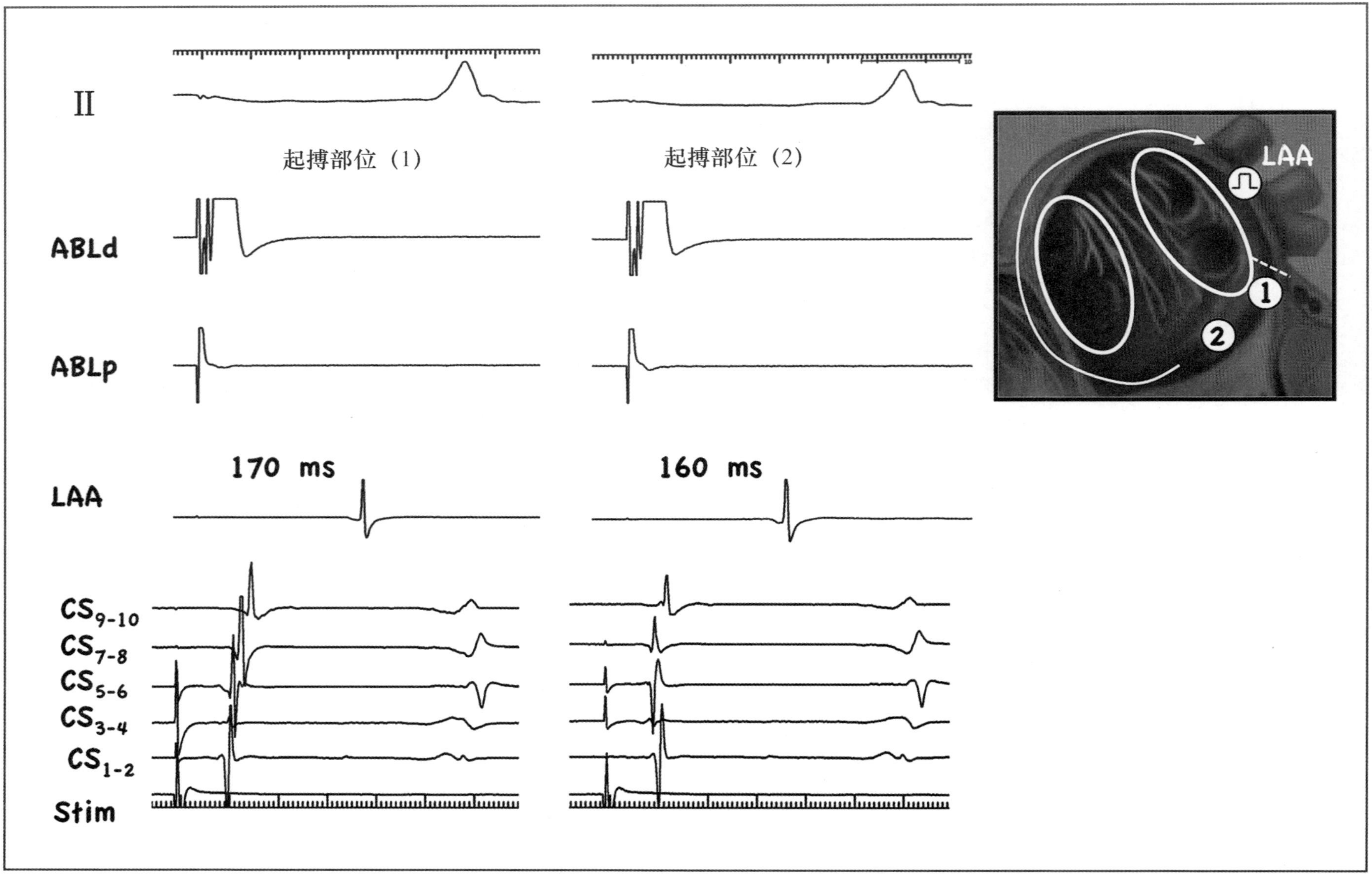
II
起搏部位（1）
起搏部位（2）
ABLd
ABLp
LAA
170 ms
160 ms
CS9-10
CS7-8
CS5-6
CS3-4
CS1-2
Stim
LAA
1
2

确认 PV 隔离

PV 隔离仍然是房颤（AF）消融的重要方式。在消融过程（星号）中，当 PV（右上 PV，RSPV，箭头）内 PV 电位消失说明 PV 传入阻滞（**图 2-23**）。大多数情况下这代表了双向阻滞。后者可以通过 PV 内起搏来确认（**图 2-24**）。消融导管近端（虚线箭头）和置于右上 PV 的多极导管（实线箭头）均显示 RSPV 夺获。同时，CS 导管记录到的 LA 电位图为窦性心律，显示与 PV 内起搏无关。从而证实 RSPV 传出阻滞。

图 2-23

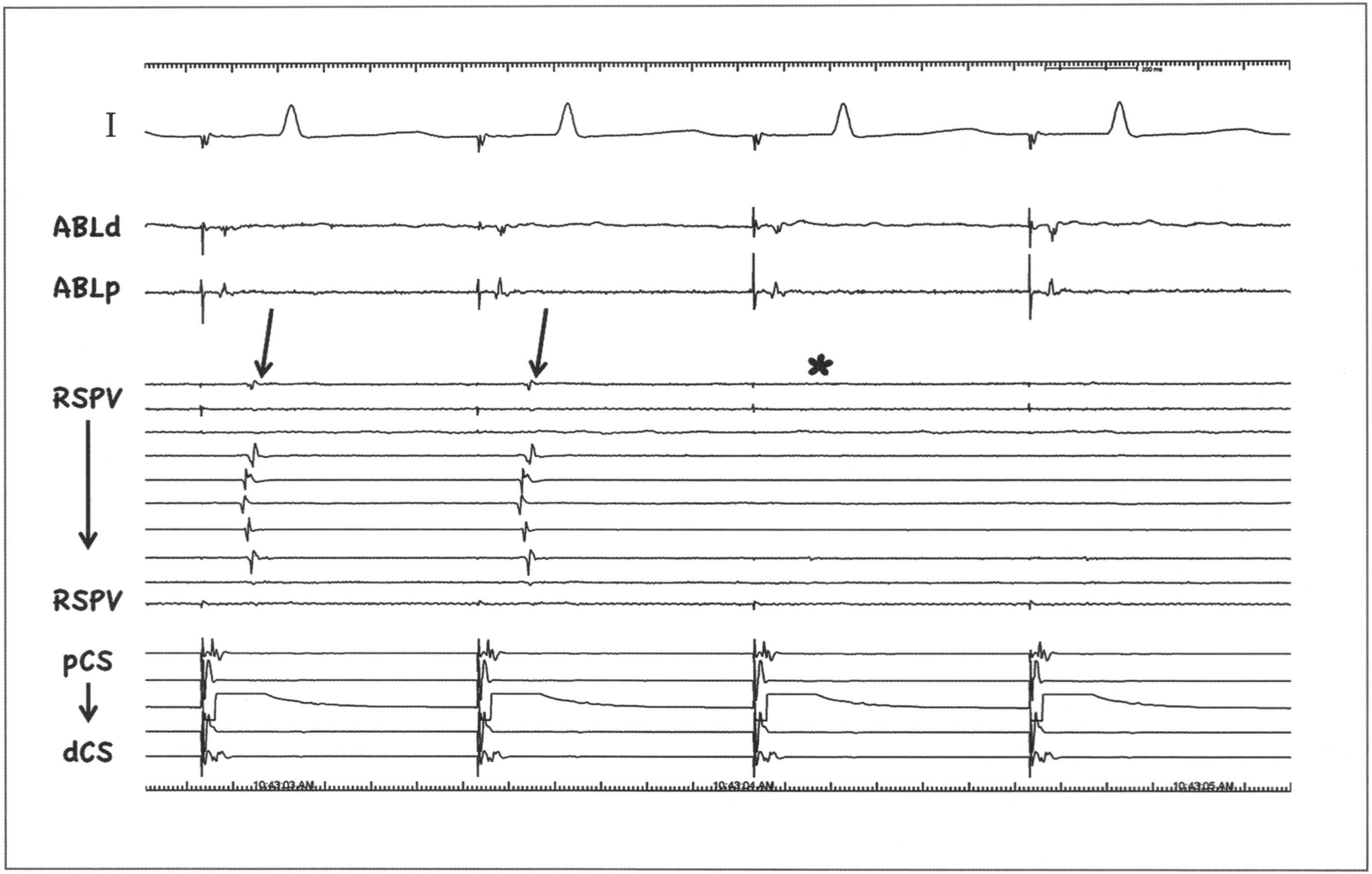
I
ABLd
ABLp
RSPV
RSPV
pCS
dCS
*
200 ms
10:43:03 AM
10:43:04 AM
10:43:05 AM

图 2-24

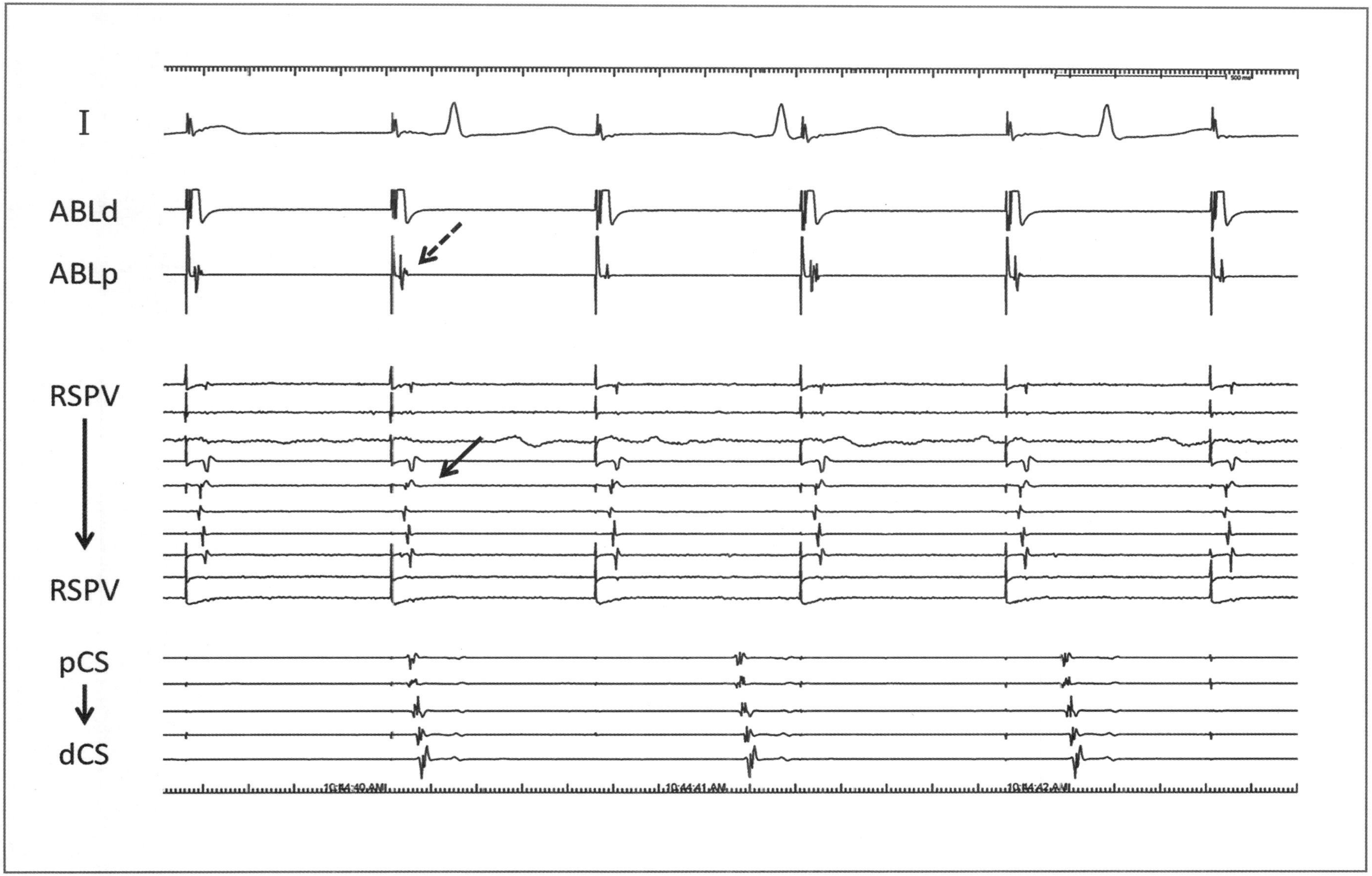

标测传导缝隙

PV 隔离术后 AF 复发的患者通常可看到心房 PV 电活动传导重新恢复。可能存在一个或者多个部位电传导的恢复。这些缝隙的激动标测是获得重新隔离的关键步骤。

环状阻滞线上寻找缝隙的经典策略如**图 2-25**。通过右心房或左心房起搏（图 2-25A），在环状消融线上寻找最早 PV 信号位置（1）。相反，也可以起搏 PV（图 2-25B），在环状消融线上标测最早的心房信号（2）。

图 2-26 中，在之前消融线附近，标测到最早 PV 电位（箭头），以及碎裂的、延长的电位（星号）高度提示存在传导“缝隙”。在此处消融可以非常快地造成 PV 阻滞（**图 2-27**），出现孤立 PV 电位（星号），导致明显的传出和传入阻滞。第 4 个心动周期 PV 刺激信号后出现的电位（箭头）是来自于 LA 的“远场”心房电位。

图 2-25

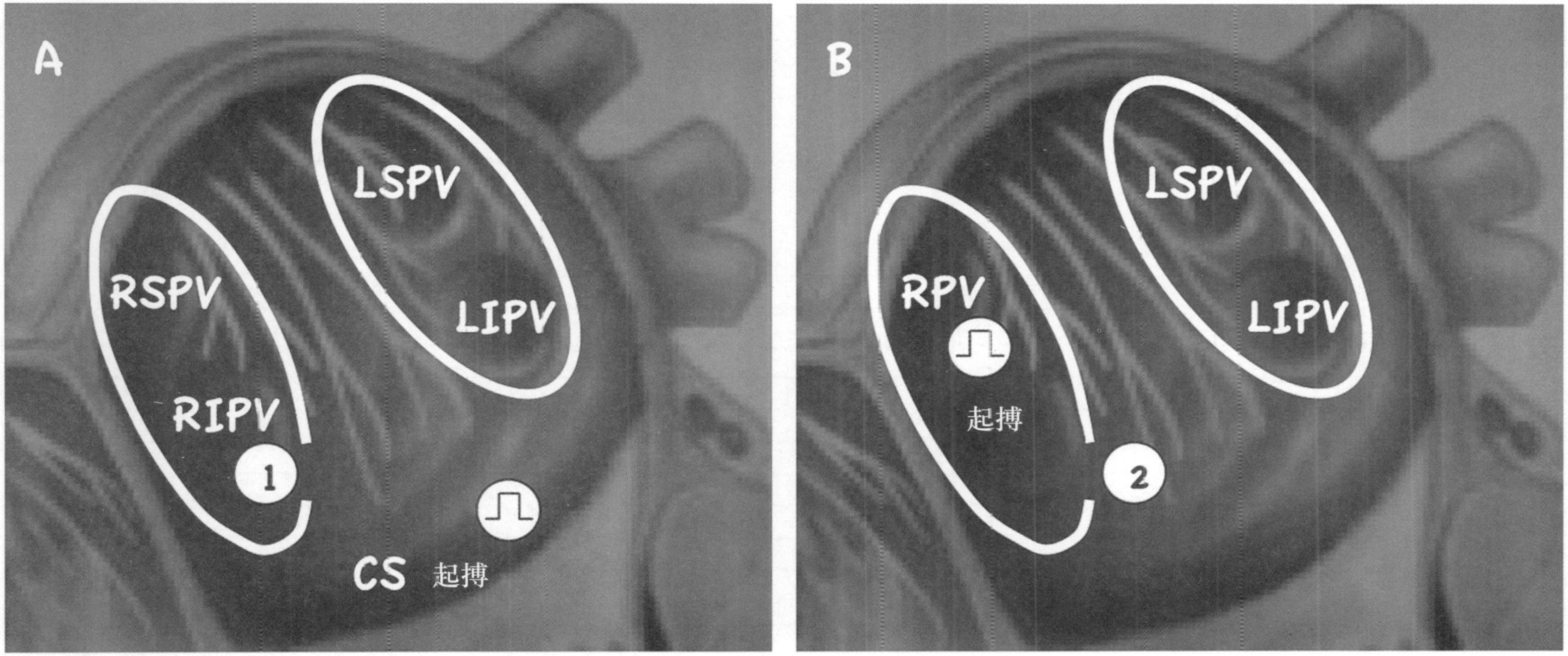

图 2-26

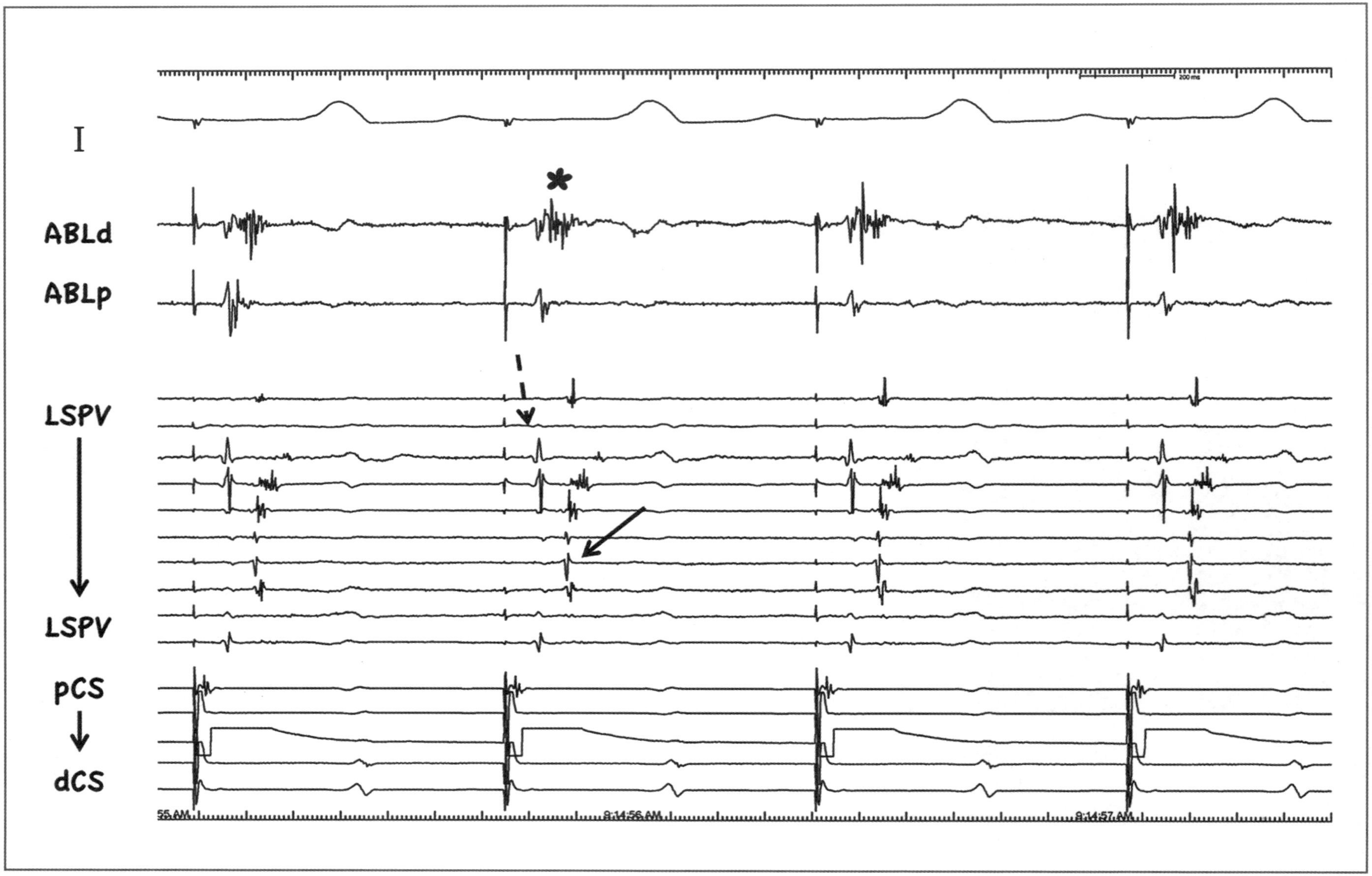

图 2-27

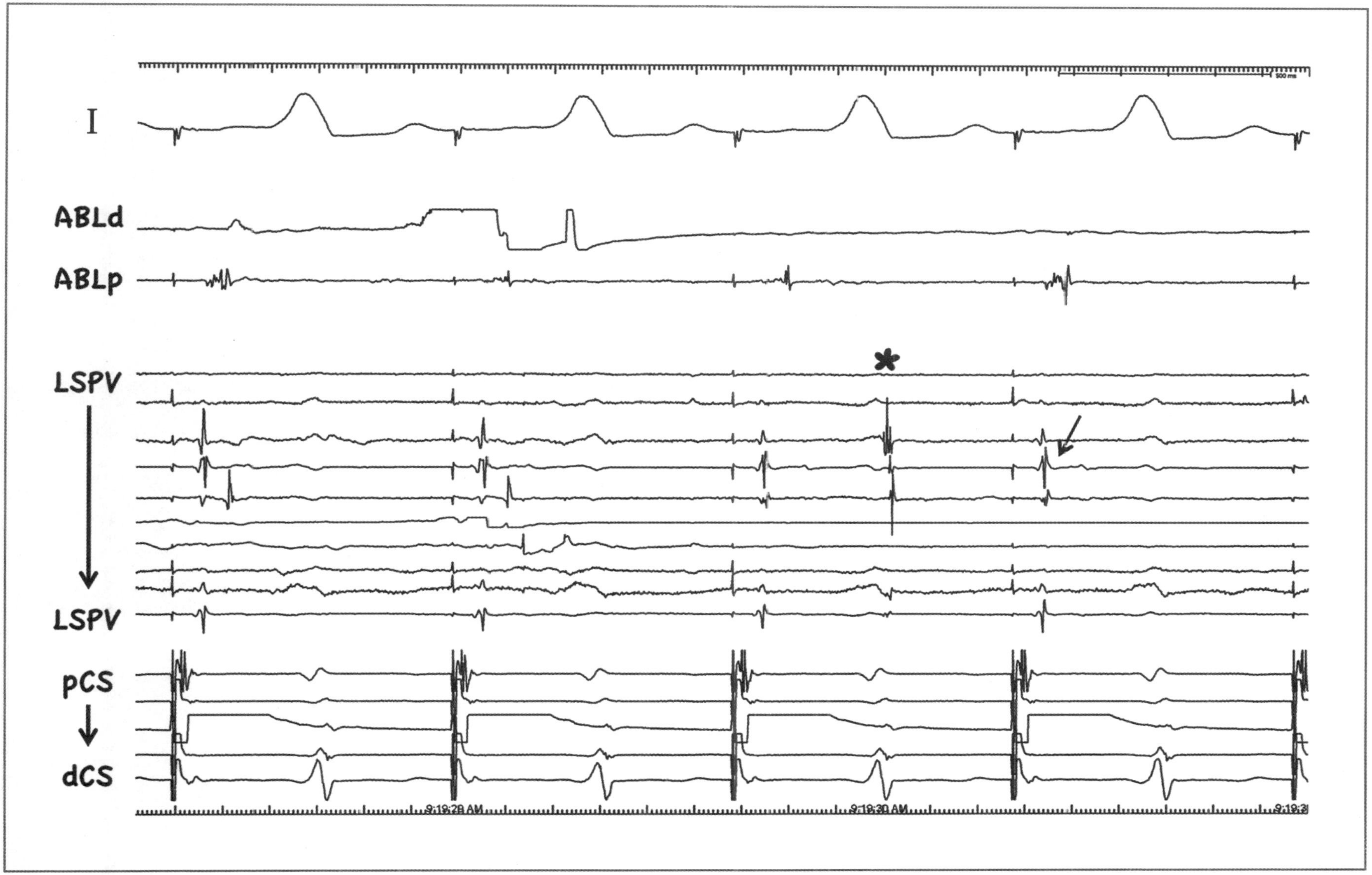

起搏鉴别近场 *vs.* 远场电位图

由于缺乏清晰的电位图或误读远场电位图，有时候很难确认传入或传出阻滞。在评估PV是否传入阻滞时，需要区分电位图上到底是PV信号还是来自于邻近组织的信号。对于左侧PV，邻近组织可能是左心房、左心耳或左心室。对于右侧PV，明显的PV信号可能来自于左心房、右心房或者是上腔静脉（SVC）。

通常情况下，局部PV电位图上“近场”电位表现为高振幅dV/dt（“尖锐”波形），而邻近结构“远场”电位表现为低振幅dV/dt。然而，由于相对靠近邻近结构，单凭电位图形态可能不可靠，需要通过鉴别起搏加以区分。

首先选择起搏可能是远场电位图来源的心肌结构，比较其电位时间与可疑电位的时间是否匹配。如果两者时间相同，可以合理地推断该电位图来源于起搏部位。参见**图 2-28**，如果标测导管位于左上PV（1），起搏LAA看PV记录的电位时间是否与起搏位点相符（相符则来源于LAA区域）。

图 2-29A 起搏CS。位于左上PV的多极标测导管（虚线箭头）记录的电位可能是PV信号，根据时间匹配也可能是远场LAA信号（实线箭头）。

起搏LAA（**图 2-29B**），LAA电位图（实线箭头）被夺获。然而，电位图上可疑电位与LAA电位相比显著延迟（虚线箭头），提示该电位起源于PV而不是LAA。

图 2-28

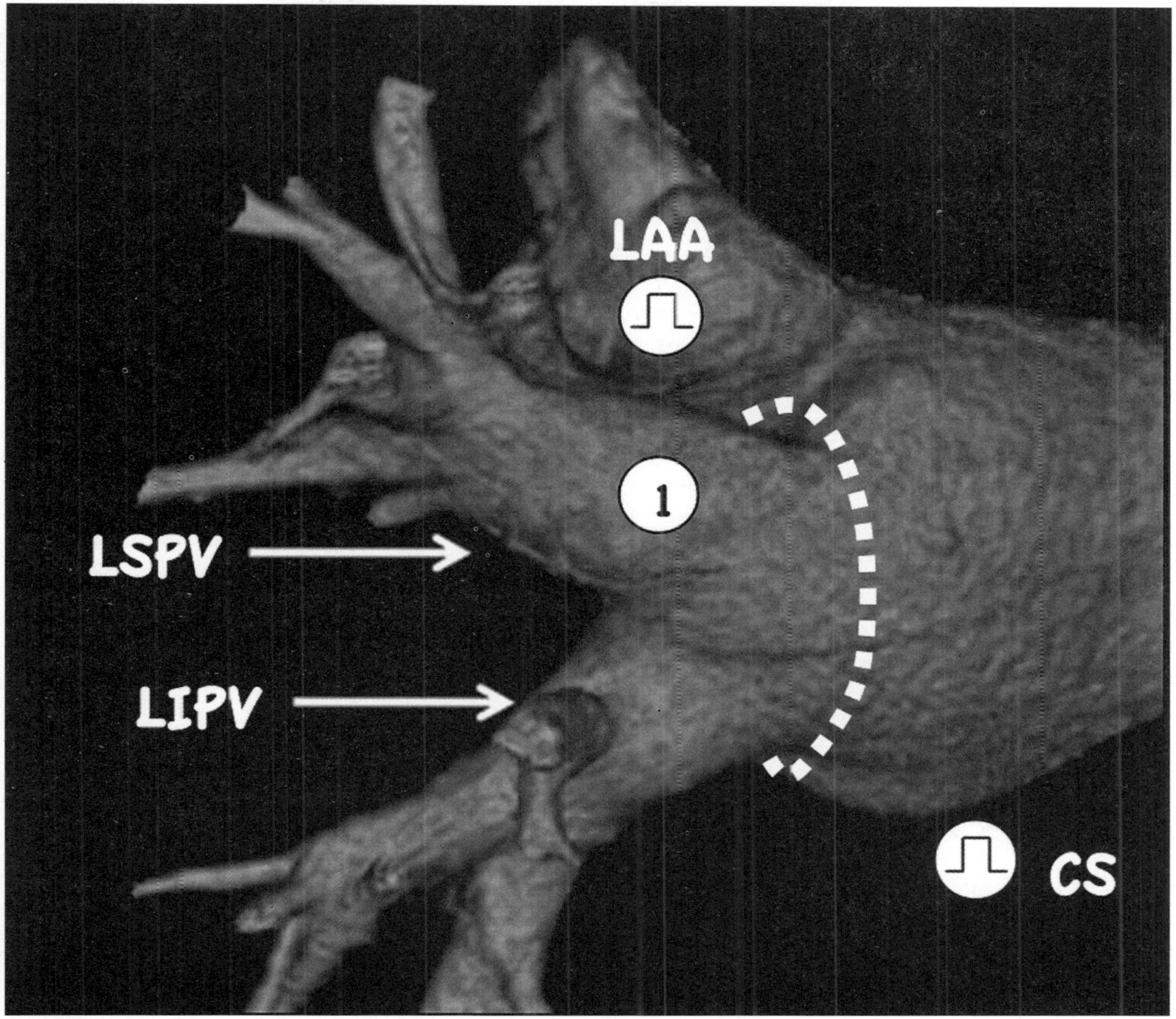

图 2-29

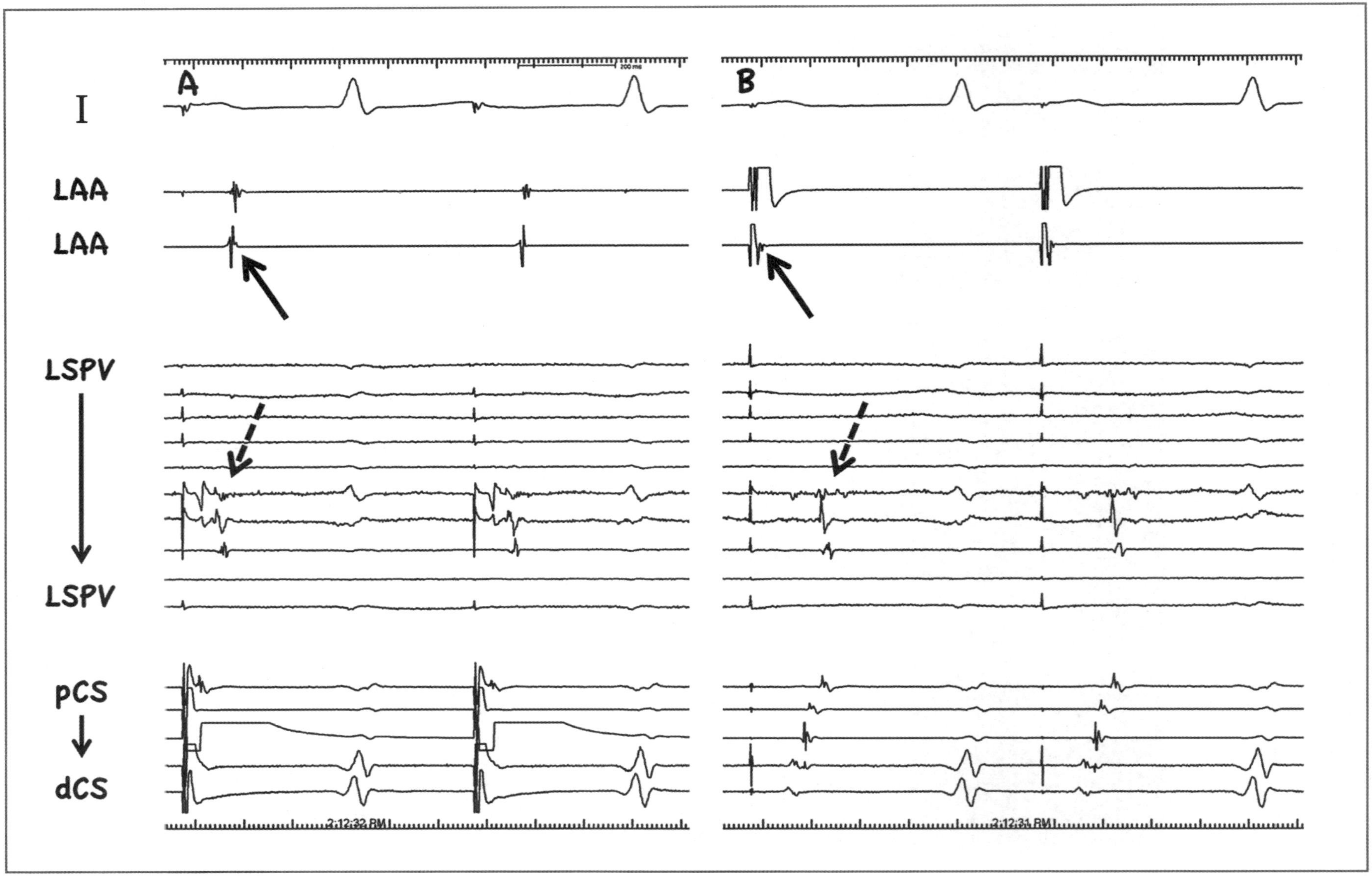

相应的，**图 2-30A** 再一次展示，左上 PV 标测导管（箭头）上记录到未知来源信号时，CS 的起搏表现。**图 2-30B**，起搏 LAA，电位图上可疑电位被“拉近”（虚线箭头），与 LAA 起搏刺激信号时间相匹配。从而证实这个可疑电位来自于远场 LAA，且没有记录到其他信号，证实 PV 传入阻滞。

图 2-31 举例说明了起源于右侧 PV 的情况。图 2-31A 显示 CS 起搏，标测导管电位图上记录到的电位（实线箭头）高度怀疑是局灶 PV 电位。然而，起搏可能的远场结构——上腔静脉（SVC），产生图 2-31B 的电位图。起搏 SVC 时，电位图上可疑电位被“拉近”起搏刺激信号之内，提示 PV 内信号来源于 SVC。

可见，鉴别是否完全隔离可避免不必要的消融。

图 2-30

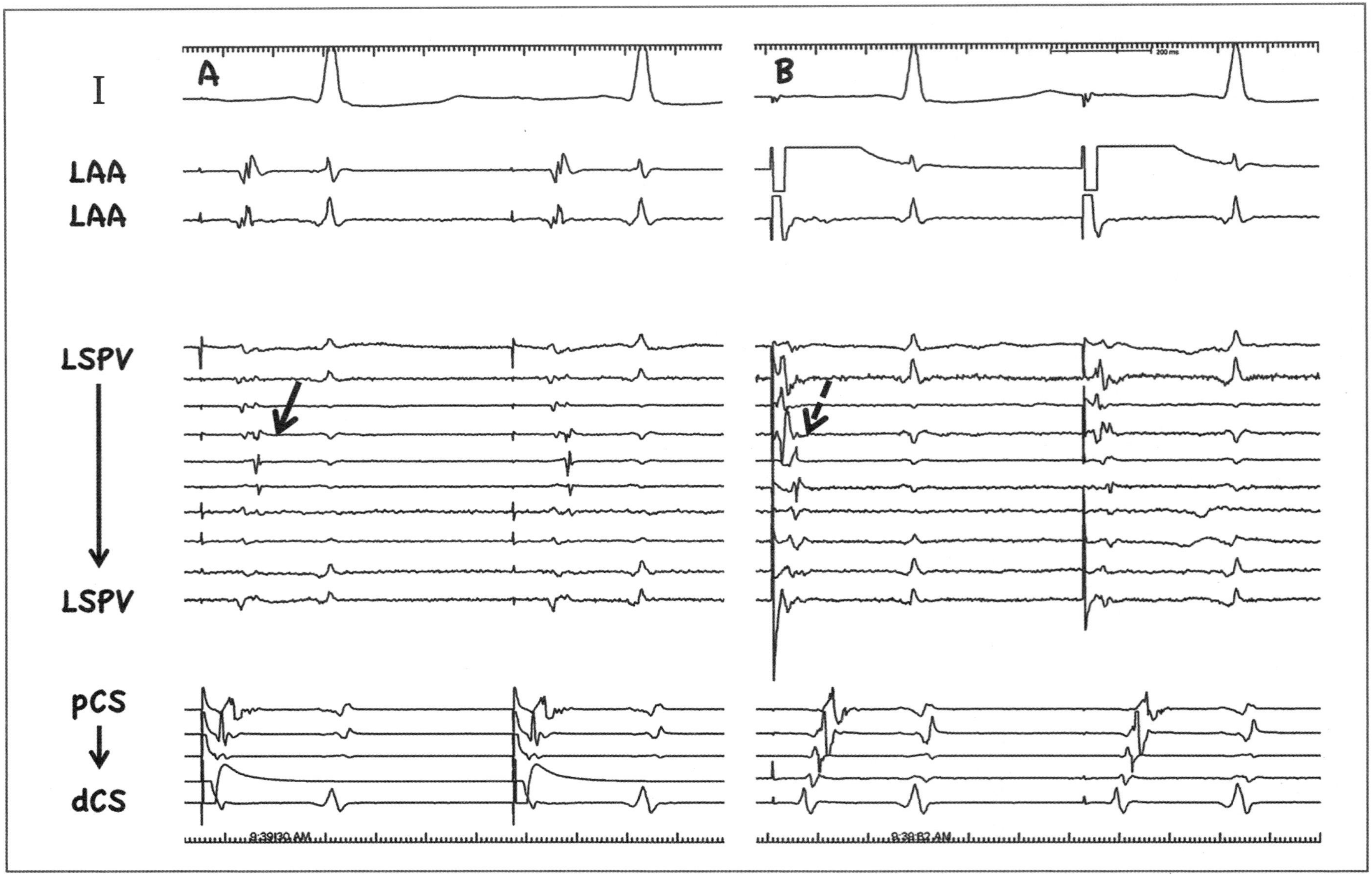

图 2-31

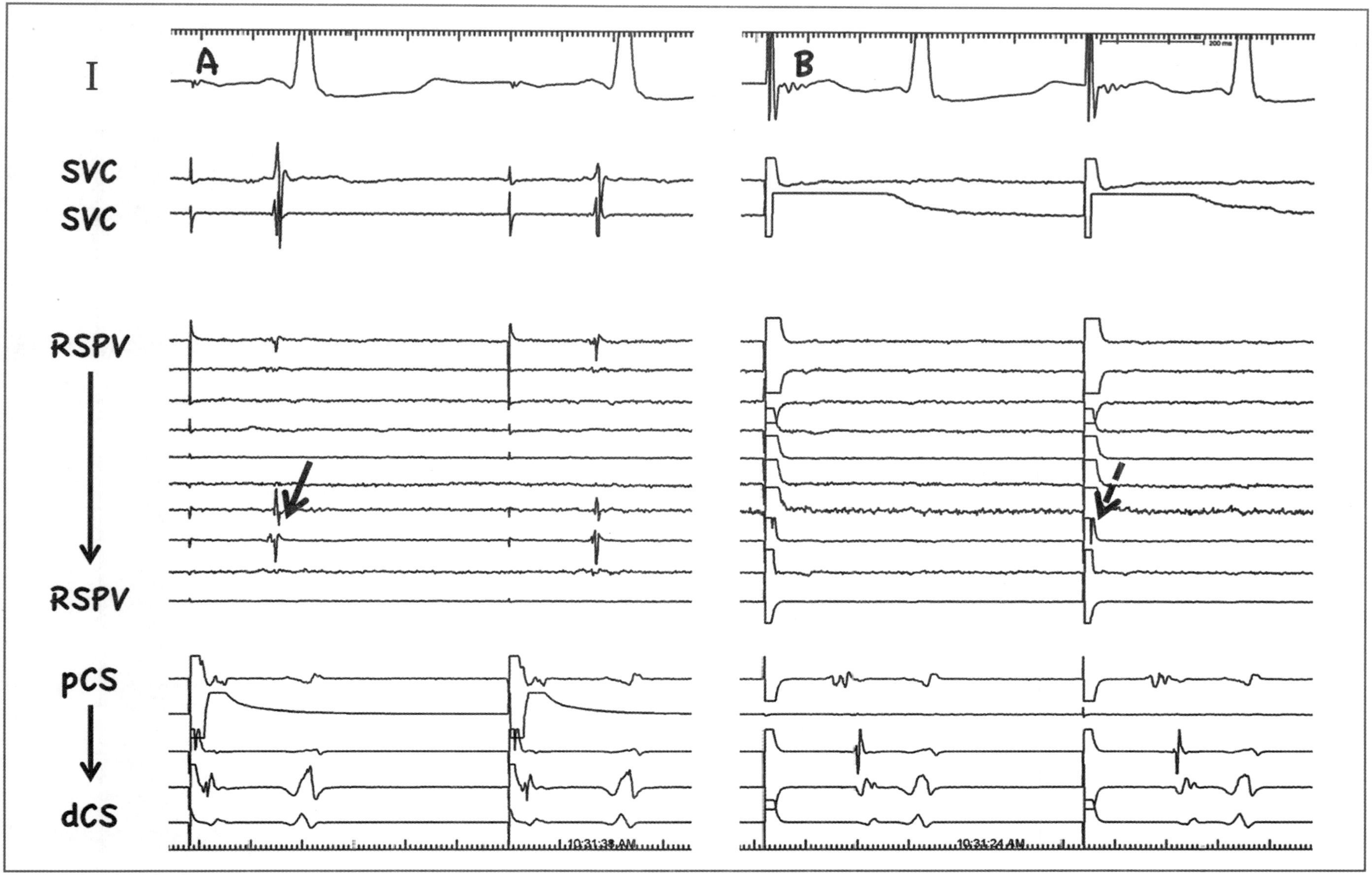

确认 PV 传出阻滞

由于心肌的不均质性和静脉内复杂结构，很难对 PV 进行起搏夺获。**图 2-32**，起搏左上 PV，CS 清楚显示与起搏分离的 LA 电活动。然而，传出阻滞是否存在依赖于 PV 是否被夺获。起搏刺激后电图可能是高能量输出（插图）的杂波，而非局部夺获。在夺获图形模糊不清的时候，可以在 PV 其他部位进行起搏，或者至少在环形消融线内起搏。如**图 2-33**，在此病例中，起搏左下 PV（也在环状线内）并在 LSPV 进行持续记录。根据 LIPV 和 LSPV 间的传导时间证实 LSPV 明显夺获。注意 LIPV 内自身起搏夺获依然是模糊不清的！很明显可以看到左心房（CS 记录）与消融线内的起搏是分离的。

在距离记录部位有一定距离，但仍在消融线内的地方进行起搏，通常可以明确是否起搏夺获。

图 2-32

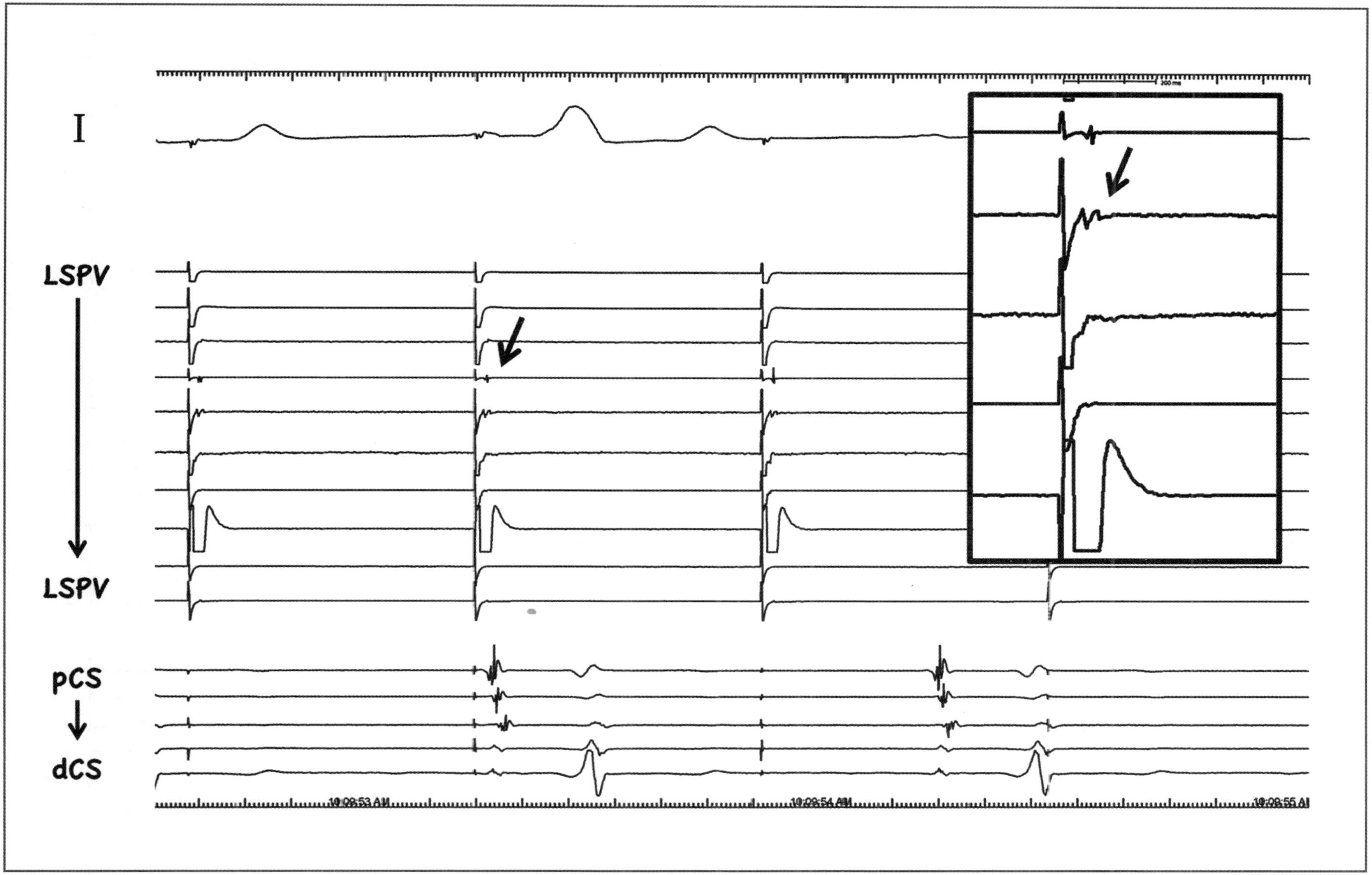

图 2-33

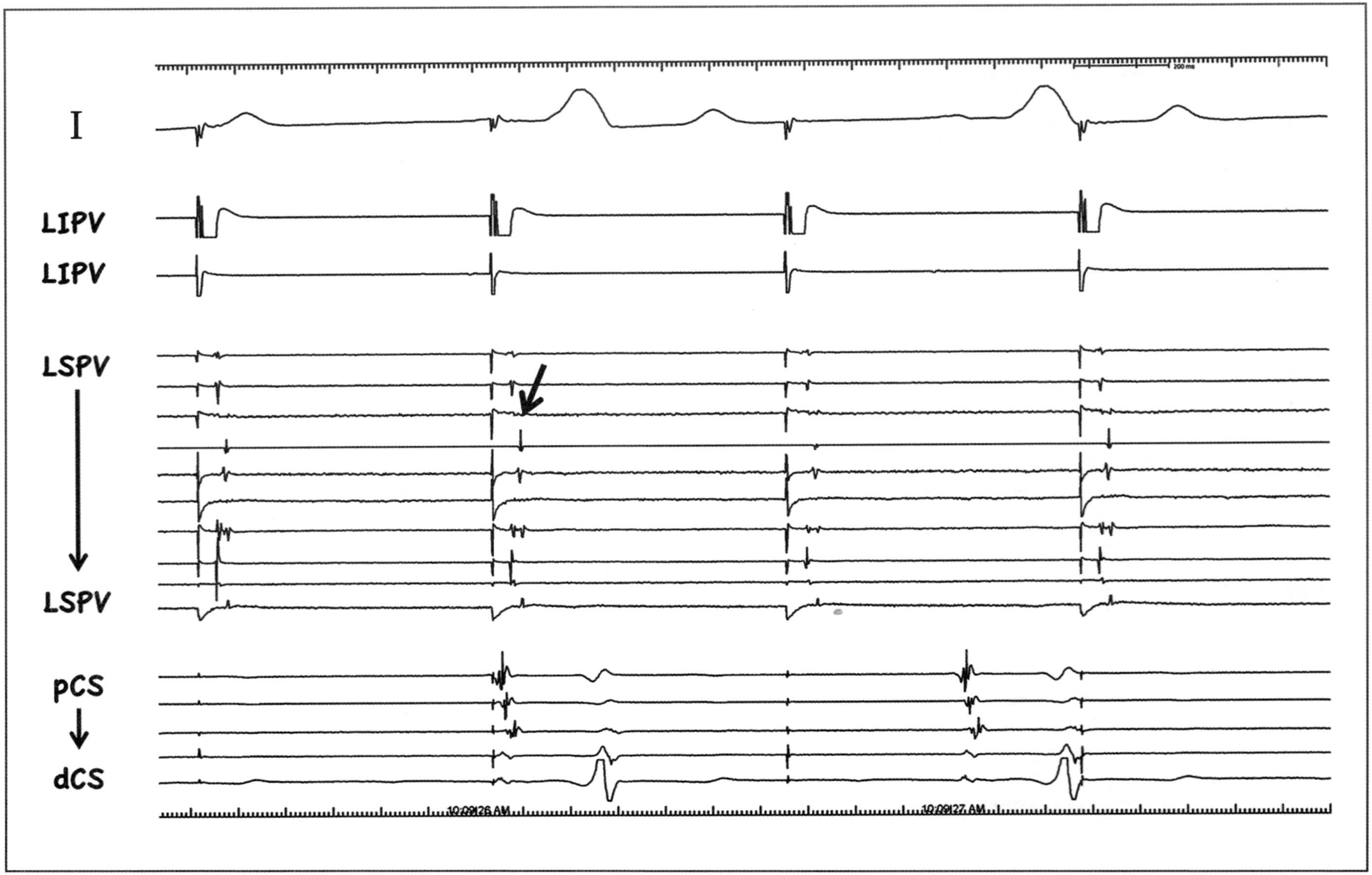

推荐阅读

1. Hirao K, Otomo K, Wang X, et al. Para-Hisian pacing: A new method for differentiating retrograde conduction over an accessory AV pathway from conduction over the AV node. *Circulation*. 1996;94:1027–1035.
2. Obeyesekere M, Leong-Sit P, Skanes A, et al. Determination of inadvertent atrial capture during para-Hisian pacing. *Circ Arrhythm Electrophysiol*. 2011;4(4):510–514.
3. Shah D, Haissaguerre M, Jais P, et al. Left atrial appendage activity masquerading as pulmonary vein potentials. *Circulation*. 2002;105(24):2821–2825.
4. Shah D, Burri H, Sunthorn H, Gentil-Baron P. Identifying far-field superior vena cava potentials within the right superior pulmonary vein. *Heart Rhythm*. 2006;3(8):898–902.
5. Shah D, Haïssaguerre M, Takahashi A, et al. Differential pacing for distinguishing block from persistent conduction through an ablation line. *Circulation*. 2000;102(13):1517–1522.
6. Obeyesekere M, Gula LJ, Modi S, et al. Tachycardia induction with ventricular extrastimuli differentiates atypical atrioventricular nodal reentrant tachycardia from orthodromic reciprocating tachycardia. *Heart Rhythm*. 2012;9:335–341.
7. Bennett MT, Gula LJ, Klein GJ, et al. An alternative method of assessing bidirectional block for atrial flutter. *J Cardiovasc Electrophysiol*. 2011;22(4):431–435.
8. O'Neill M, Veenhuyzen G, Knecht S. *Catheter Ablation of Persistent Atrial Fibrillation – A Practical Guide*. London UK: Remedica Publishing; 2008.

3

第三章

心动过速中的早搏刺激

在心动过速中给予心房或者心室的早搏刺激已经被认为是有效且“标准”的操作程序。在拖带中，心室的早搏刺激（PVC）较之心房的早搏刺激（PAC）来得更为有用。早搏刺激常被认为是单个“超速起搏”周期拖带了心动过速的折返环，或者仅仅发生了超速，但未拖带成功。拖带方法的优点在于能较快速地连续扫描心动过速环路中的多个偶联间期；虽然从根本上来说，早搏刺激和拖带能提供相同的信息，这在第一章中已经强调过。异位的搏动能够扰乱某些因素从而显现心动过速的机制。通过早搏刺激的原理，我们可以解释自发性异位搏动产生的心电图表现的相同机制，从而使心电图分析更加具有“生理性”。

早搏刺激和拖带刺激的关系

图 3-1 展示了一个存在右束支传导阻滞（RBBB）图形同时 HV 间期正常的室上性心动过速（SVT）。心房逆传的顺序是离心性的（CS_{5-6} 最为提前）。在这个心动周期中给予 PVC 刺激后发现心房逆传的顺序和之前心动过速是相同的。值得注意的是，His 束处（短箭头）的传导时间和形态都没有变化，此时 His 电位紧随刺激信号出现，提示其被前向激动，因此证明其处在“不应期”，无法被 PVC 逆向激动。这就是经典的“His 不应期”PVC，其可通过旁路（AP）来激动心房，在这个病例中，旁路位于左后侧。理论上来说，这仅仅证明了旁路的存在，但未证实旁路是否参与了心动过速的折返；仍然可能存在旁路附近有局灶的房速（AT）或者交界性心动过速的情况。从实践的观点来说，后者在现实中确实很少发生。

应当注意的是，图中心动过速中的刺激至心房（SA）和室房（VA）间期，以及右心室心尖部（RVA）起搏后间期（PPI）都已测量并标注。虽然本例心动过速的机制显而易见，但这仍提醒我们这次心动过速是被一跳所“拖带”的，这些间期的数值验证了拖带。这个病例中，SA-VA 间期为 95ms，PPI-TCL（心动过速周期）为 150ms。这些数值远大于所报道的间隔部旁路的极限；因此说明（当不存在环路的明显缩短时）右心室的起搏部位是不在折返环路中的。我们或许可以这样认为，SA-VA 大于 85ms 以及 PPI-TCL 大于 115ms，常提示为 AVNRT 或者由左侧旁路介导的房室折返性心动过速（AVRT，后者的必要折返环路必然包括顺向的左束支以及左侧旁路）。

图 3-1

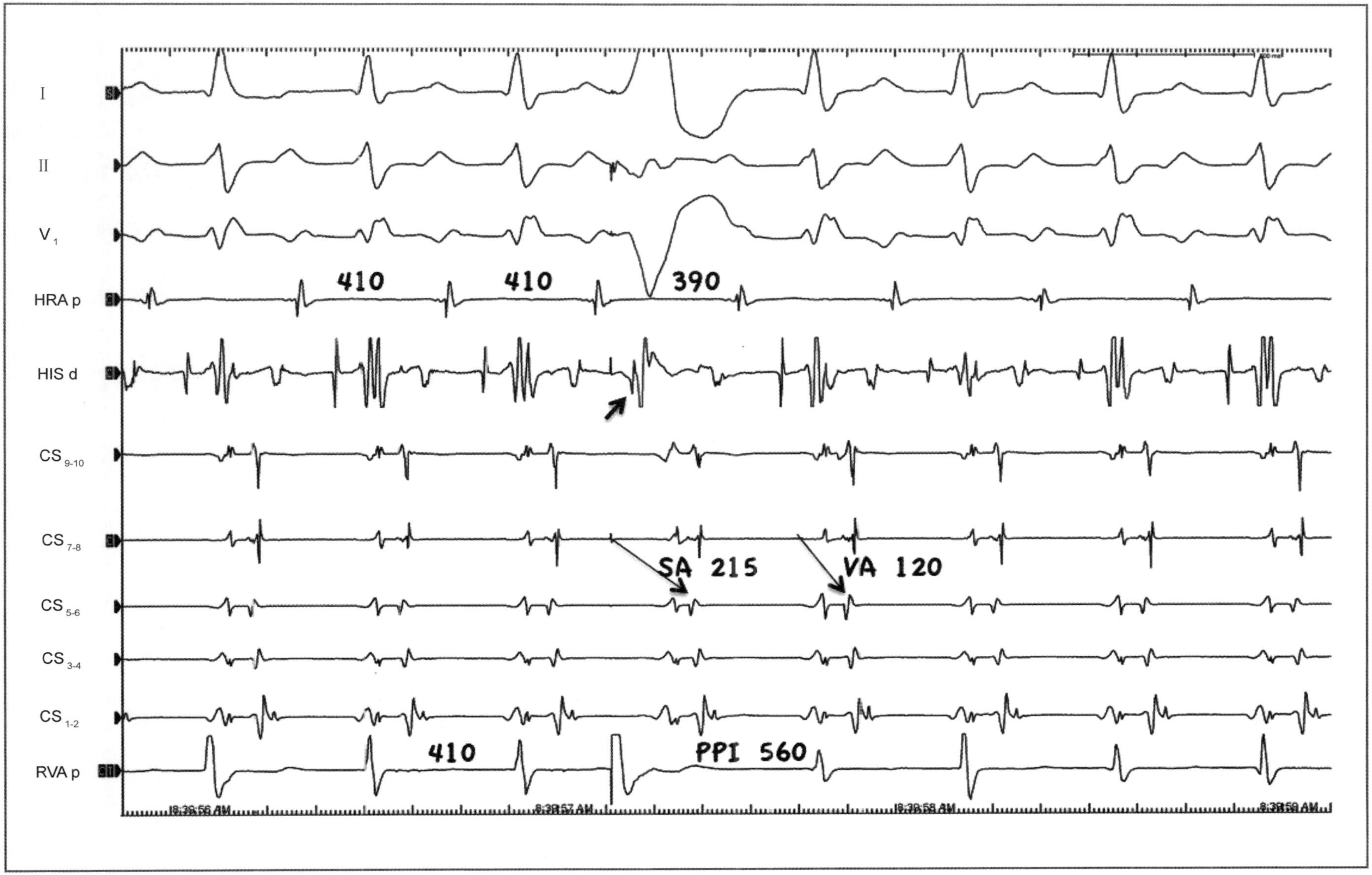
I
II
V1
HRA p
HIS d
CS 9-10
CS 7-8
CS 5-6
CS 3-4
CS 1-2
RVA p
410
410
390
SA 215
VA 120
410
PPI 560

图 3-2 显示了在心动过速中出现一个插入性的 PVC，HV 间期正常，逆传 A 波呈离心表现（$CS_{1,2}$最提前）。PVC 之后出现的第一个 A 波是提前的（重整）。在这种情况下，PVC 之后的 His 电位也提前了，它的形态也发生了改变，意味着 His 被逆向激动。*因而，我们不能说，此时重整的逆传 A 波发生于 His 的不应期*。然而，仍有其他的证据提示该心动过速为左侧旁路介导的房室折返性心动过速，包括 PVC 之后的逆传 A 波的顺序，这不可能发生在通过正常 His 及房室结（AVN）逆传时。此外，PPI-TCL（70ms）与 SA-VA（70ms）的数值提示右心室起搏的部位处于该折返环路“中”，这与 AVNRT 不相符。这种逻辑性的推理在 Michaud 等人撰写的论文中是这样描述的：所有的 AVNRT 患者 SA-VA 的数值均大于 85ms，PPI-TCL 的数值大于 115ms。

有人或许会有这样的疑问，既然 His 也通过 PVC 被逆传激动，为什么心房通过左侧旁路被重整了。在这个病例中，有人猜测是 PVC 的逆传波在房室结被阻滞了，*这片区域在下一个心房波到来时已经恢复了兴奋性*。

图 3-2

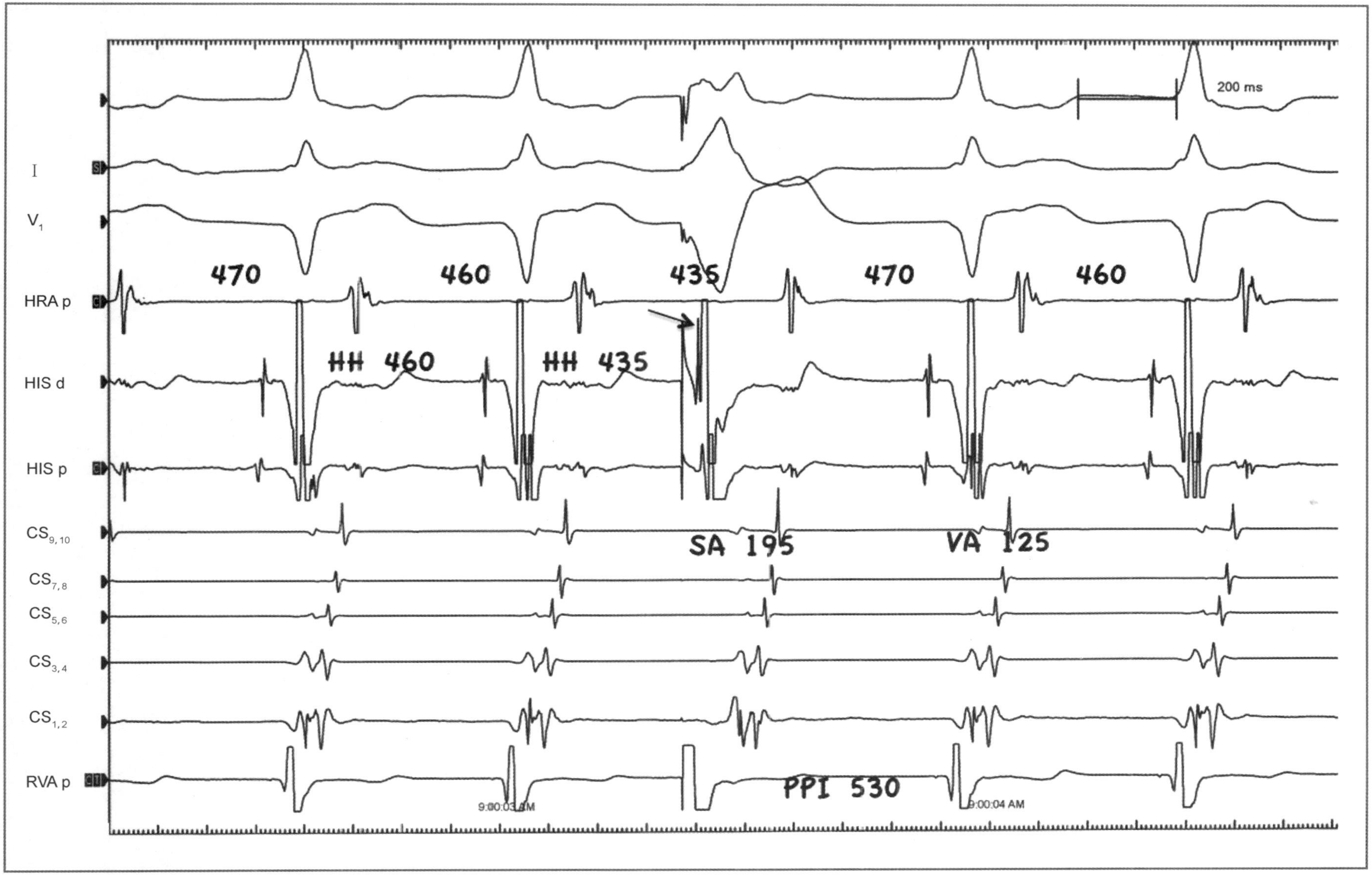
200 ms
I
V1
HRA p
HIS d
HIS p
CS9,10
CS7,8
CS5,6
CS3,4
CS1,2
RVA p
470
460
435
470
460
HH 460
HH 435
SA 195
VA 125
PPI 530
9:00:03 AM
9:00:04 AM

图 3-3 显示了 A 波呈向心性表现的 SVT。前 3 个心室刺激均未夺获，而第 4 个则在 His 不应期夺获了心室，并出现了逆传的 A 波。因此，这是经典的“His 不应期 PVC”提前激动了 A 波，证明了这个病例存在间隔部的旁路。**图 3-4** 为图 3-3 的延续，向我们展示了超速起搏的起始为一个融合的 QRS 波（第一个 QRS 波的形态与之后完全右心室起搏的图形不同，这是 His 顺行传导而正好与心室刺激所致的不应期融合所产生的）。通过这种方法来启动心室超速起搏被认为是有效的（即节律重整后，在完全起搏形态的 QRS 波前出现少于 2 个的融合形态的波形时可诊断为 AVRT），这也说明了这种方法实质上是变相地在心动过速周期中给予程序性 PVC（事实上更为简单），而且原理相同。

程序性 PVC 及 PAC 的诊断实例

图 3-5 在第一章中已经出现过，在这里再次展示是为了更好地介绍 PVC 后的反应。在图中可以看到，窄 QRS 波心动过速伴有长 V-A 间期，同时伴离心性心房激动（$CS_{9,10}$ 以及高位右心房 A 波均提前于 His 处的 A 波）。与 His 同步的一个 PVC 延迟了下一个 A 波，重整了心动过速。这明确表明了心动过速中旁路的存在及其参与其中。这种反应在缓慢传导、递减的旁路中可以见到。最终，这个旁路在三尖瓣环大约 7 点钟的位置消融成功。

图 3-3

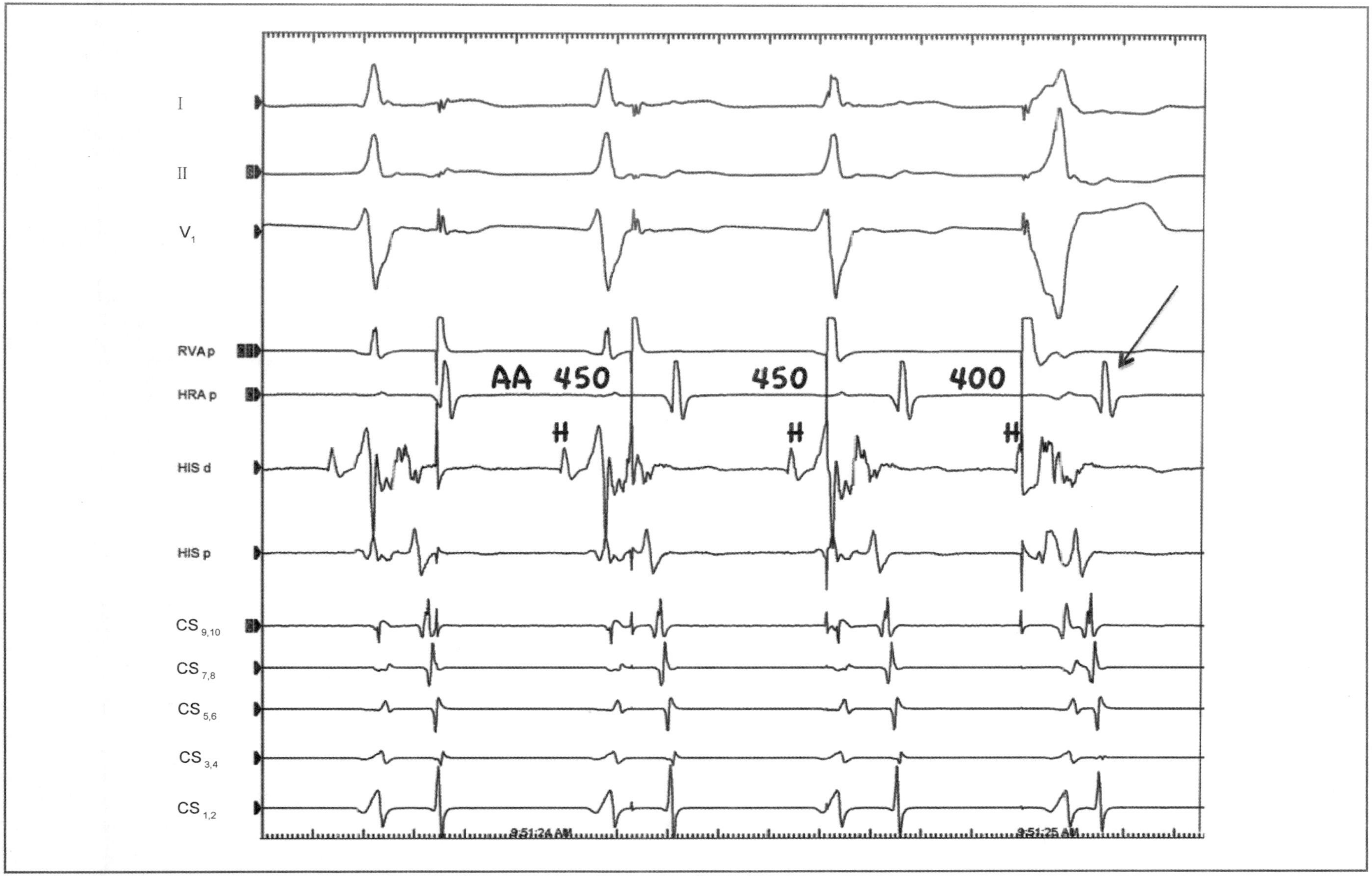
I
II
V1
RVA p
HRA p
HIS d
HIS p
CS 9,10
CS 7,8
CS 5,6
CS 3,4
CS 1,2
AA 450
450
400
H
H
H
9:51:24 AM
9:51:25 AM

图 3-4

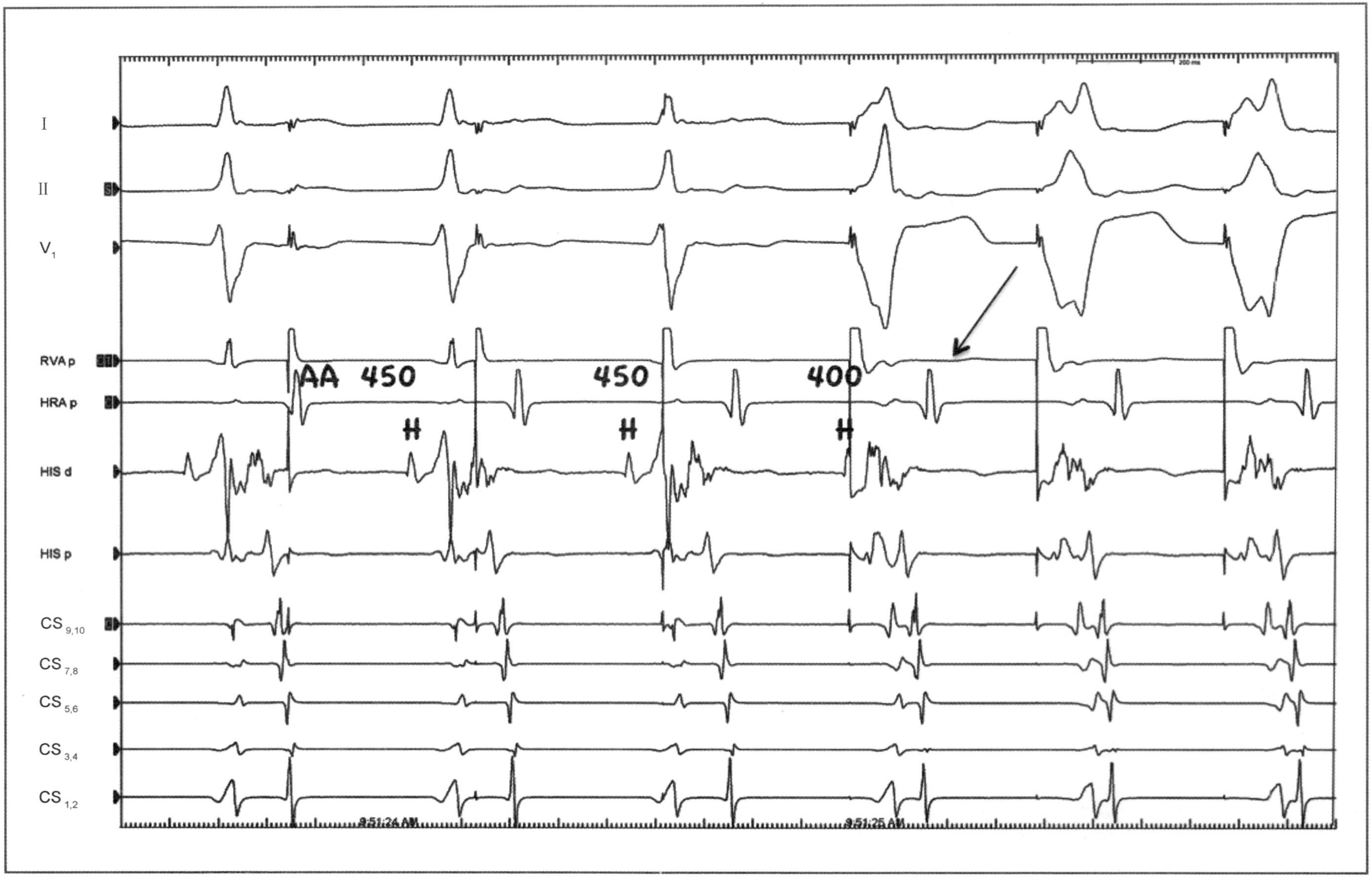
I
II
V1
RVA p
HRA p
HIS d
HIS p
CS 9,10
CS 7,8
CS 5,6
CS 3,4
CS 1,2
AA 450
450
400
H
H
H
9:51:24 AM
9:51:25 AM

图 3-5

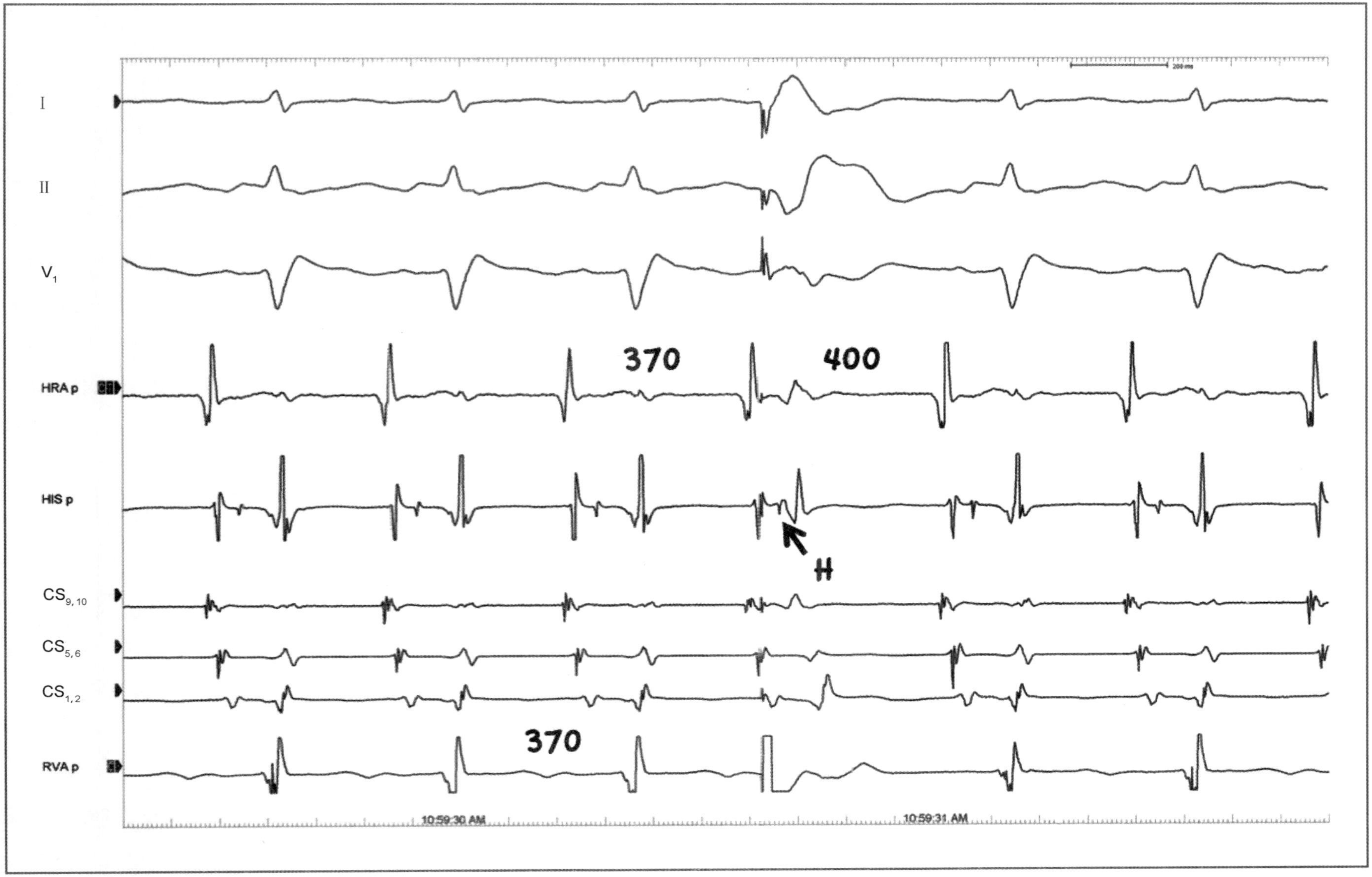
I
II
V1
HRA p
HIS p
CS9, 10
CS5, 6
CS1, 2
RVA p
370
400
H
370
10:59:30 AM
10:59:31 AM

图 3-6 展示了一个规则的 SVT，心动过速时给予一个联律间期较晚的 PVC。His 此时正好进入不应期，因此无法被 PVC 刺激所激动。PVC 之后的是窄 QRS 波，显然是“融合”的 QRS 波。His 处于不应期，这个 PVC 导致了心动过速的终止。如果 SVT 被与心房无传导关联的 PVC 所终止，那么不可能为房性心动过速。在这个病例中，心动过速的终止表明了：PVC 无法通过正常的 AV 传导系统发生逆传，但可以到达折返环路的重要组成部分，即旁路，然后致使其进入了不应期从而终止了心动过速。后者是折返环路中必要的组成部分（即必须参与折返环路的部分）。通常情况下，上述这种表现是可以被反复操作验证的。

图 3-7 展示了在一个心动过速周期中的晚期给予两个连续的程序性 PVC。第一个可能处于“His 不应期”，第二个明显为正常 QRS 波与宽 QRS 波的融合。第二个 PVC 像是延长了下一个 A 波。然而，仔细看却可发现，心动过速的周长（CL）非常多变，我们并无法取得任何有用的信息。任何发生的变化都必须是可重复及可信的，这个心动过速周期的多变性超越了这个范围。

在 SVT 的心动周期中给予程控心室刺激的原理同样可在**图 3-8** 中的自发性 PVC 中观察到。在这个病例中，短 V-A 间期的 SVT 被一个 PVC 所终止。PVC 后出现了 VAV 反应，可以排除房性心动过速。这个 PVC 来得非常早，可被认为处于 His 的不应期。尽管如此，非常长的 PPI-CL 间期以及起搏 VA 间期与心动过速 VA 间期的差值提示右心室［PVC 存在左束支传导阻滞（LBBB）形态以及电轴左偏］并不是折返环路的组成，最可能的诊断为 AVNRT（参见第一章）。当然，必须注意，如此早的 PVC 可能会造成环路的“衰减”从而延长传导时间，这可能在 AVRT 中发生。在这个病例中，最终证实为 AVNRT。

图 3-6

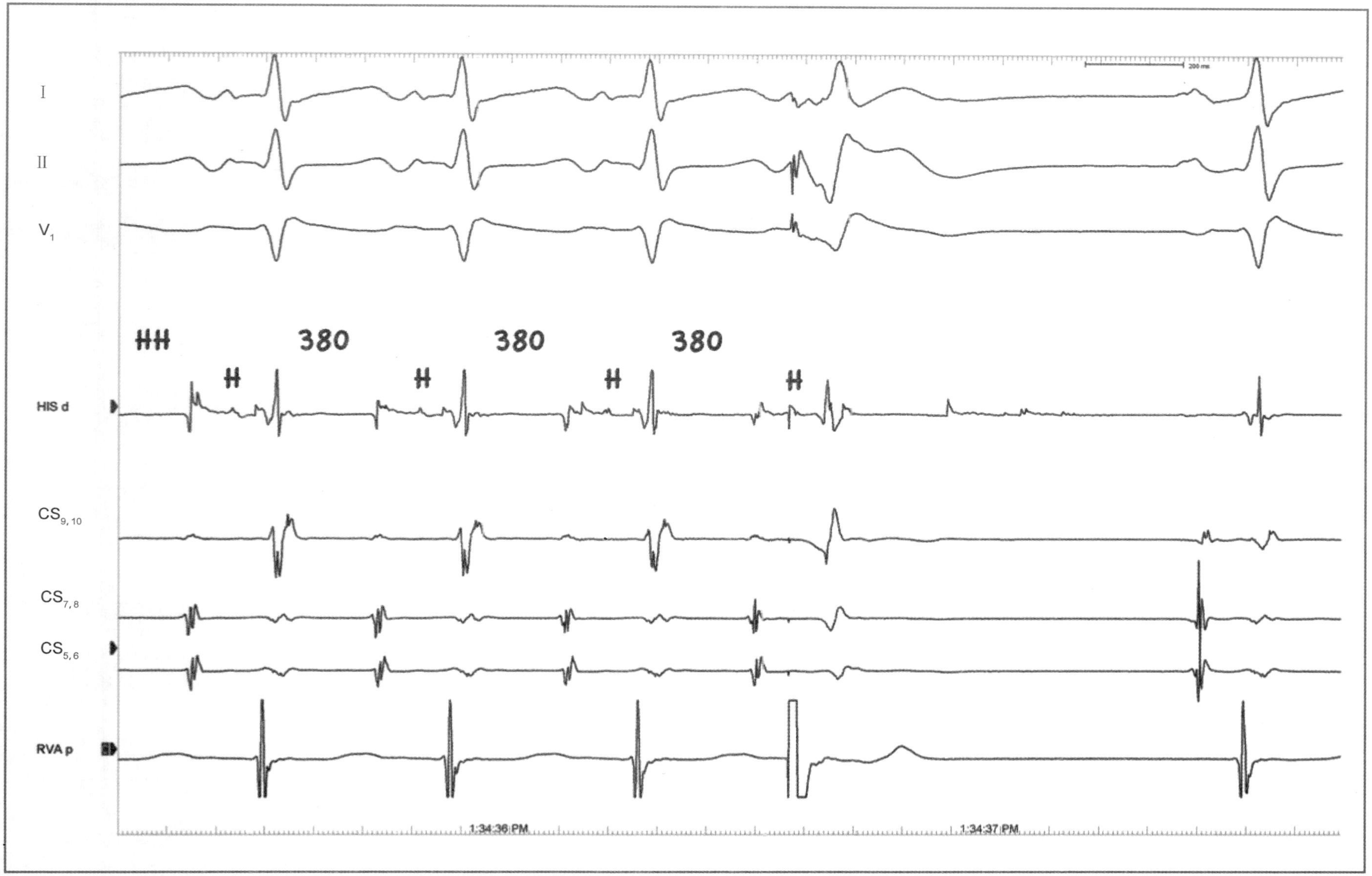

I
II
V1
HH
380
380
380
H
H
H
H
HIS d
CS9, 10
CS7, 8
CS5, 6
RVA p
1:34:36 PM
1:34:37 PM

图 3-7

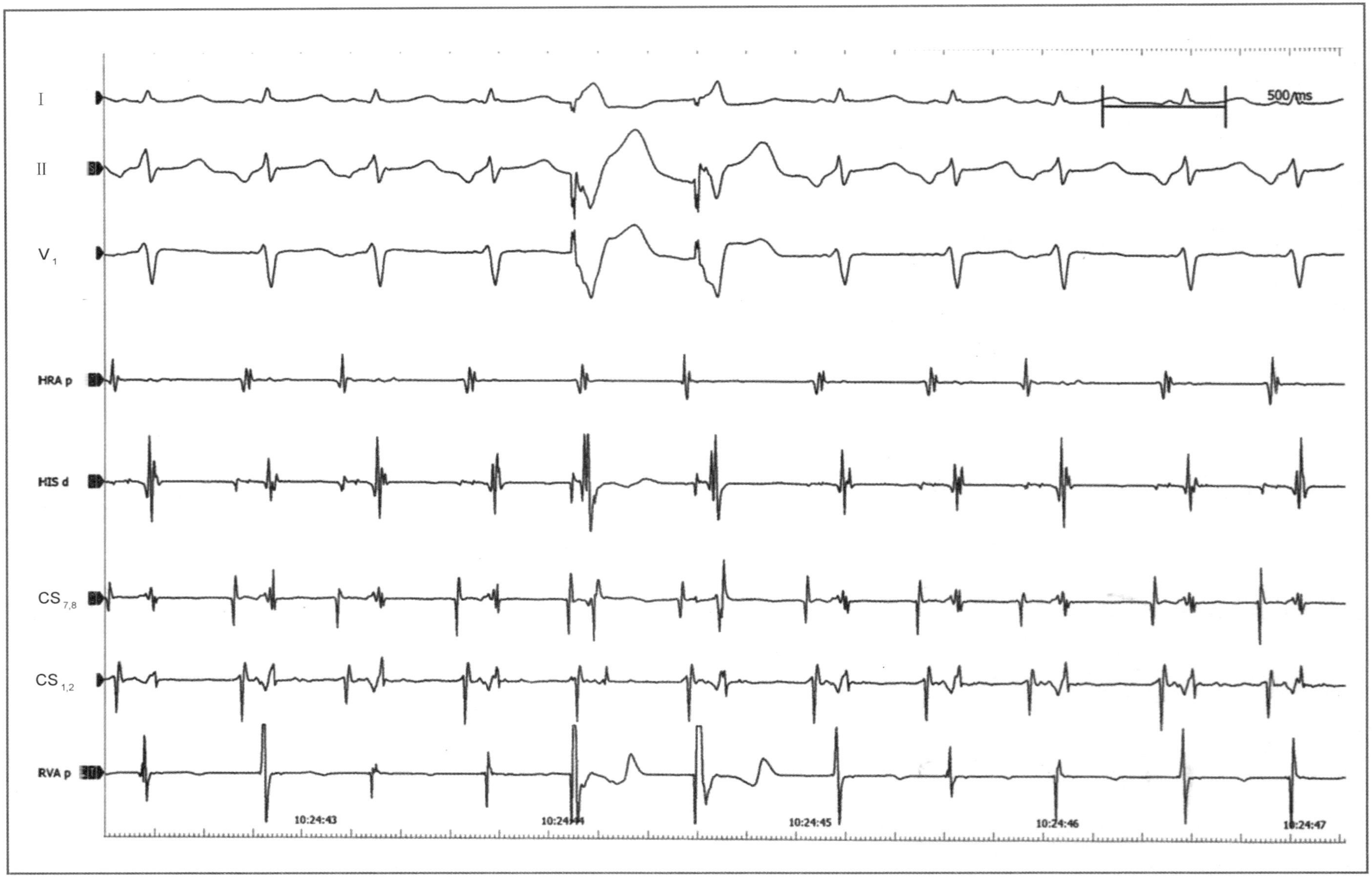
I
II
V1
HRA p
HIS d
CS 7,8
CS 1,2
RVA p
500 ms
10:24:43
10:24:44
10:24:45
10:24:46
10:24:47

图 3-8

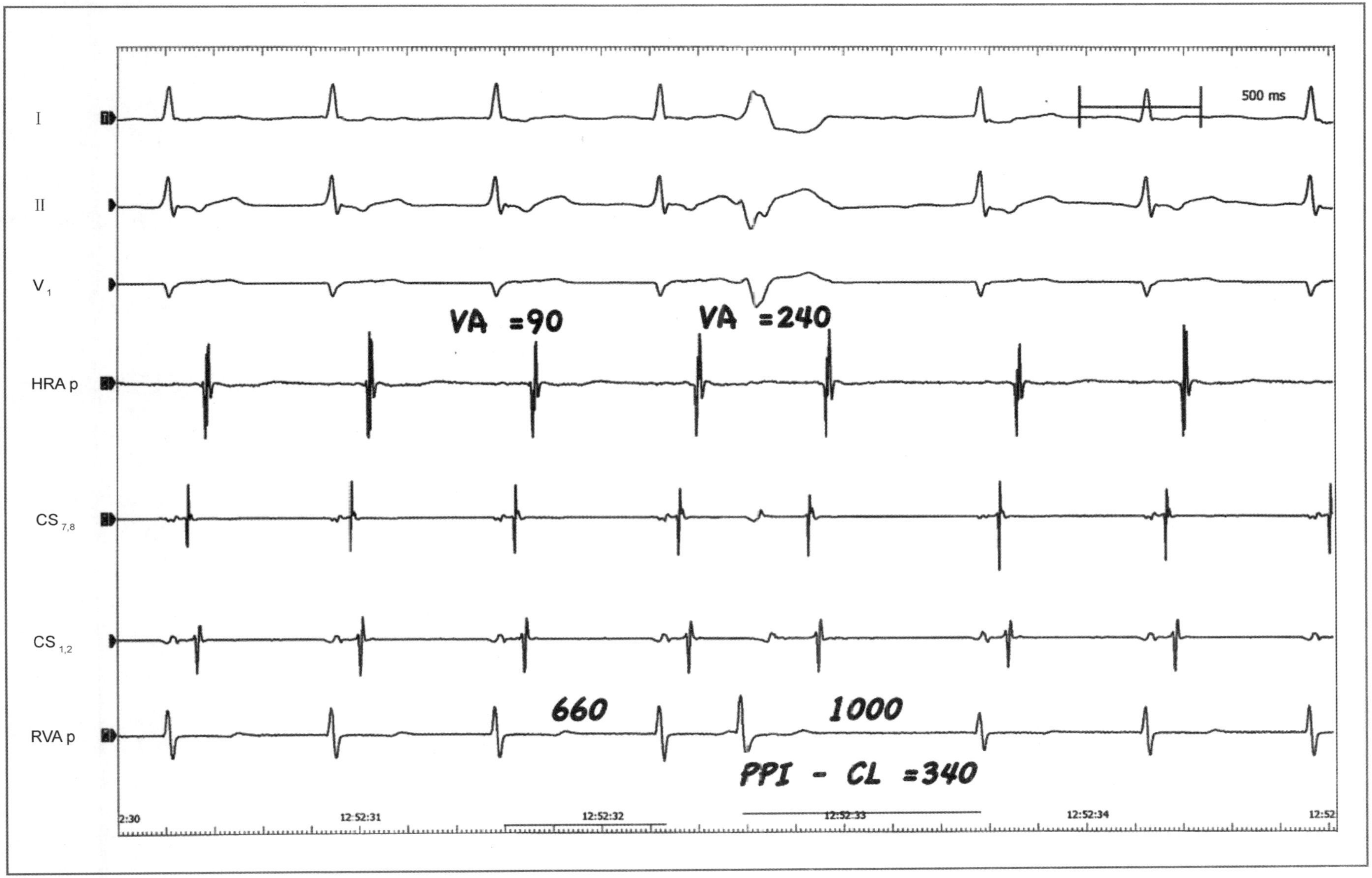
I
II
V1
HRA p
CS 7,8
CS 1,2
RVA p
500 ms
VA =90
VA =240
660
1000
PPI - CL =340
2:30
12:52:31
12:52:32
12:52:33
12:52:34
12:52

图 3-9 可见一个非常晚期的心室刺激，几乎没有影响体表心电图上的 QRS 波，但是仍然折返形成了下一个 A 波。这仅仅表明了右心室起源的 PVC 非常接近这个环路的可兴奋间隙，也就是与逆传旁路的距离很短，这个病例是一个右侧 AV 旁路。如果在相似的情况下，存在一个左侧 AV 旁路的话，则需要提前更多去重整心动过速，因为它到旁路的距离要长得多。事实上，如果 His 处于不应期时，左侧旁路不太可能被右心室所预先激发，就是因为这个道理！

图 3-10 中出现的与 His 同步的 PVC 终止了心动过速。细看后发现，这个 PVC 离下一个既定的心房激动（黑点显示）间期太过接近，以致无法对其产生影响。因此这里心动过速的终止存在偶然性，PVC 对于心动过速的影响很难得出一个确切的结论。

图 3-11 显示了一段 SVT，HRA 的心房激动最为提前。需要做出的鉴别诊断是右侧旁路介导的 AVRT 还是右侧房速。心动过速的周期变化较小，给予一个较短的来自 RVA 的 PVC 刺激并没有影响之后的心房激动时间。本来我们预计，右心室的 PVC 可以顺利通过右侧旁路进入折返环路，从而重整心动过速，但这并没有发生。虽然也可能是 VA 传导延迟*恰好*抵消了室性期前刺激的影响，但这个病例更合理的解释是房速时心房和心室发生了分离。

图 3-9

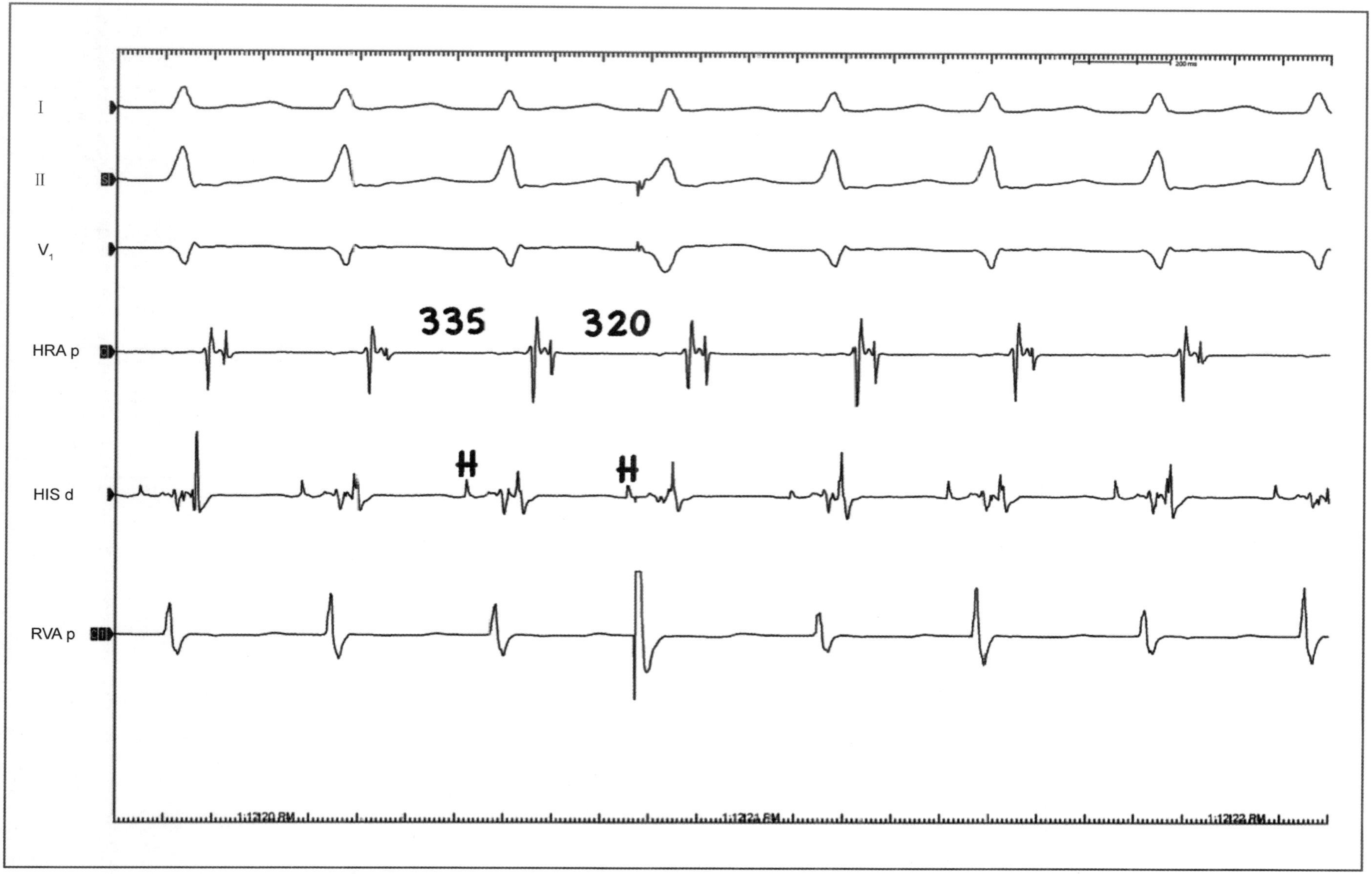
I
II
V1
HRA p
HIS d
RVA p
335
320
H
H
200 ms
1:12:20 PM
1:12:21 PM
1:12:22 PM

图 3-10

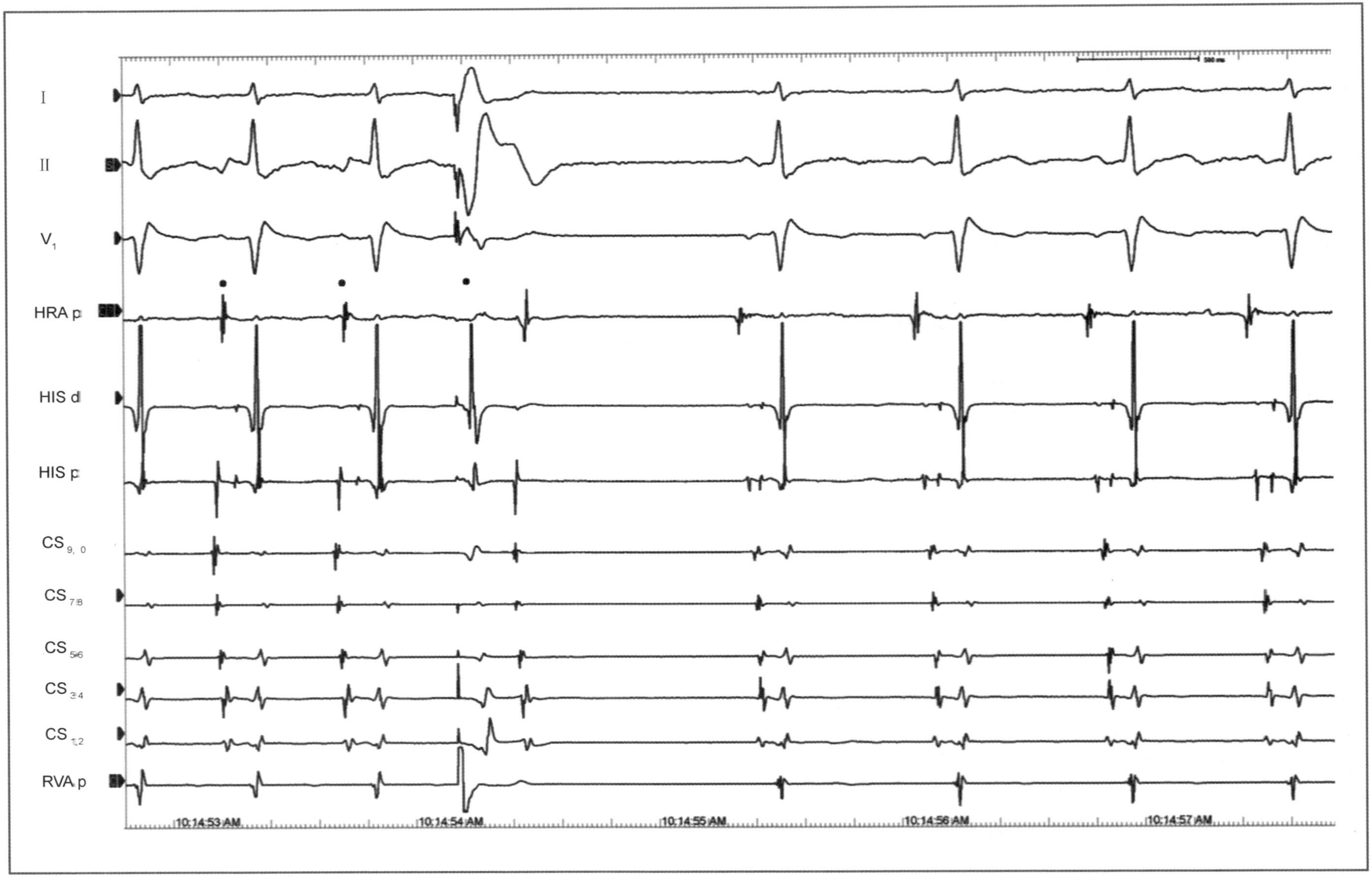
I
II
V1
HRA p
HIS d
HIS p
CS 9,10
CS 7,8
CS 5,6
CS 3,4
CS 1,2
RVA p
10:14:53 AM
10:14:54 AM
10:14:55 AM
10:14:56 AM
10:14:57 AM

图 3-11

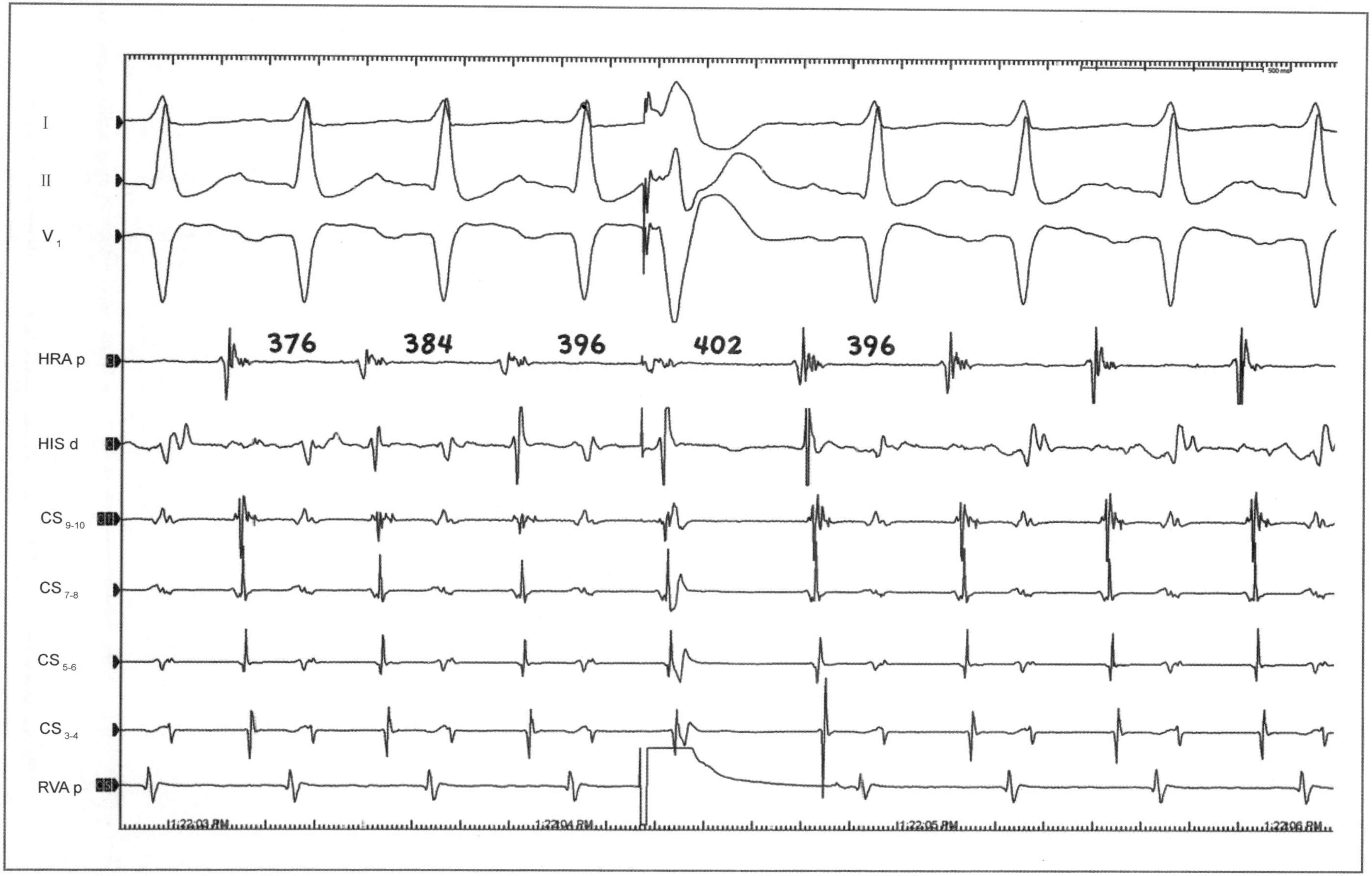
I
II
V1
HRA p
HIS d
CS 9-10
CS 7-8
CS 5-6
CS 3-4
RVA p
376
384
396
402
396
500 ms

图 3-12 中，CS 电位图对于诊断并无特别的帮助。这个记录的起始显示了 SVT 具有左束支传导阻滞（LBBB）的形态以及正常的 AH 间期。在 His 的不应期中，PVC 刺激可使下一个心房波提前，从而确认存在旁路。之后的 QRS 波恢复了正常形态，心动过速继续维持，但周期缩短了。V-A 间期相应缩短了（在 His 记录部位，由 225ms 缩短至 170ms），这也确定了左束支参与折返环路。V-A 间期缩短是因为左束支传导阻滞恢复，从而缩短了折返环路（**图 3-13**）。心动过速周期在这个情况下可能会被缩短，但 QRS 波正常化后，也可能伴随因 AH 间期延长导致心动过速周期不变或延长。我们可以这样推测，右心室的 PVC 经过间隔传导提前激动了左束支，从而使其获得更多时间恢复传导性，以致此后下一个室上性激动传来（“剥离现象”）可以产生正常 QRS 波。左侧旁路介导的 AVRT 伴 LBBB 时，容易被右心室 PVC 提前激动（例如出现较晚的 PVC），是由于在这种情况下，右心室和右束支成为了折返环路的组成部分。

图 3-14 展示的心动过速提示心房波为向心性，His 的心房波最提前。可见 PVC 未进入 His 不应期（在这个心动周期中未表现出来），尽管如此，它仍然激动了下一个心房波。这导致了显著的 AH 间期延长，但心动过速仍继续。有趣的是，延长的 AH 间期之后的一个心动周期可见心房波激动顺序提示存在左侧壁旁路。这个表现只出现在这一个心动周期中，想必是因为左侧旁路的不应期较长，下一个缩短的 AH 间期使得心房逆传波无法通过左侧旁路而完成。这个患者被证实存在双重房室旁路，一个在左侧，一个在间隔侧，而左侧旁路只在前一种情况下才能显现出来。

图 3-12

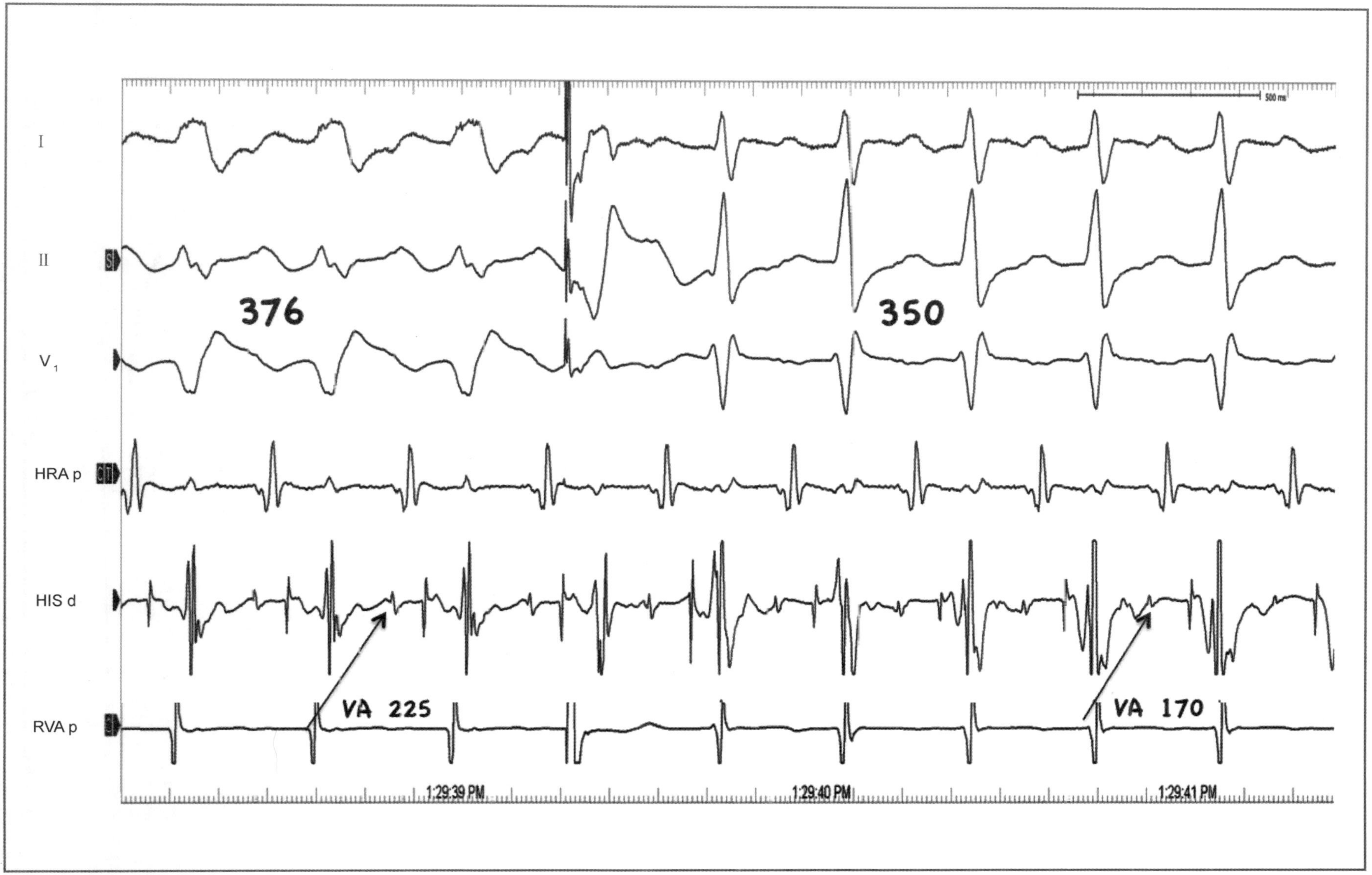
I
II
V1
HRA p
HIS d
RVA p
376
350
VA 225
VA 170
500 ms
1:29:39 PM
1:29:40 PM
1:29:41 PM

图 3-13

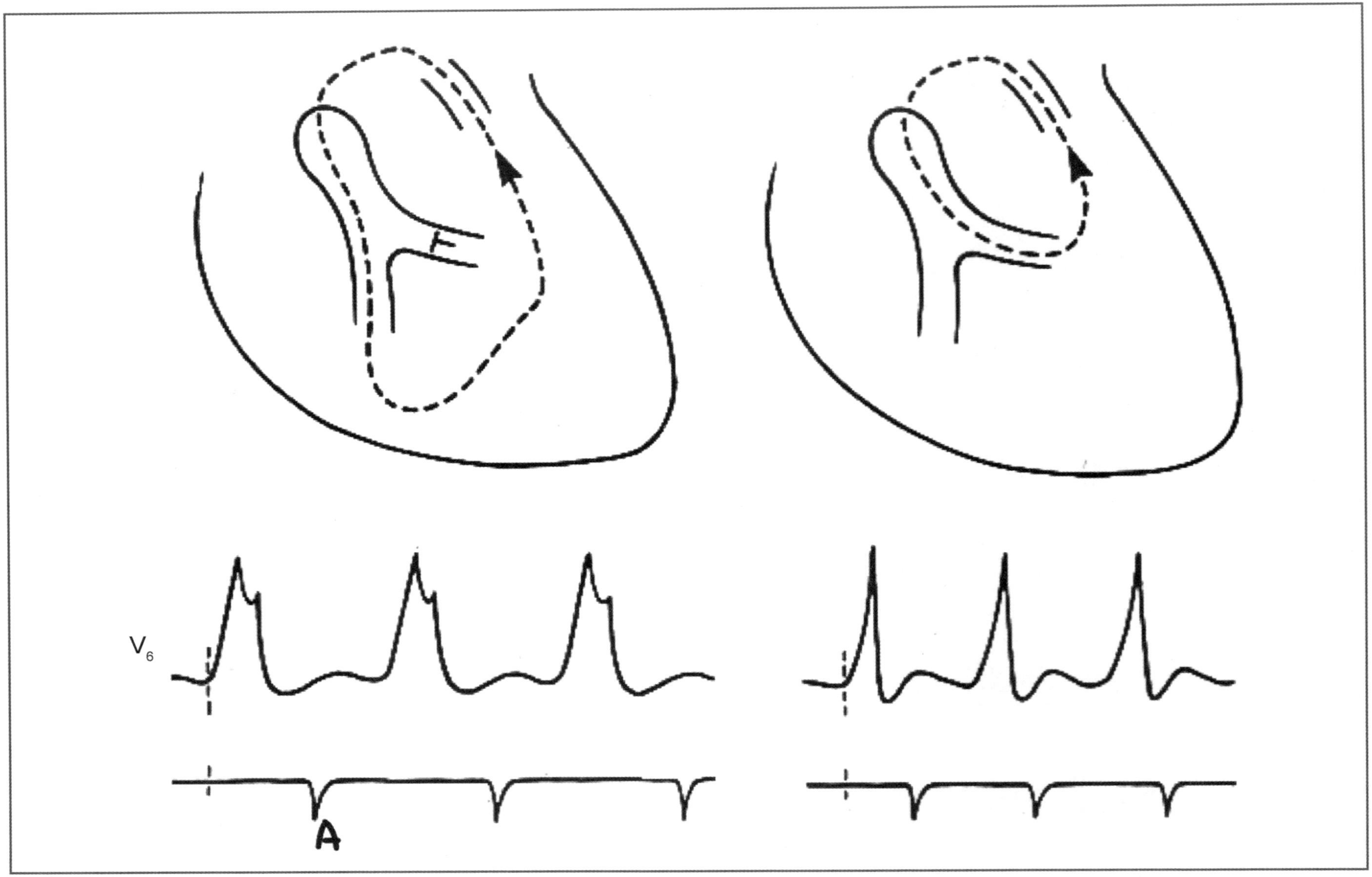

图 3-14

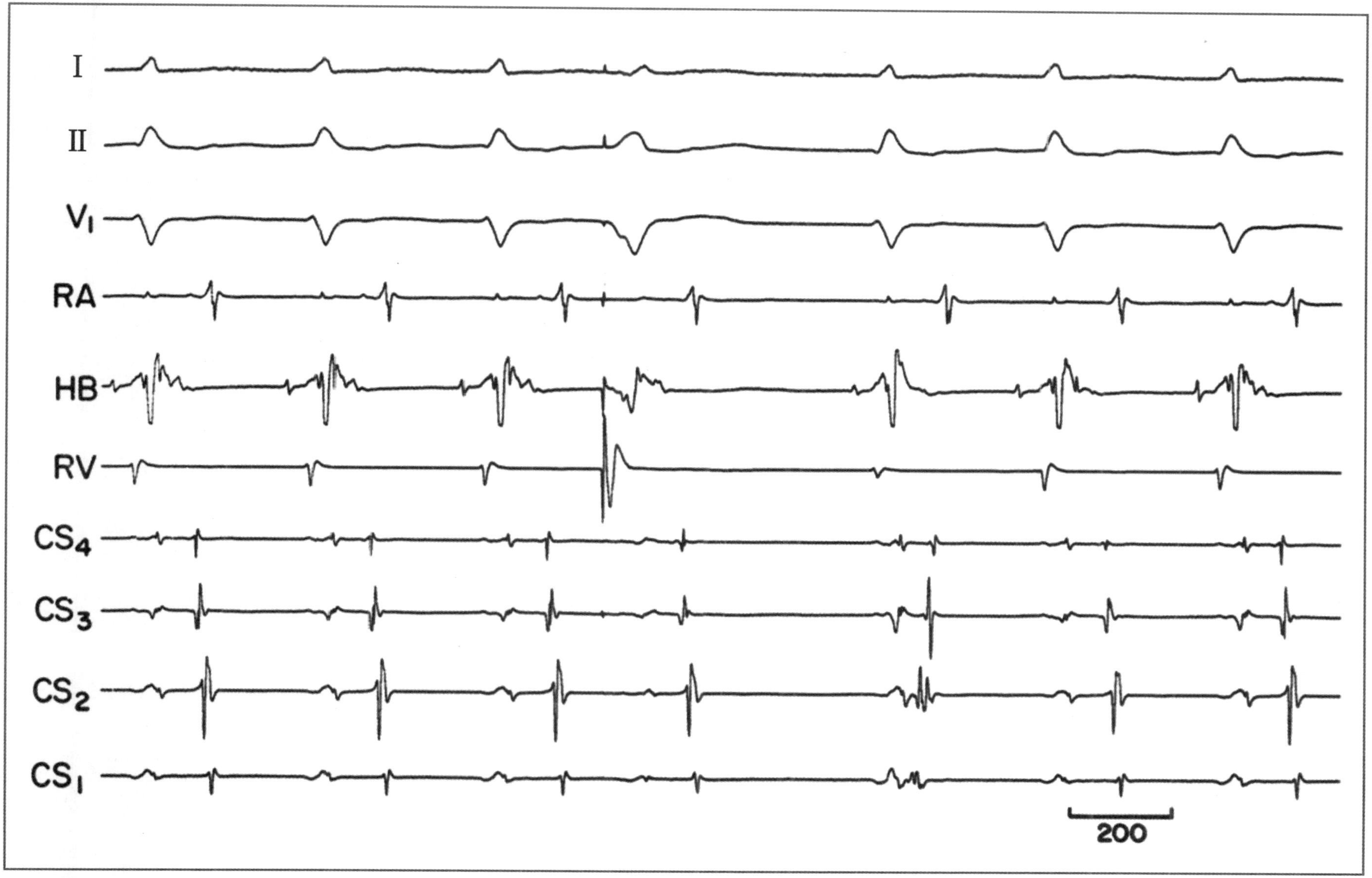

图 3-15 展示了一个较为罕见的病例。心动过速起始时存在微小的变异，RBBB 与正常 QRS 波形态交替出现。心房与心室波几乎同时激动，这明显是*AVN 折返*的表现。His 电位较小，尽管如此，*PVC 应当是在 His 不应期时插入心动周期中*，并且提前激动了下一个心房波。伴随而来的是微妙的 V-A 变化，以及心动过速频率的减慢。同时我们注意到，PPI 为 464ms，至少是在 PVC 后的心动过速中，提示右心室刺激的部位是位于折返环路“中”的。这证明了后间隔旁路的存在。这个病例提示了理论概念的罕见现象，在 His 不应期提前激动了心房波证明了旁路存在，但不参与初始的心动过速，这个病例的初始心动过速是 AVNRT。

图 3-16 中显示心动过速初始为 AVNRT 伴 2∶1 房室传导阻滞，阻滞位于 His 下。自发的 PVC 可能提前激动了 His（“剥离”了不应期），致使它有更多时间去接受下一个室上性激动。

图 3-15

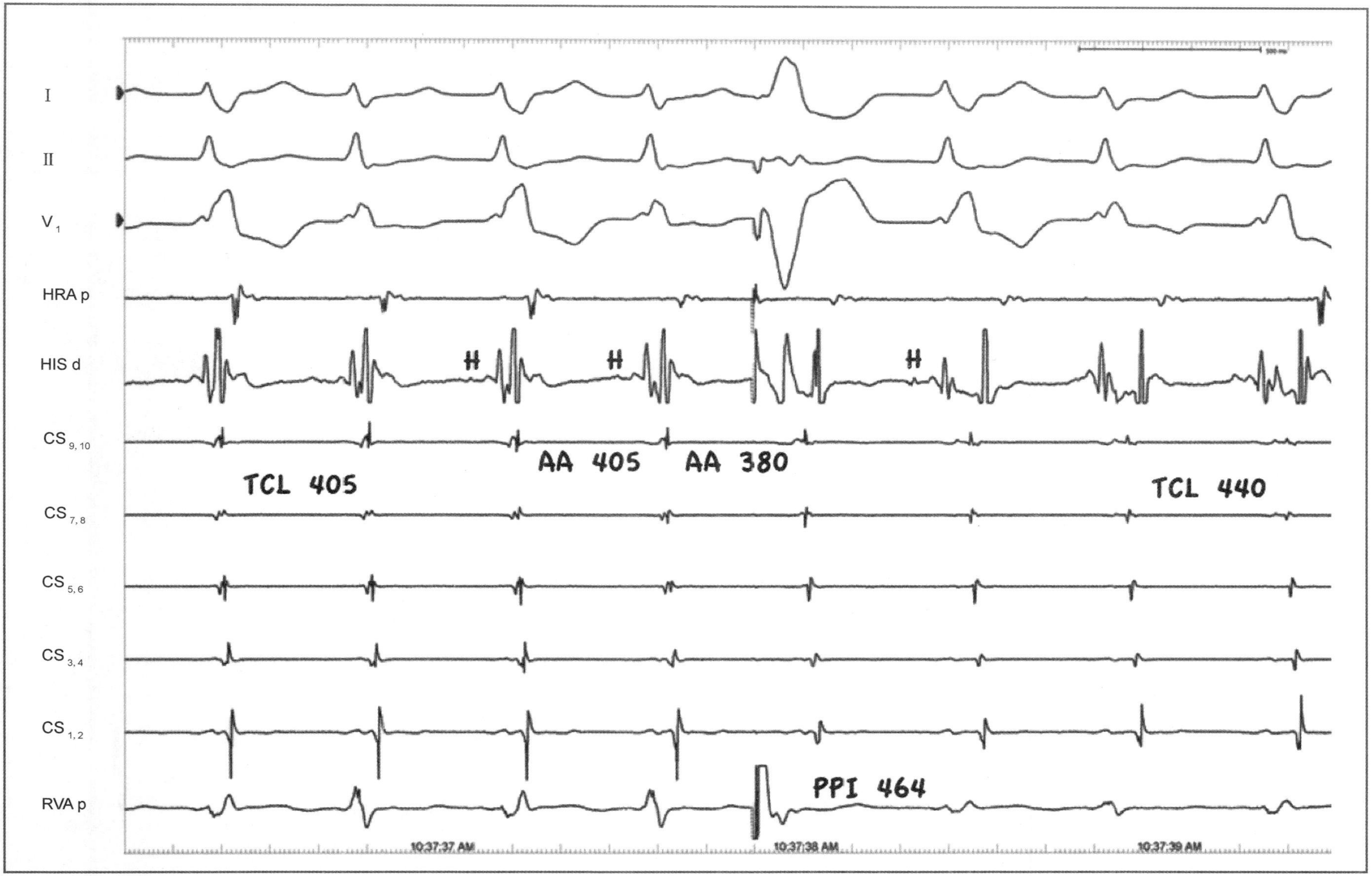
I
II
V1
HRA p
HIS d
H
H
H
CS 9, 10
AA 405
AA 380
TCL 405
TCL 440
CS 7, 8
CS 5, 6
CS 3, 4
CS 1, 2
RVA p
PPI 464
10:37:37 AM
10:37:38 AM
10:37:39 AM

图 3-16

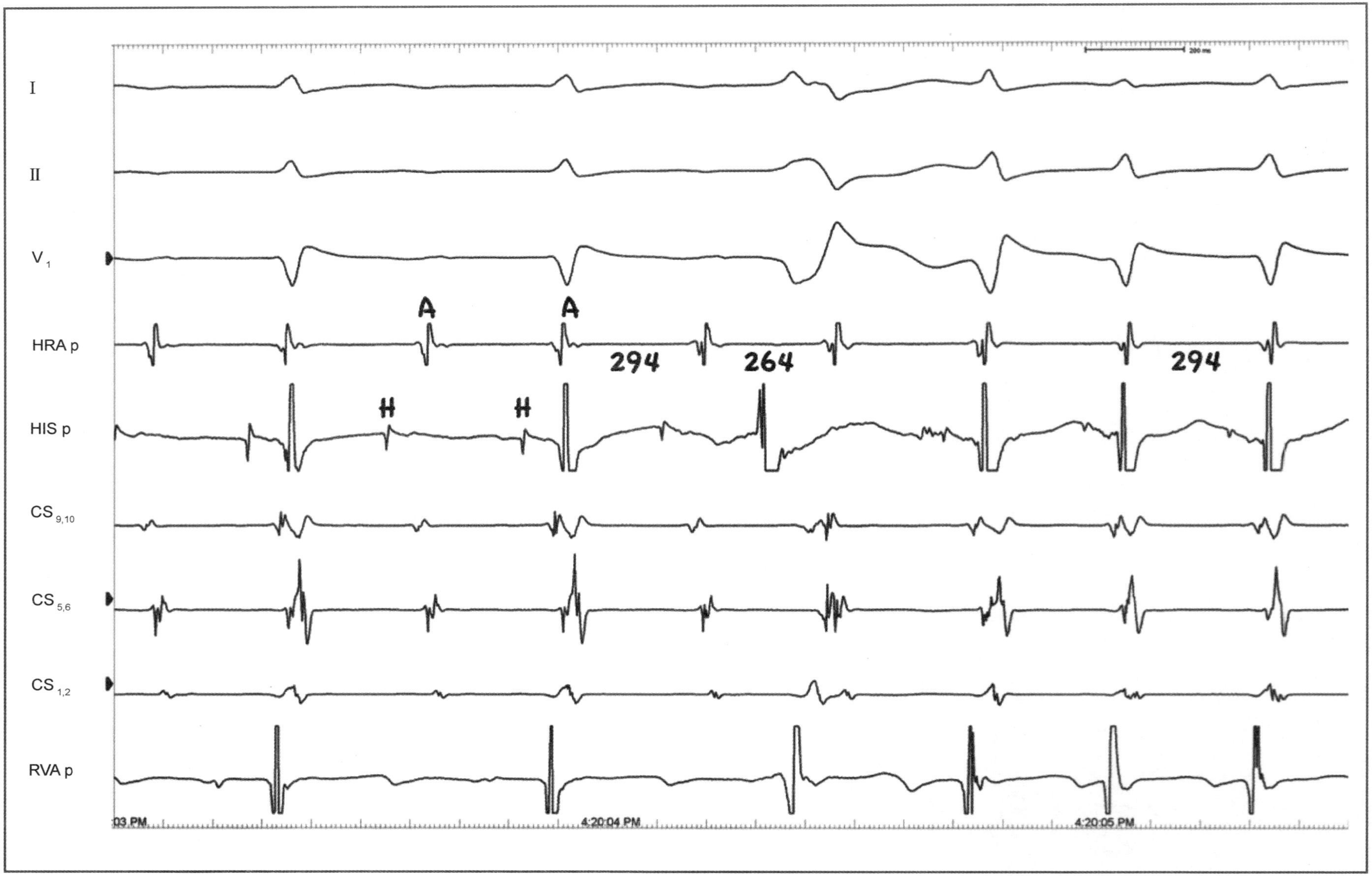
I
II
V1
HRA p
HIS p
CS 9,10
CS 5,6
CS 1,2
RVA p
A
A
H
H
294
264
294
200 ms
:03 PM
4:20:04 PM
4:20:05 PM

图 3-17 显示了一阵宽 QRS 波心动过速且 His 电位位于 QRS 波起始处。这只可能是预激前传的心动过速或者是室速，在心房快速起搏时，我们观察到 QRS 波形态与之前一致，实质上验证了存在预激旁路。右心室心尖部的腔内图在 QRS 波初始时即出现，提示存在房-束旁路。这实际上是利用房-束旁路作为折返环的前传路径，同时正常的房室传导系统作为逆传路径（如图 **3-18** 所示）。这张图中需要注意的是，在 QRS 波起始处采集到的 His 电位实际是*逆传*的 His。证明的方法是在心房间隔部区域（His 心房波及近端 CS 心房波时间间期）处在不应期时，给予右心房刺激。His 电位可以或无法被观察到，因为心房间隔部腔内图时间间期没有因为早搏刺激而改变（注意当刺激发生时，$CS_{9,10}$ 的 A 波来得非常“准时”）。在这个病例中，下一个 QRS 波是*延迟*的（斜箭头所示，心房刺激后的 VV 间期为 370ms），这只可能发生于旁路远离心房间隔部时。我们也常称这种表现为“融合与重整”（例如，心房融合后，下一个 QRS 波就被重整了），常在大折返性心动过速中发生，例如房室折返。

图 3-19 来自于同一个患者。这次的期前 PAC 来得更早些，仍然在心房间隔部的不应期。由于发生了旁路的阻滞，因此没有传导至心室，从而终止了心动过速。发生的机制同图 3-17 中所示，刺激之后的 QRS 波发生相同的延迟。

图 3-17

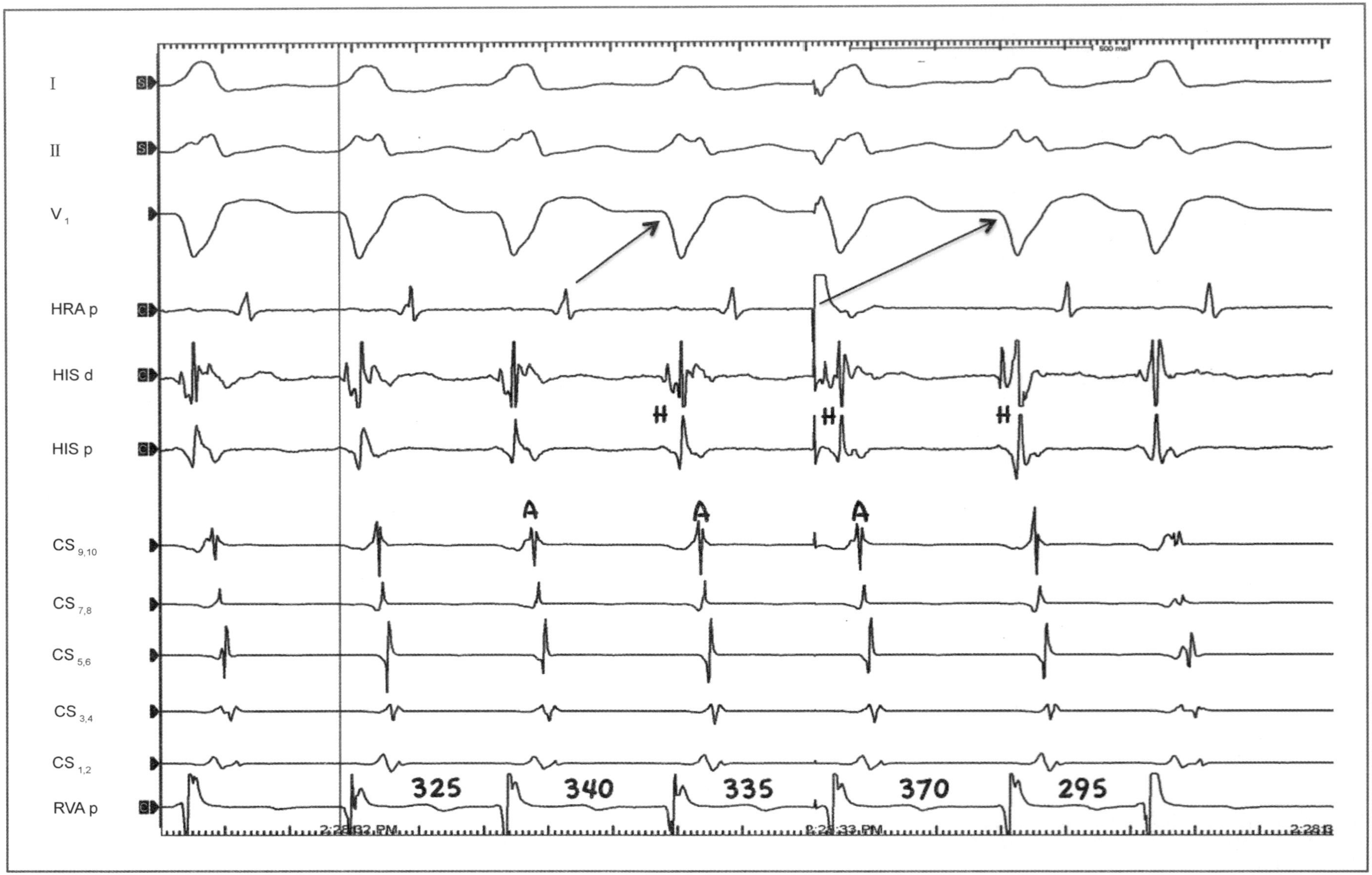
I
II
V1
HRA p
HIS d
HIS p
CS 9,10
CS 7,8
CS 5,6
CS 3,4
CS 1,2
RVA p
H
H
H
A
A
A
325
340
335
370
295

图 3-18

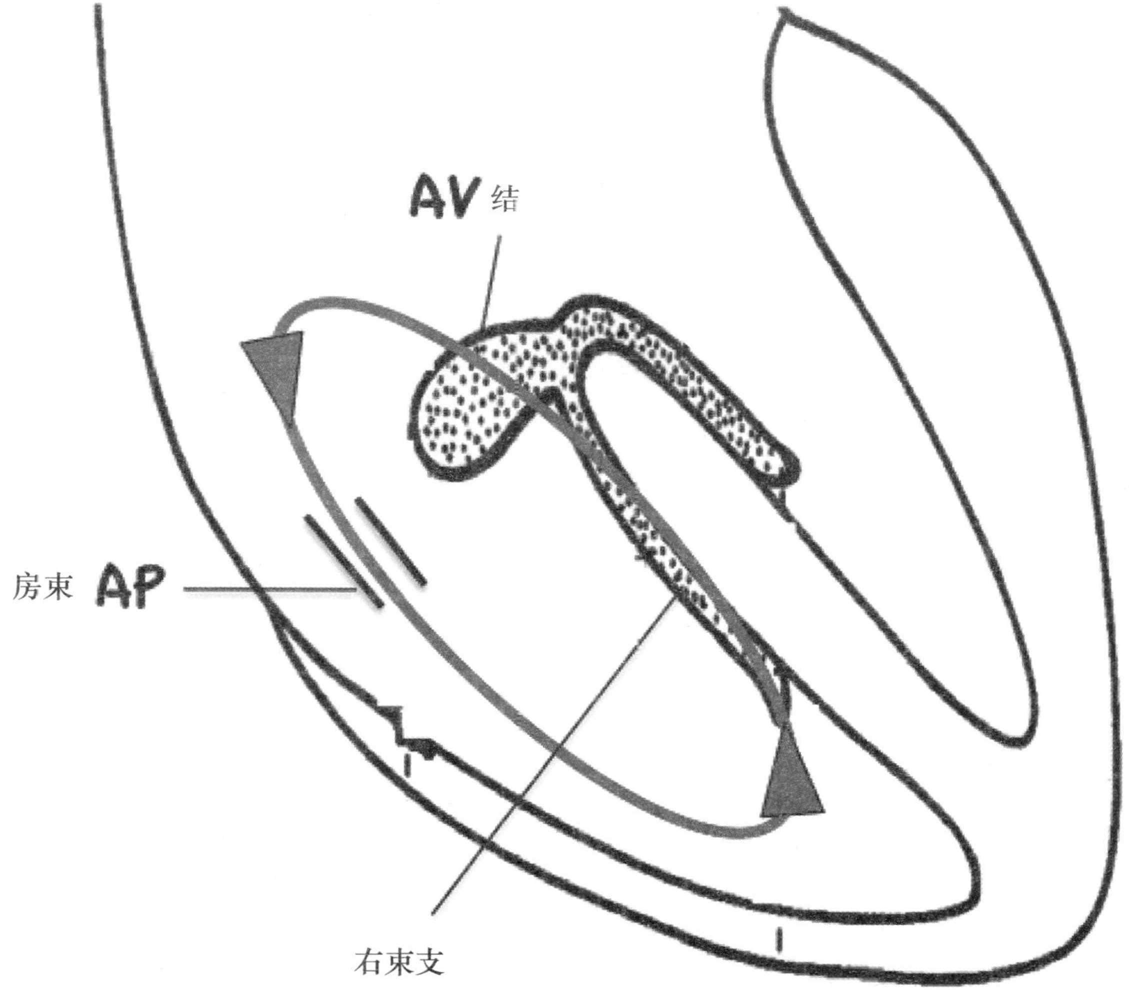

图 3-19

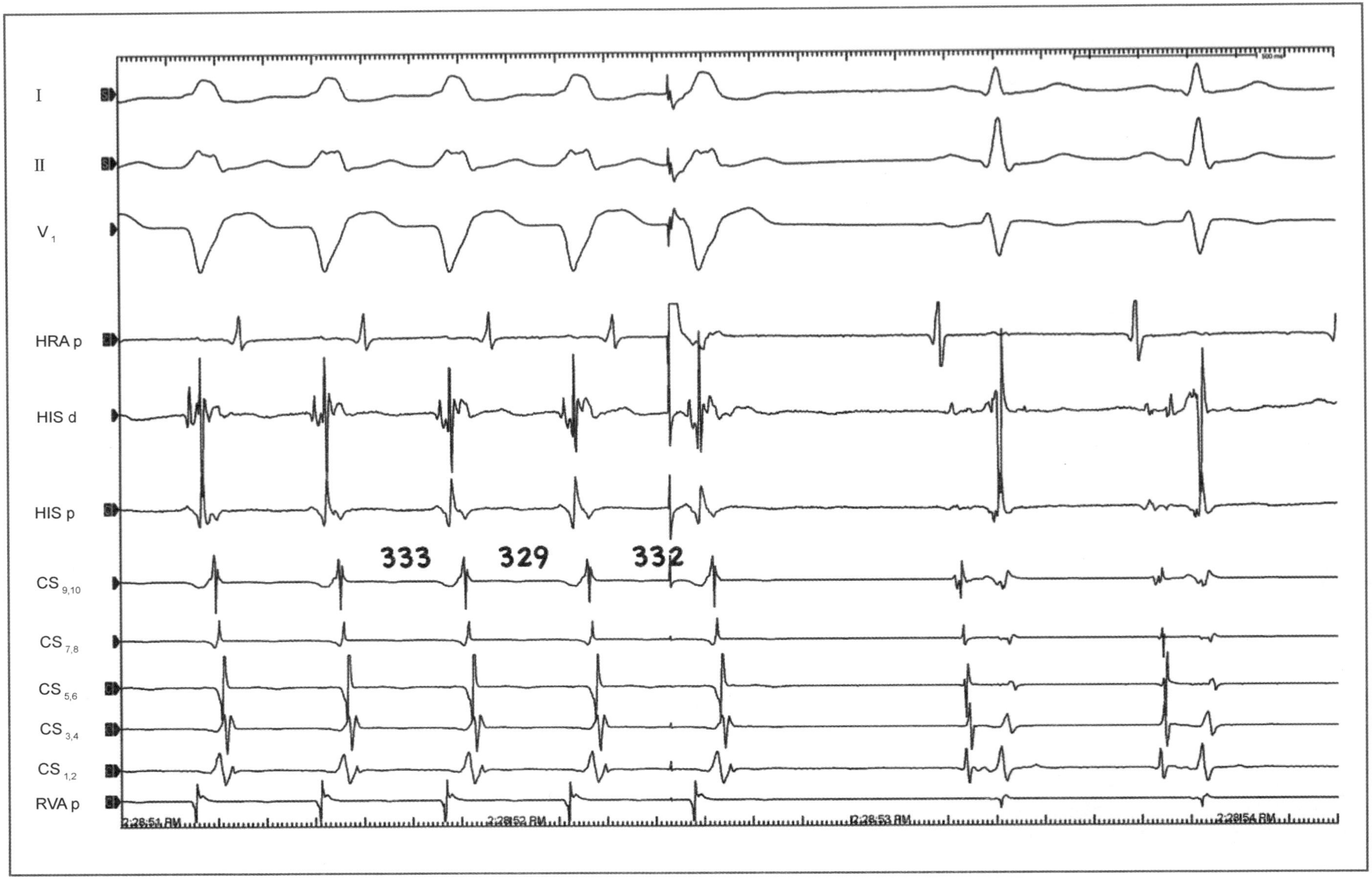
I
II
V1
HRA p
HIS d
HIS p
CS 9,10
CS 7,8
CS 5,6
CS 3,4
CS 1,2
RVA p
333
329
332
2:28:51 PM
2:28:52 PM
2:28:53 PM
2:28:54 PM

图 3-20 和 **图 3-21** 展示了 AVNRT 慢径消融后相对比较常见的问题。手术后给予心房刺激，慢径在一个关键的间期后似乎被阻滞了（图 3-20），但是无法完全明确这仅仅是交界性心律还是持续存在 AVNRT。其实很简单，在 S2 之后再加做 S3 可以阐明一切。如果节律是交界性的，那么 S3 可以在一个较宽泛的 S2-S3 间期中提前激动下一个 QRS 波（图 3-21 对比图 3-20），然而在 AVNRT 中，S3 想要通过正在激动的慢径去提前下一个 QRS 波，几乎是不可能的，除非是一个非常短暂的 S2-S3 间期，见之后的图示。这是因为当传导通过慢径时，AVN 在 PR 间期的大部分时间都处于不应期，而在交界性心律时，AVN 并未处于不应期中。

图 3-20

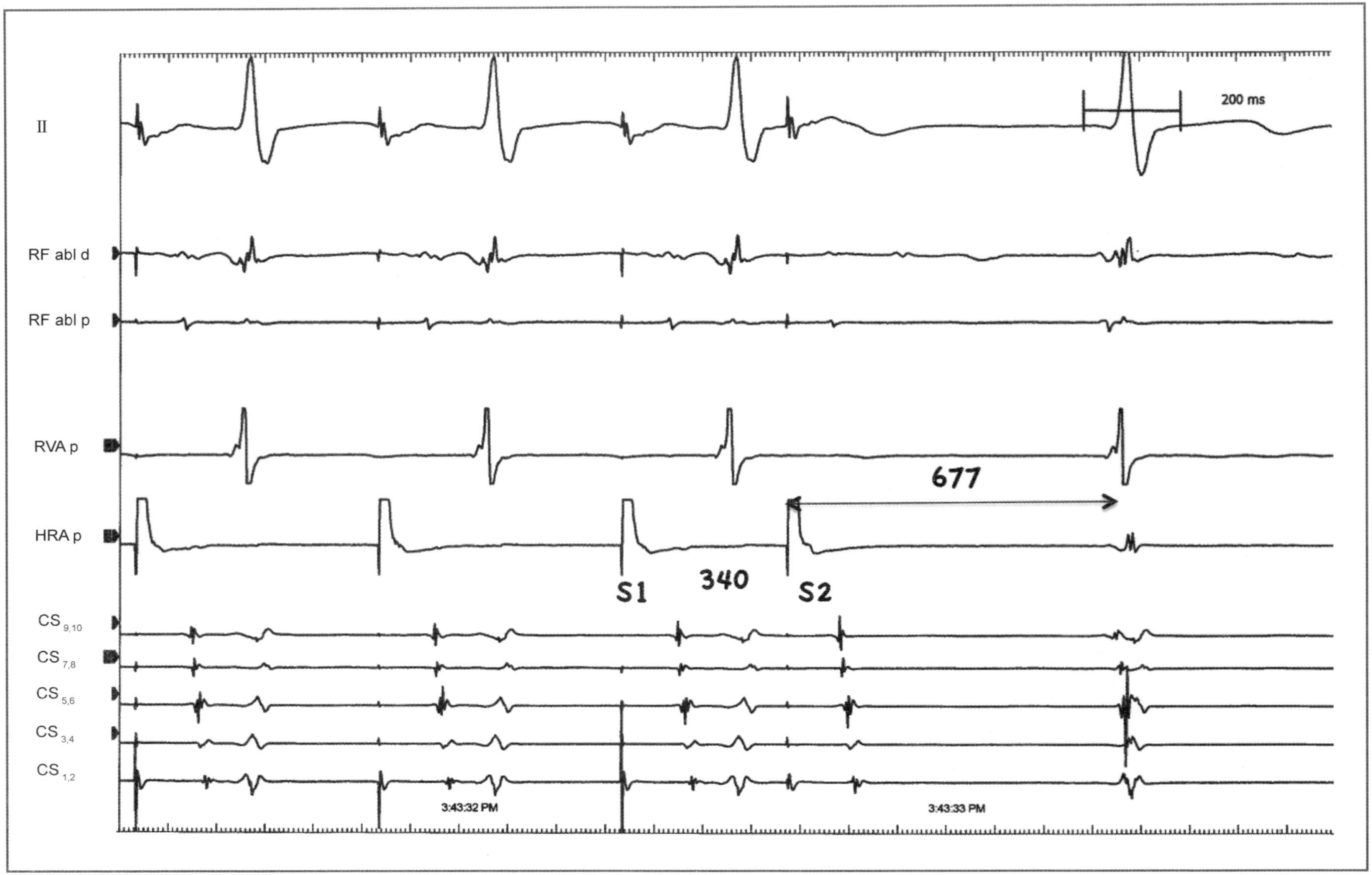
II
200 ms
RF abl d
RF abl p
RVA p
677
HRA p
S1
340
S2
CS 9,10
CS 7,8
CS 5,6
CS 3,4
CS 1,2
3:43:32 PM
3:43:33 PM

图 3-21

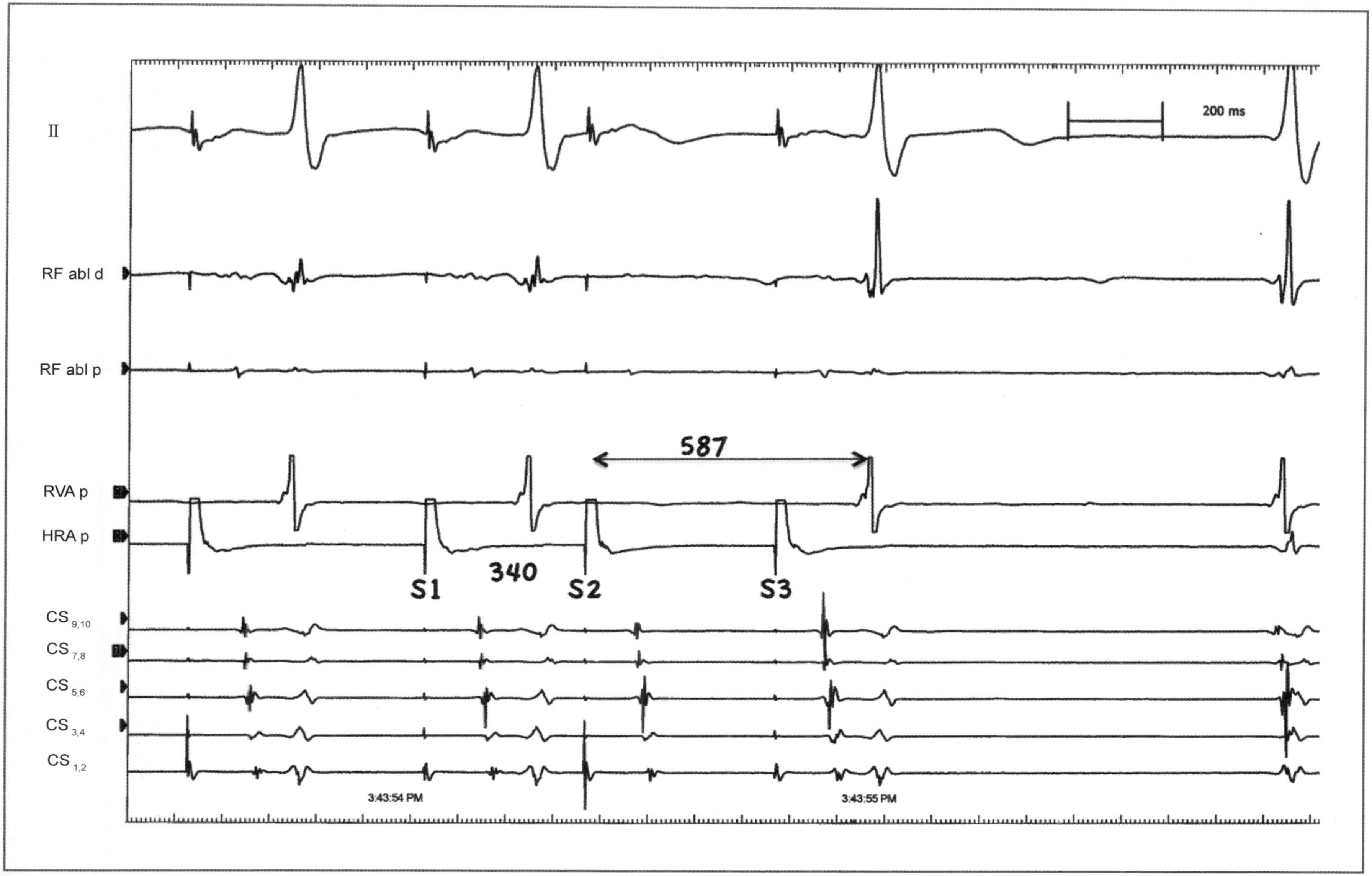
II
RF abl d
RF abl p
RVA p
HRA p
CS 9,10
CS 7,8
CS 5,6
CS 3,4
CS 1,2
200 ms
587
340
S1
S2
S3
3:43:54 PM
3:43:55 PM

继续相同的讨论内容，**图 3-22** 讨论交界性心动过速（JT）和 AVNRT 的鉴别诊断。当 His 处于不应期时，引入 PAC，此刺激对 JT *没有*影响。然而，正如我们所看到的，心房刺激*后*的周期被提前激动（从 390ms 至 360ms），这仅会出现于 AVNRT，当慢径恢复兴奋性，PAC 进入可激动间隙并提前*下一次*激动。**图 3-23** 记录的是同一患者，PAC 仅稍微提前即终止心动过速，很明显，提示该心动过速不可能是 JT。合理的解释是，假定 PAC 进入前传*快径*，造成当慢径下传激动到达快径时，恰逢快径处于不应期。如果 PAC 足够提前，正好处于慢径不应期，则终止心动过速。

图 3-22

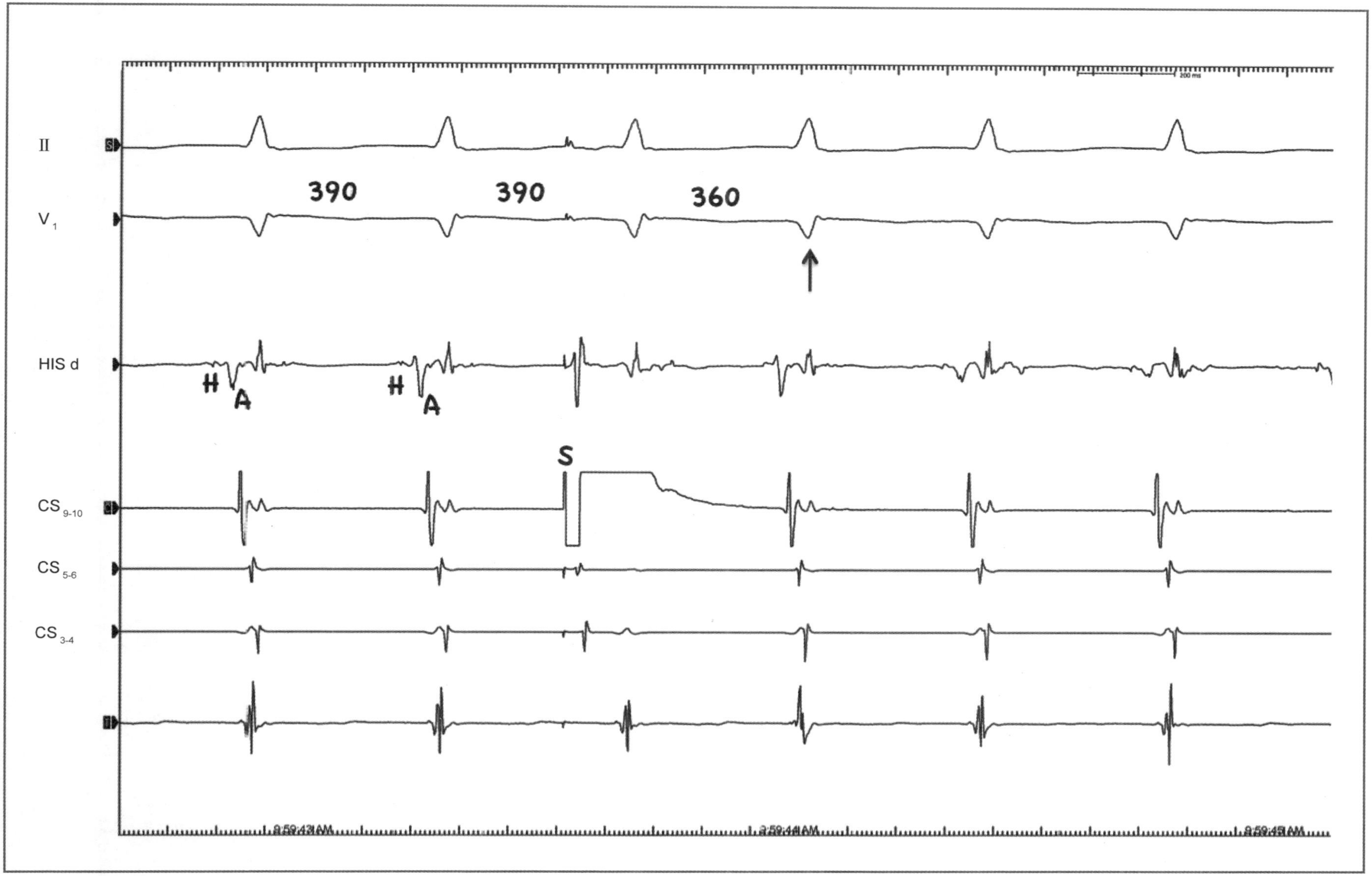

图 3-23

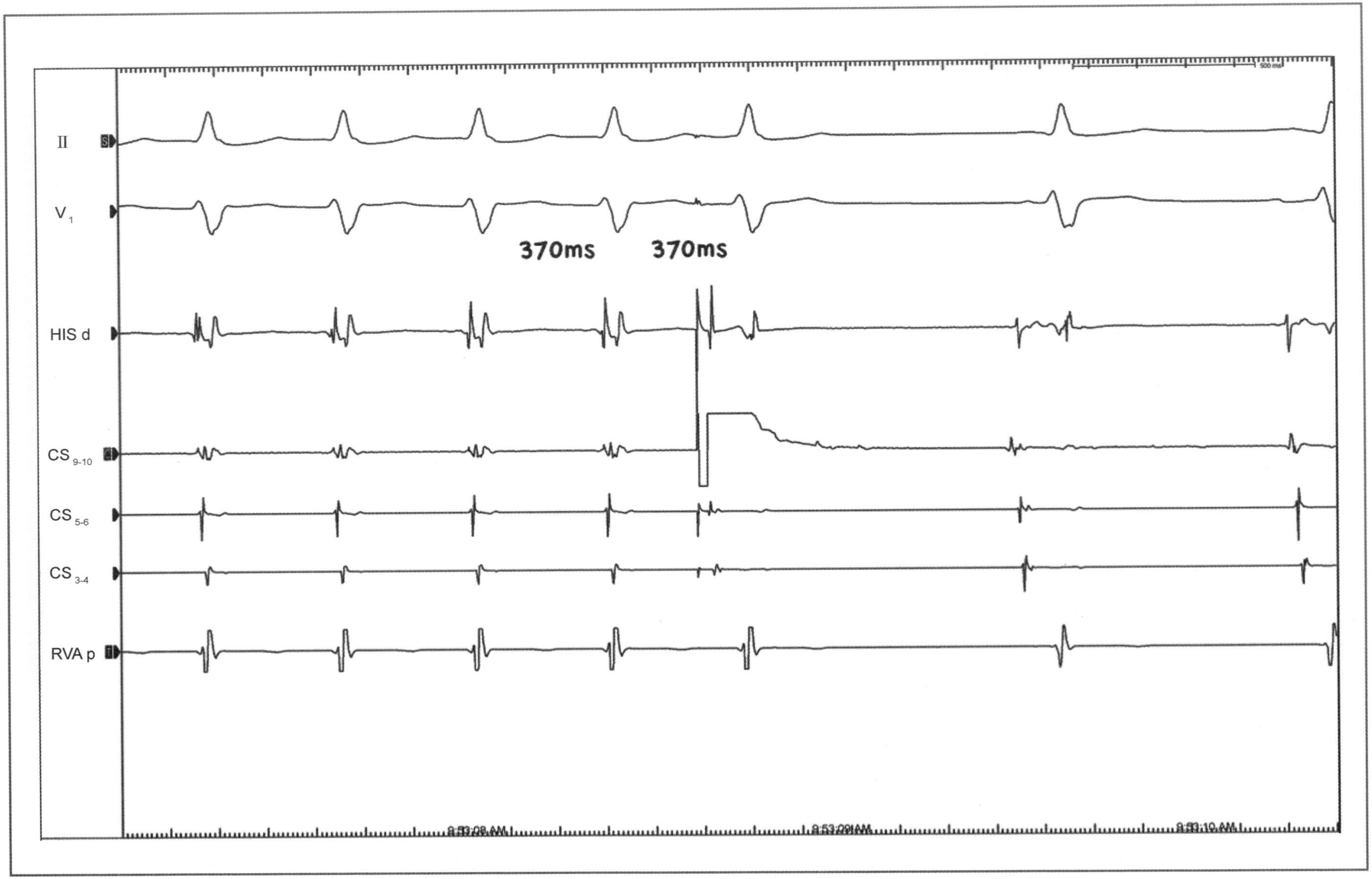
II
V1
370ms
370ms
HIS d
CS 9-10
CS 5-6
CS 3-4
RVA p
8:53:08 AM
8:53:09 AM
8:53:10 AM

图 3-24 和图 **3-25** 进一步讨论更为复杂的内容。前面所说的是 PAC 出现在 His 不应期，不会影响 JT。和前面病例一样，PAC 提前激动下一个心动周期，只可能发生在 AVNRT。图 3-25 显示了同一个患者稍微提前的心房期外刺激，*不仅*提前了 PAC 后的心动周期，*还*提前了再下一个心动周期！本病例中，His 激动被稍微提前。这更符合 AVN 快慢径“2∶1”现象，提示 PAC 不仅夺获快径，还同时夺获慢径，且心动过速持续发作。“2∶1” AVN 反应在本病例中多次出现，支持这种猜想。

图 3-24

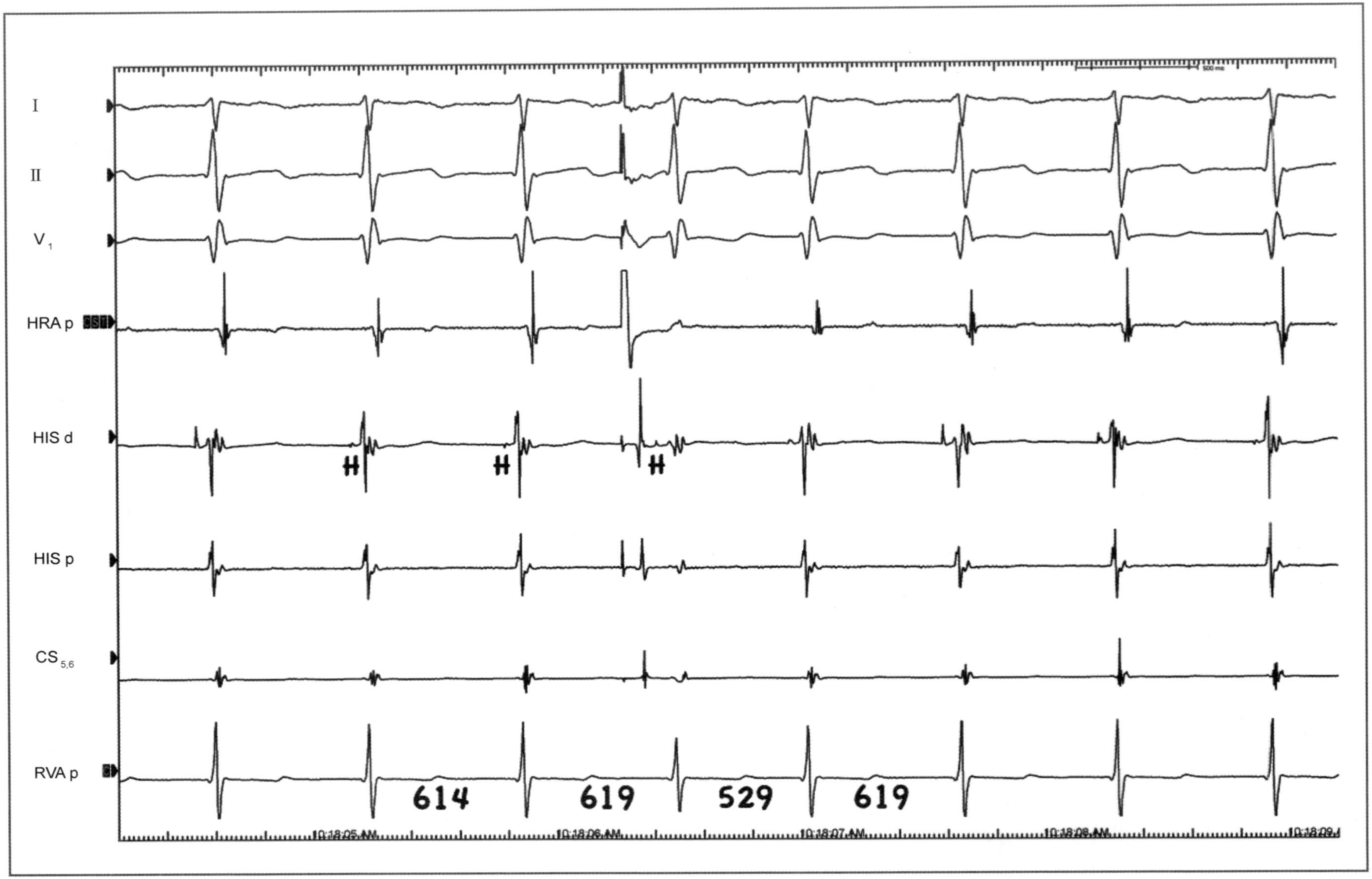
I
II
V1
HRA p
HIS d
H
H
H
HIS p
CS 5,6
RVA p
614
619
529
619
10:18:05 AM
10:18:06 AM
10:18:07 AM
10:18:08 AM
10:18:09

图 3-25

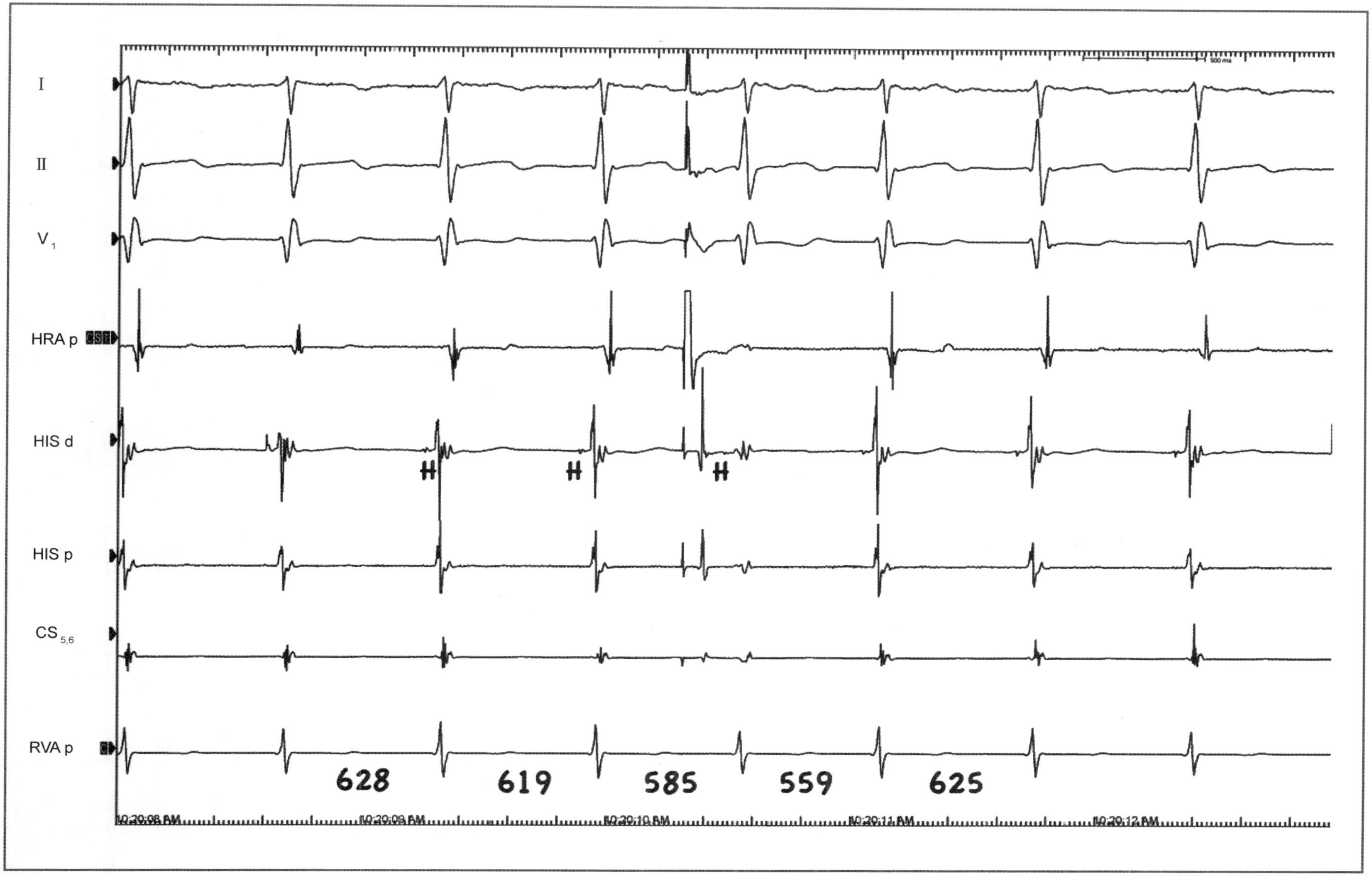

推荐阅读

1. Gallagher JJ, Gilbert M, Svenson RH, et al. Wolff-Parkinson-White syndrome. The problem, evaluation, and surgical correction. *Circulation*. 1975;51:767–785.

2. Michaud GF, Tada H, Chough S, et al. Differentiation of atypical atrioventricular node re-entrant tachycardia from orthodromic reciprocating tachycardia using a septal accessory pathway by the response to ventricular pacing. *J Am Coll Cardiol*. 2001;38:1163–1167.

3. González-Torrecilla E, Almendral J, Garcia-Fernandez J, et al. Differences in ventriculoatrial intervals during entrainment and tachycardia: a simpler method for distinguishing paroxysmal supraventricular tachycardia with long ventriculoatrial intervals. *J Cardiovasc Electrophysiol*. 2011;22:915–921.

4. Padanilam BJ, Manfredi JA, Steinberg LA, et al. Differentiating junctional tachycardia and atrioventricular node re-entry tachycardia based on response to atrial extrastimulus pacing. *J Am Coll Cardiol*. 2008;52:1711–1717.

4

第四章

超速起搏和拖带：室上性心动过速

尽管心房超速起搏对室上性心动过速（SVT）的判断有用，心室超速起搏在临床上更常用且更有价值。起搏周期从较心动过速周期（TCL）短 20ms 或更多开始起搏刺激，使起搏频率明显超过心动过速频率，但不能过快造成通路传导延迟而干扰测量判断。为了达到稳定状态，起搏刺激通常持续 10～20s。

超速起搏后会出现三种情况：

1. 无室房传导且心房频率不变，可确定为房性心动过速（AT）。

2. 心动过速伴逆向室房传导被超速抑制，起搏刺激停止后恢复至原先的房性心动过速。这种现象称为“VAAV”反应。详细说明见后。

3. 心动过速伴随刺激被拖带，呈现频率加快表现，起搏刺激停止后心动过速恢复自身频率。这种现象称为“VAV”反应。详细说明见后。

避免常见失误：拖带步骤

超速起搏分析过程中会出现许多容易疏忽的地方，规范分析流程可避免这些失误。以**图 4-1** 中的房性心动过速为例来具体分析拖带步骤。图 4-1 中右半部分为室上速伴离心性心房激动顺序（右心房为先）。

1. 测量心动过速周长（CL），注意其规律性。周长变异性越大，越难得出结论。此病例中，CL 固定为 390ms。

2. 注意图中左半部分起搏记录，可以发现起搏加速至固定频率并持续了至少最后数个周期。起搏周长为 370ms，心动过速被加快至相似频率。

3. 注意最后一条被加速至起搏频率的电位图，*这是电生理分析的关键步骤*！粗箭头标明的是最后一个心房加速记录。随后，室上速发生重整，同时右心房电位图首先出现初始心房除极化，且与心室电位图中最后一个心室起搏无关。这是典型的 VAAV 反应，可以确定为房性心动过速。起搏过程中心房激动顺序与心动过速时心房激动顺序有所不同，提示起搏过程中房性心动过速并未发生“拖带”，而是被更快的心房频率通过逆向传导通路超速抑制。起搏终止后，房性心动过速发生重整。

图 4-1

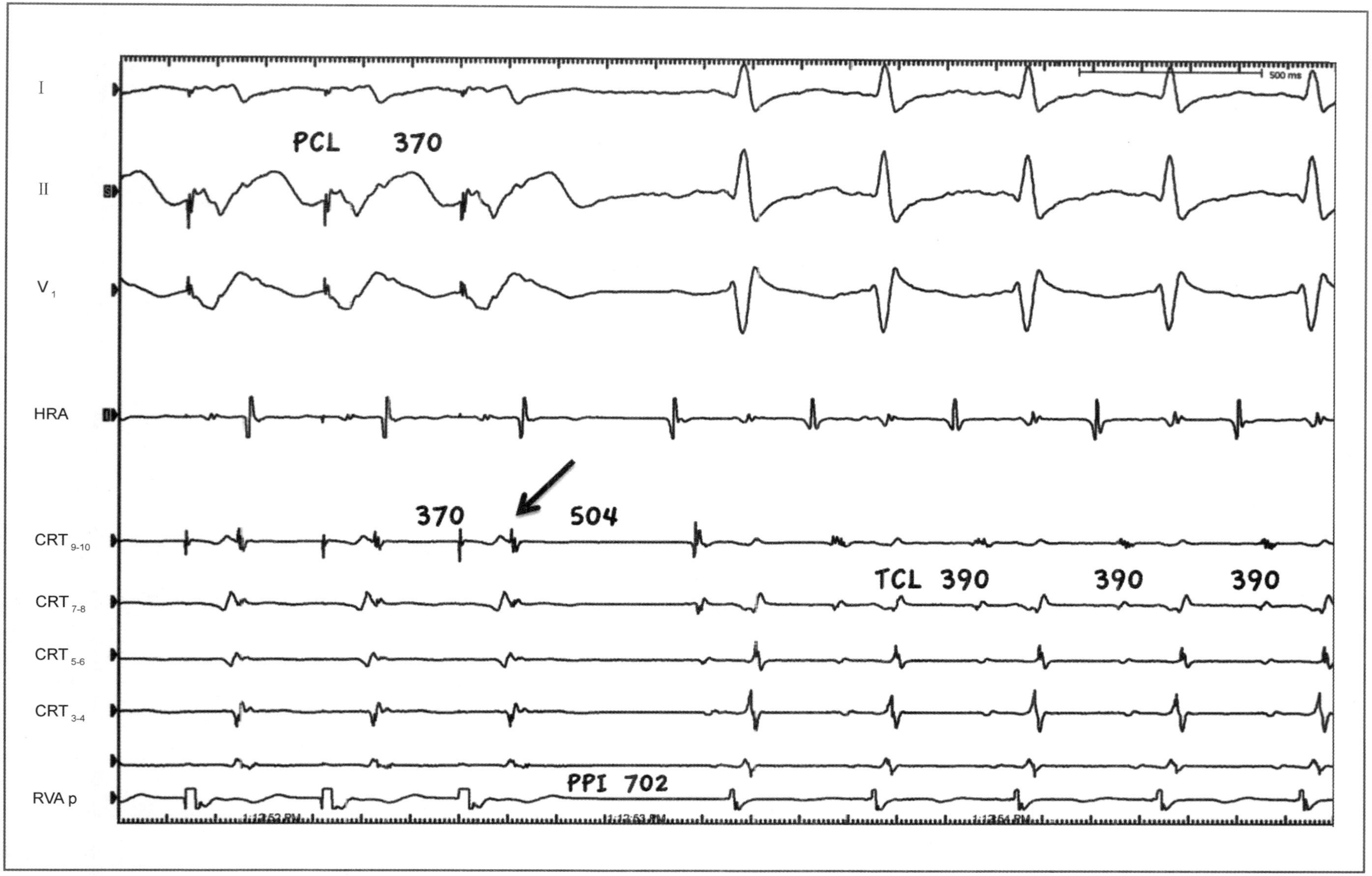
I
II
V1
HRA
CRT 9-10
CRT 7-8
CRT 5-6
CRT 3-4
RVA p
500 ms
PCL 370
370
504
TCL 390
390
390
PPI 702

4. 最后，测量心室起搏处的起搏后间期（PPI）（702ms）、起搏过程中起搏脉冲至心房间期（SA），以及心动过速时室房间期（VA）。此图例为房性心动过速（VAAV 反应）且心动过速时*无*室房传导，故上述时间间期无相关性。在 VAV 反应时，心动过速发生心室拖带，上述各间期具有相关性，进一步可以判断折返环的可激动间期与起搏点之间的距离。

以上述步骤分析为例，可以对**图 4-2** 做出快速正确分析判断。这是室上速伴 1∶1 房室传导和离心性心房激动，理论上，诊断仅限于左侧旁路（AP）介导的顺向型房室（AV）折返、左侧房性心动过速，或交界性心动过速伴左侧旁路心室前传（旁路为旁观者）。起搏终止后，受起搏影响的最后一个心房波之后出现 QRS 波，同时心动过速发生重整，初步提示这是一个 VAV 反应。但是，按照拖带步骤进一步测量后发现，TCL 存在轻微差异，因此无法判定心动过速是否被加速至起搏频率（注意第一个和最后一个心室起搏波的 VA 间期的差异）。此图无法得出明确诊断，需给予更高频率的心室起搏刺激后再下结论。

超速起搏/拖带的应用

图 4-3 是一个规则的室上速，心房与心室几乎同步激动。鉴别诊断有：房室结折返性心动过速（AVNRT）、房性心动过速伴房室结慢径前传，或是交界性心动过速。在前 4 个起搏记录中心室起搏夺获右心室，表现为完全起搏的 QRS 波形。心房频率通过室房传导被加速至相同的起搏频率，这在测量 PPI 时非常重要。最后一个起搏 QRS 波之后紧跟着最后一个心房电位图，心房频率加速至起搏频率（箭头所示）。起搏过程中心房激动顺序与心动过速时的心房激动顺序相同，考虑为 AVNRT 拖带或房室折返性心动过速（AVRT）拖带。最后一个加速的心房波之后是 QRS 波（未记录到 His，理论上 H 波应在 V 波之前），提示提前的心房波直接引起下一个心室波（VAV 反应）。这一机制最可能的诊断为 AVNRT 或 AVRT。心动过速时室房间期（AVN 折返）过短无法形成房室折返，因此可以确定为 AVNRT，但这一结论需要测量 PPI 并与 TCL 长度相比较后才能证实。本图中，PPI 为 440ms，TCL 为 310ms，相差 130ms。PPI-TCL 相差 115ms 以上提示起搏位点“远离”心动过速通路，这与典型间隔

图 4-2

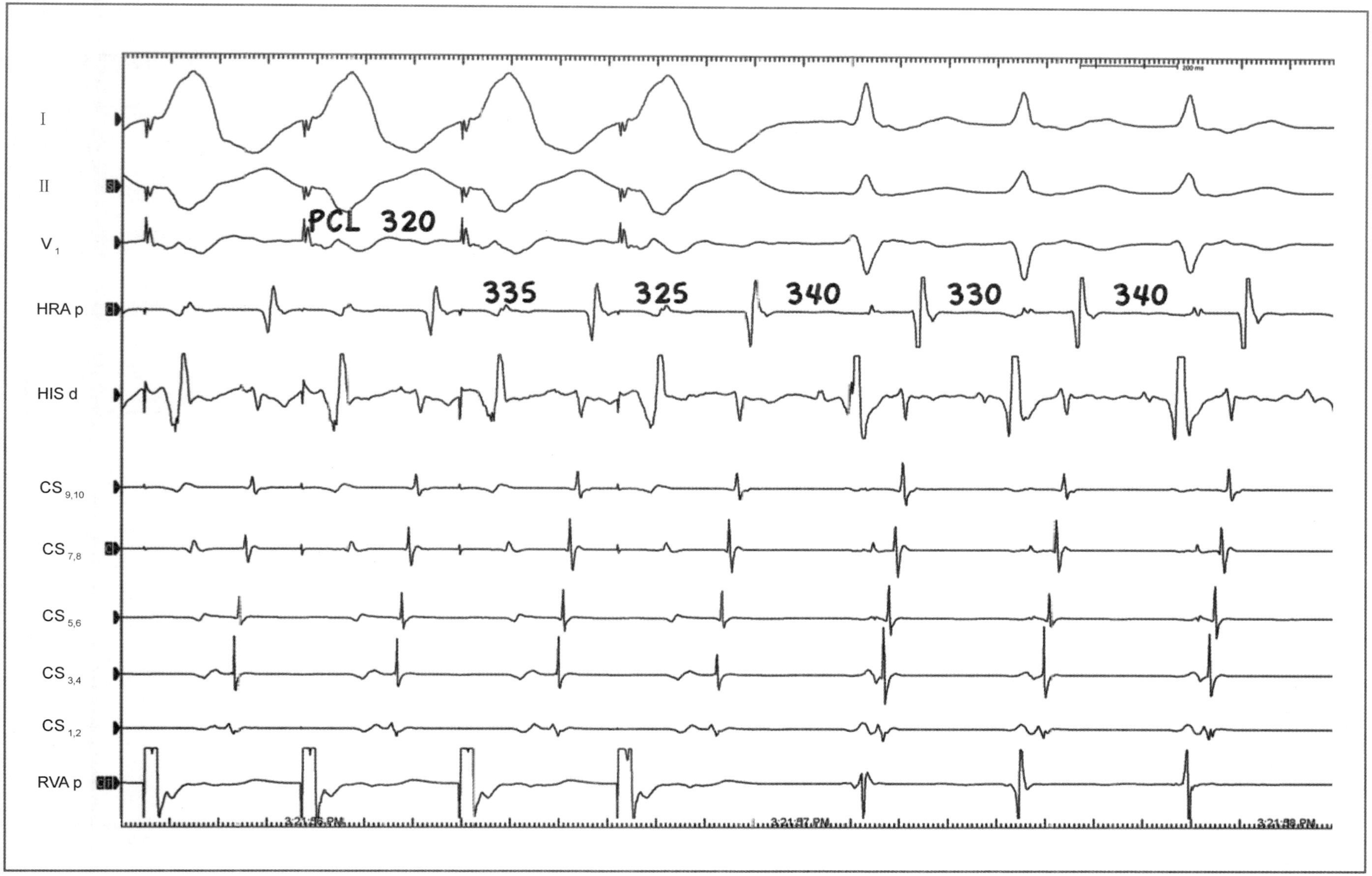
I
II
V1
HRA p
HIS d
CS 9,10
CS 7,8
CS 5,6
CS 3,4
CS 1,2
RVA p
PCL 320
335
325
340
330
340

图 4-3

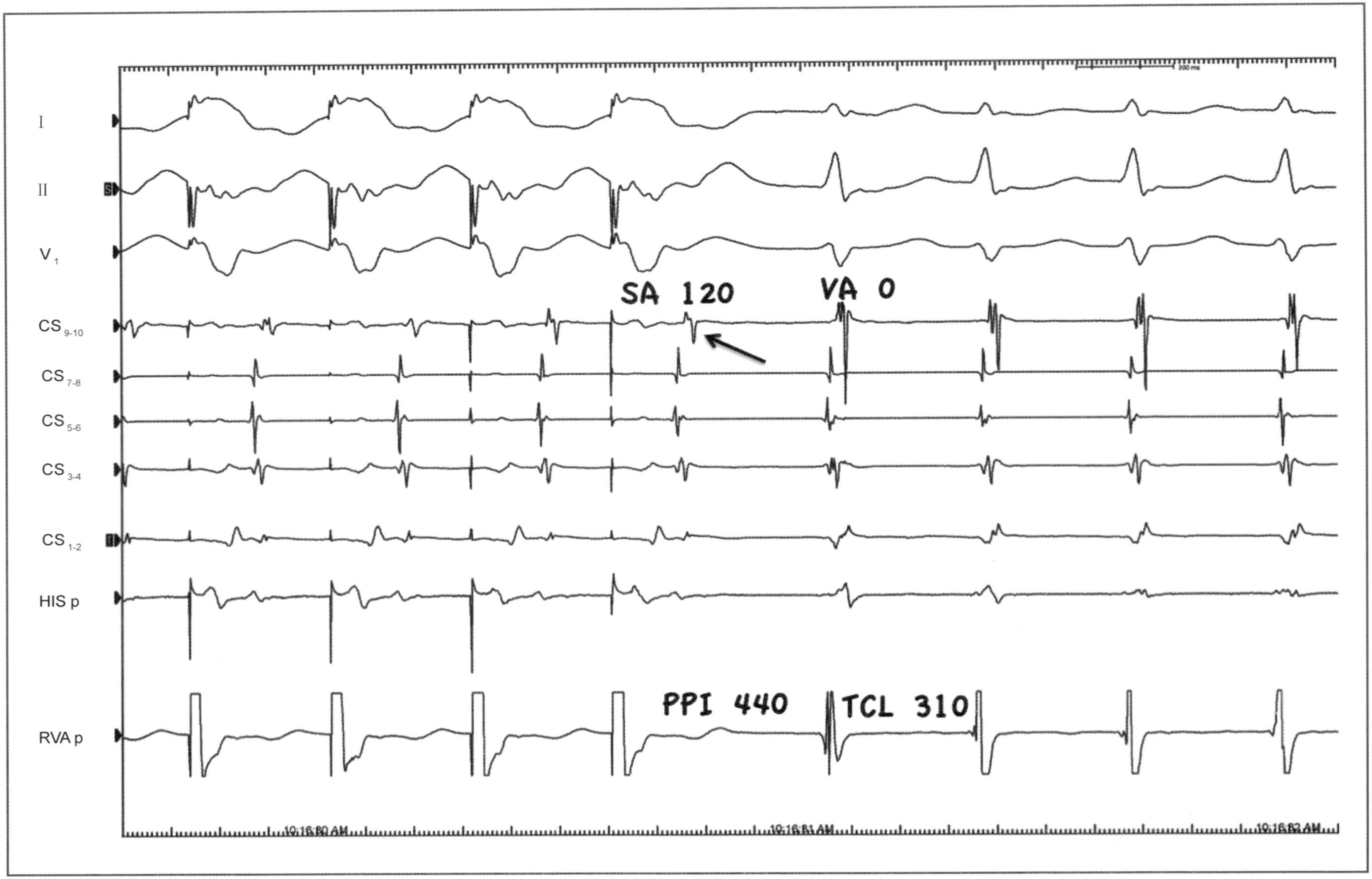
I
II
V1
CS 9-10
CS 7-8
CS 5-6
CS 3-4
CS 1-2
HIS p
RVA p
SA 120
VA 0
PPI 440
TCL 310
10:16:30 AM
10:16:31 AM
10:16:32 AM

旁路的 AVRT 的激动路径不相符。然而，并无法排除 AVRT 伴慢传导或递减传导旁路的可能，这些我们将在后续病例中进一步讨论。

进一步支持诊断的依据是比较起搏过程中 SA 间期（120ms）和心动过速时 VA 间期（0ms），测量结果反映了通路中逆向传导情况，并排除了因房室结内递减传导干扰 PPI 测量的潜在可能。此例中，SA 和 VA 差值（120ms）大于 85ms，进一步确定心动过速机制为 AVNRT。

图 4-4 为一例有趣的规则室上速伴 1∶1 房室传导。心房激动表现特殊，心房波在 His 电位图中最早出现（未见 His 激动波），而在冠状静脉窦电位图中，远端冠状静脉窦的心房电位比近端出现早。我们无法确定冠状静脉窦导管的具体摆放位置，若导管放置位置过远，“间隔部”旁路可能造成反向冠状静脉窦心房激动。由于这个问题的不确定性，我们无法进行超速起搏操作。

右心室心尖部（RVA）起搏夺获前 3 个 QRS 波，提前使心房电位图加速至起搏频率。第三个起搏 QRS 波之后跟随最后一个提前的心房电位图，接着是心动过速重整的 QRS 波。

起搏过程中心房激动顺序与心动过速时的心房激动顺序相同，可以确定是室上速拖带而不是房速超速抑制。VAV 反应支持 AVNRT 或 AVRT 而非房速。PPI（470ms）和 TCL（420ms）相差 50ms，提示右心室心尖部起搏位点靠近折返环可激动间期。右心室心尖部起搏时 PPI-TCL 相差小于 115ms，支持 AVRT 诊断（见推荐阅读 3）。在心动过速期间 VA（205ms）与 SA（240ms）相差 35ms，二者相差小于 85ms 亦进一步支持 AVRT 诊断。

上述测量方法有助于确定房室折返并定位旁路位置。本例中，PPI-TCL 仅 50ms 提示右心室起搏点非常靠近传导通路，最可能为右侧旁路或间隔部旁路。最后一个心房波拖带之后的 AH 间期与心动过速时 AH 间期相比未见延长，证明 AH 间期延长不会造成 PPI 延长从而干扰 PPI 测量。当 PPI 存在误差延长，可以通过减去起搏后周期中 AH 间期的增量来“纠正”。

图 4-4

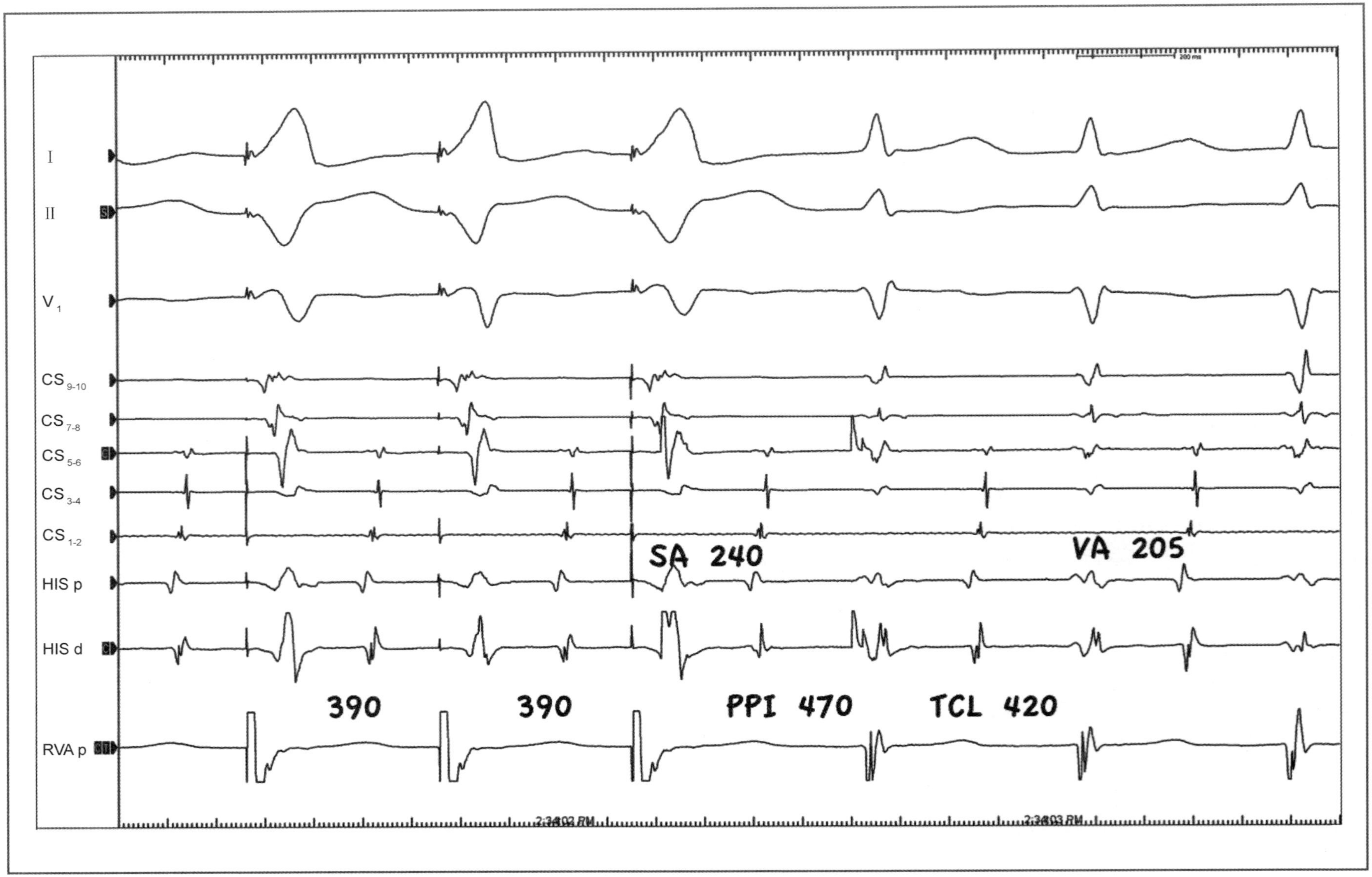
I
II
V1
CS 9-10
CS 7-8
CS 5-6
CS 3-4
CS 1-2
HIS p
HIS d
RVA p
SA 240
VA 205
390
390
PPI 470
TCL 420

简要概括一下，PPI-TCL 相差 115ms，同时 SA-VA 相差 85ms（参见参考文献 3）可以初步鉴别间隔部旁路介导的顺向型 AVRT（间隔部旁路的数值相应小于 115ms 和 85ms，房室结折返则大于 115ms 和 85ms）。位于后间隔部以外的旁路参与的心动过速的数值亦小于上述数值。也就是说，在这些测值范围内多提示为 AVRT，因为 AVNRT 测量值很少会小于上述数值。高于此数值的情况除了 AVNRT 外，亦可见于左外侧旁路参与的心动过速，这是因为右心室心尖部起搏点距离通路“较远”，或者拖带时递减传导延长了通路中某一处的传导时间。

图 4-5 介绍心动过速中分析心室超速起搏初始阶段的作用。此病例中，室上速最早表现为间隔部心房激动的模式。前两个心室起搏未能影响心动过速，第 3 个起搏拖带心室并与心动过速的 QRS 波形成明显的融合波，且提前了接下来的 A 波。这是一个典型的“融合伴重整”的例子，可被看作 His 不应期心室刺激提前激动心房的例子（见第三章）。也就是说，如果房室结是逆向传导的唯一通路，当房室结发出一次传导后，心室起搏无法提前激动下一个心房波。因此可以确定本例中房室旁路的存在。

图 4-6 与图 4-5 相似。此例中，在心室起搏期间 AVRT 终止，干扰了 PPI 测量，但心动过速的机制具有典型性。心室起搏初始阶段，前一个程度较小的 QRS 融合波之后发生下一个心房的重整（箭头所示）。较慢频率的心室超速起搏能够轻易终止心动过速并非不可思议，而是能更好地证明右心室起搏非常靠近心动过速通路，且最有可能为 AVRT。AVNRT 或房性心动过速几乎不可能出现上述情况。

图 4-5

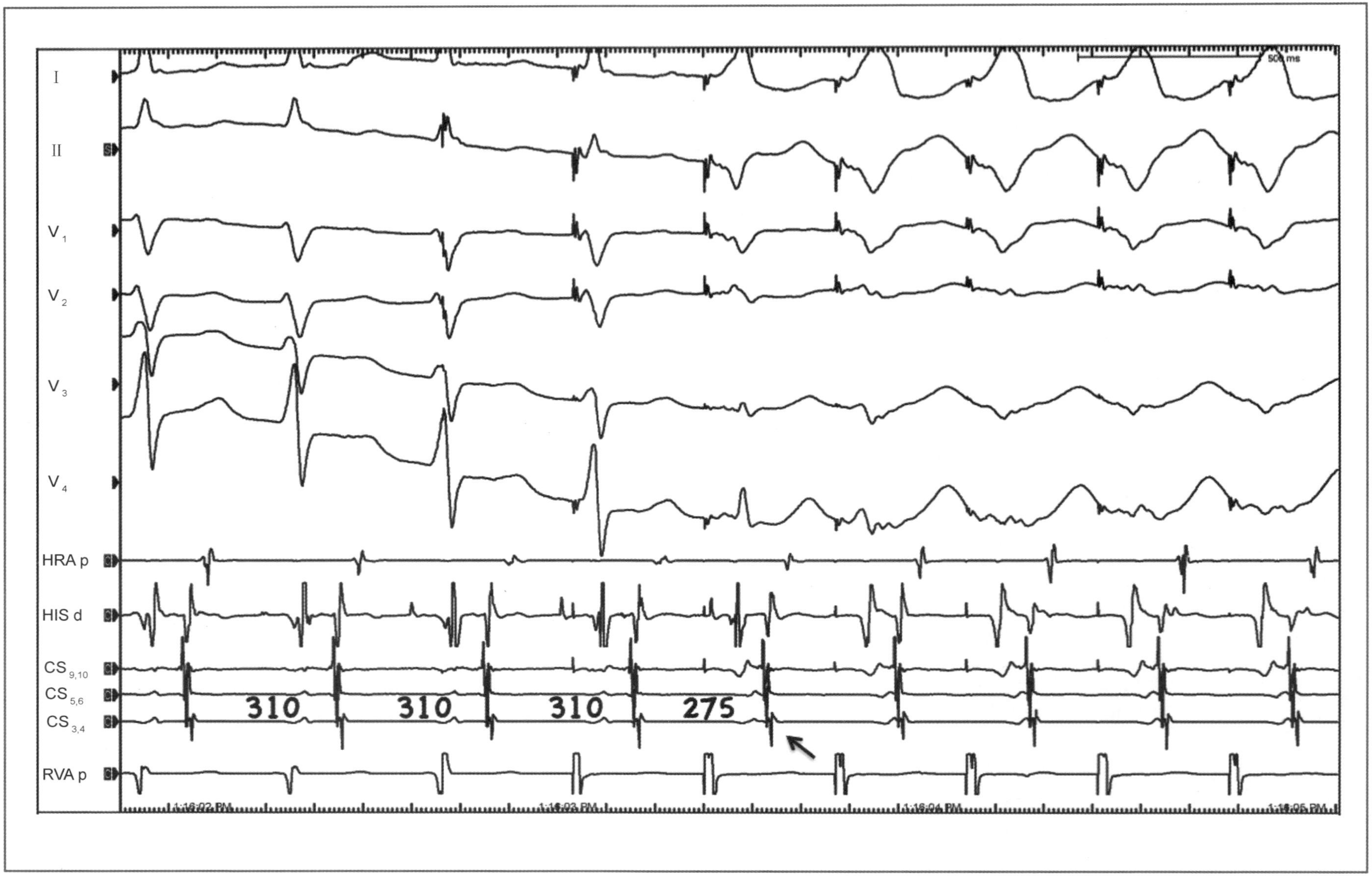
I
II
V1
V2
V3
V4
HRA p
HIS d
CS 9,10
CS 5,6
CS 3,4
RVA p
310
310
310
275
500 ms
1:16:02 PM
1:16:03 PM
1:16:04 PM
1:16:05 PM

图 4-6

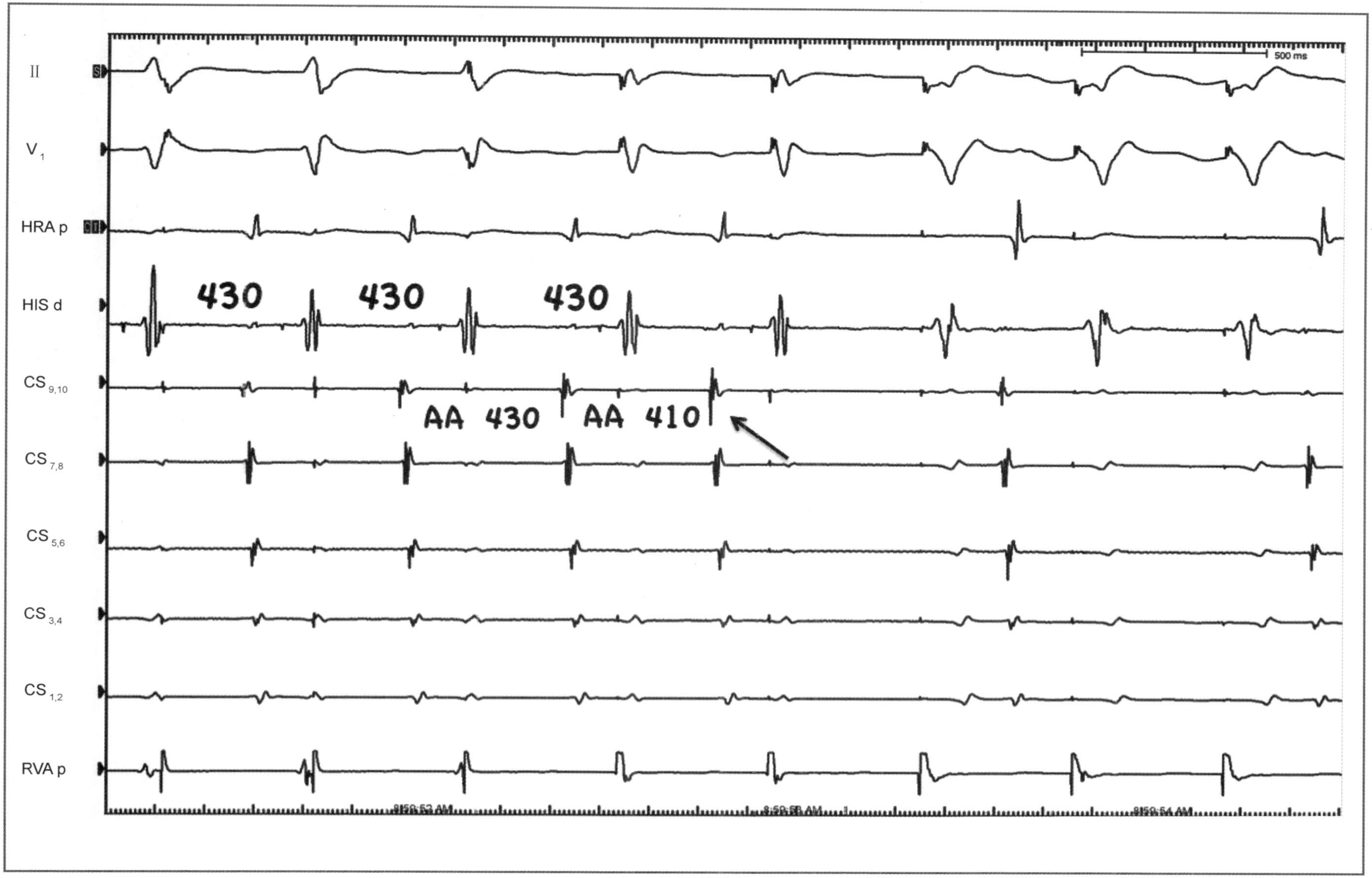
II
V1
HRA p
HIS d
CS 9,10
CS 7,8
CS 5,6
CS 3,4
CS 1,2
RVA p
500 ms
430
430
430
AA 430
AA 410

与上一个图例相反，**图 4-7** 所示为 AVNRT 的超速起搏初始阶段。在至少 5 个心室起搏后且仅在 QRS 波完全起搏（非融合）后才出现心房重整（箭头所示），同时 His 没有进入不应期。这种现象与 His 不应期心室刺激无法提前激动心房的例子相似。必须记住，His 不应期（如重整或融合）提前激动下一个心房波是存在旁路的证据，但是*未能*提前激动并不能排除旁路存在。

快速解读**图 4-8**，是一个“典型”VAV 反应。然而，进一步分析和测量后发现，房速并未加速至起搏频率，且无明显 VA 传导。

图 4-7

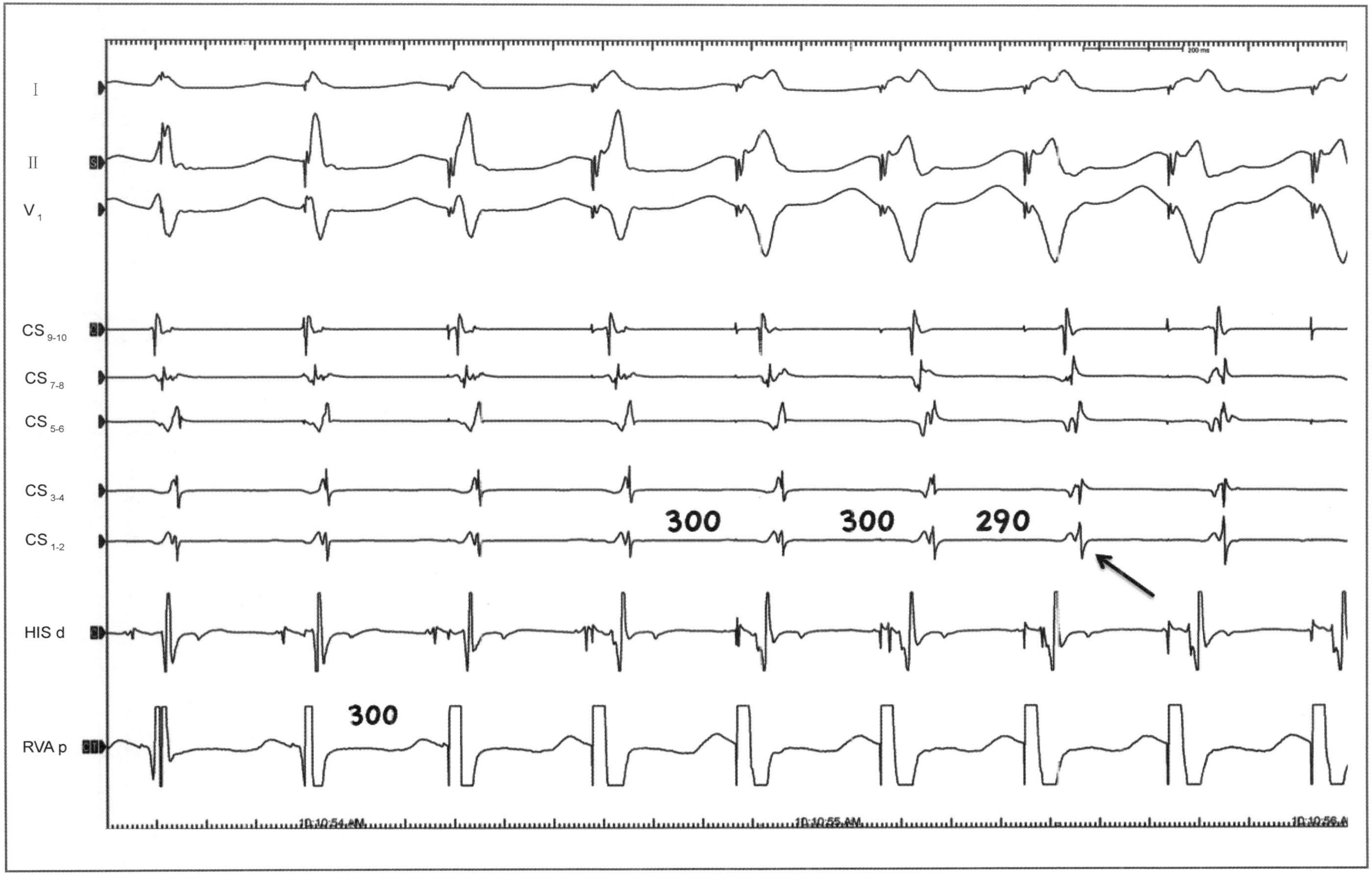
I
II
V1
CS 9-10
CS 7-8
CS 5-6
CS 3-4
CS 1-2
HIS d
RVA p
300
300
290
300
200 ms
10:10:54 AM
10:10:55 AM
10:10:56 A

图 4-8

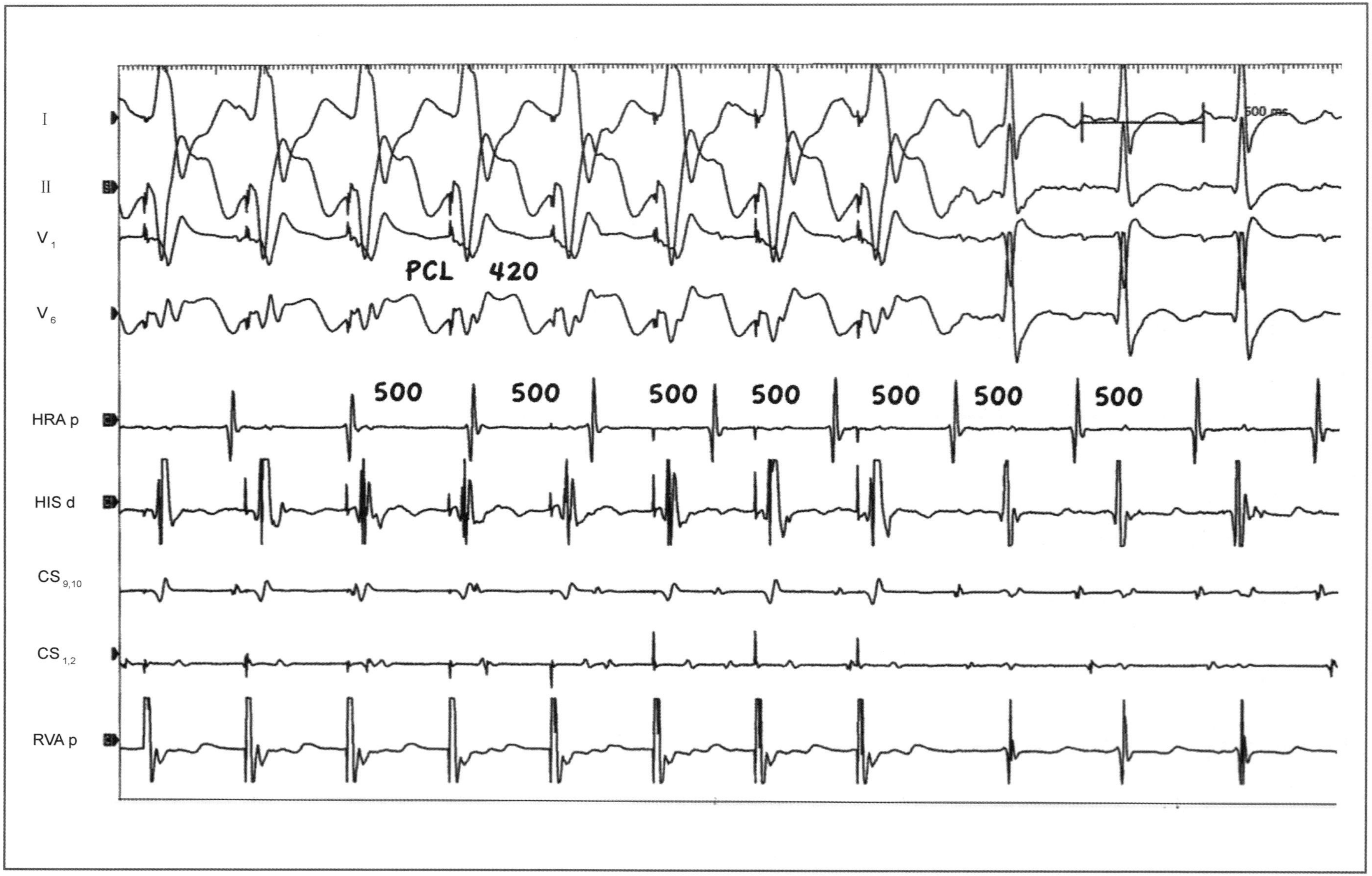
I
II
V1
V6
PCL 420
500 ms
500
500
500
500
500
500
500
HRA p
HIS d
CS 9,10
CS 1,2
RVA p

图 4-9 为室上速时心室超速起搏伴“短”AV 间期，是典型的 VAAV 反应。必须记住，在 AVNRT 时的心房波可以在心室波之前、之间或之后出现，这是因为心动过速时无直接室房传导。换言之，心房波和心室波的时间先后是相对的。此图中，尽管 His 电位图波形记录不佳，但仍可以清楚判断出 His 波在第二个心房波之前出现，尽管 His 波在心室波之前出现，但看起来更类似于“逆传”的心房波。其实这是一个 VAHV 反应，不要将其本质误认为是 VAAV 反应。

图 4-10 是一个长 VA（长 RP）的规则心动过速的超速起搏，可能为房性心动过速、AVNRT（非典型）或是 AVRT。按照分析步骤可以明确得出结论。超速起搏使心动过速“很快”加速至起搏频率。测量最后一个起搏的心房周期（短箭头），起搏过程中心房激动顺序与心动过速时心房激动顺序一致，可以判断这是一个典型的 VAV 反应，排除房性心动过速。PPI 间期减去 TCL 间期值为 40ms，起搏过程中 VA 间期与 SA 间期相差 31ms，均提示起搏刺激点靠近折返环，最可能的诊断为间隔后部旁路参与的 AVRT。

注意观察心室起搏期间和心动过速时的 His 波（插图）。起搏期间和顺向型心动过速时的 His 波形一致，提示在心室起搏过程中 His 被顺向激动。这也符合 AVNRT 加速后前向冲动同远离 His 的心室起搏逆向冲动在 His 远端相遇的情况。起搏期间心房电位图被加速，提示存在逆向传导通路（如旁路），这是因为起搏未能通过房室结。这是心室拖带起搏在 His 不应期下“重整”心动过速的表现，这与心动过速时，His 不应期发放的心室刺激能够提前激动心房具有相同的意义。由此确定只能为 AVRT。

图 4-9

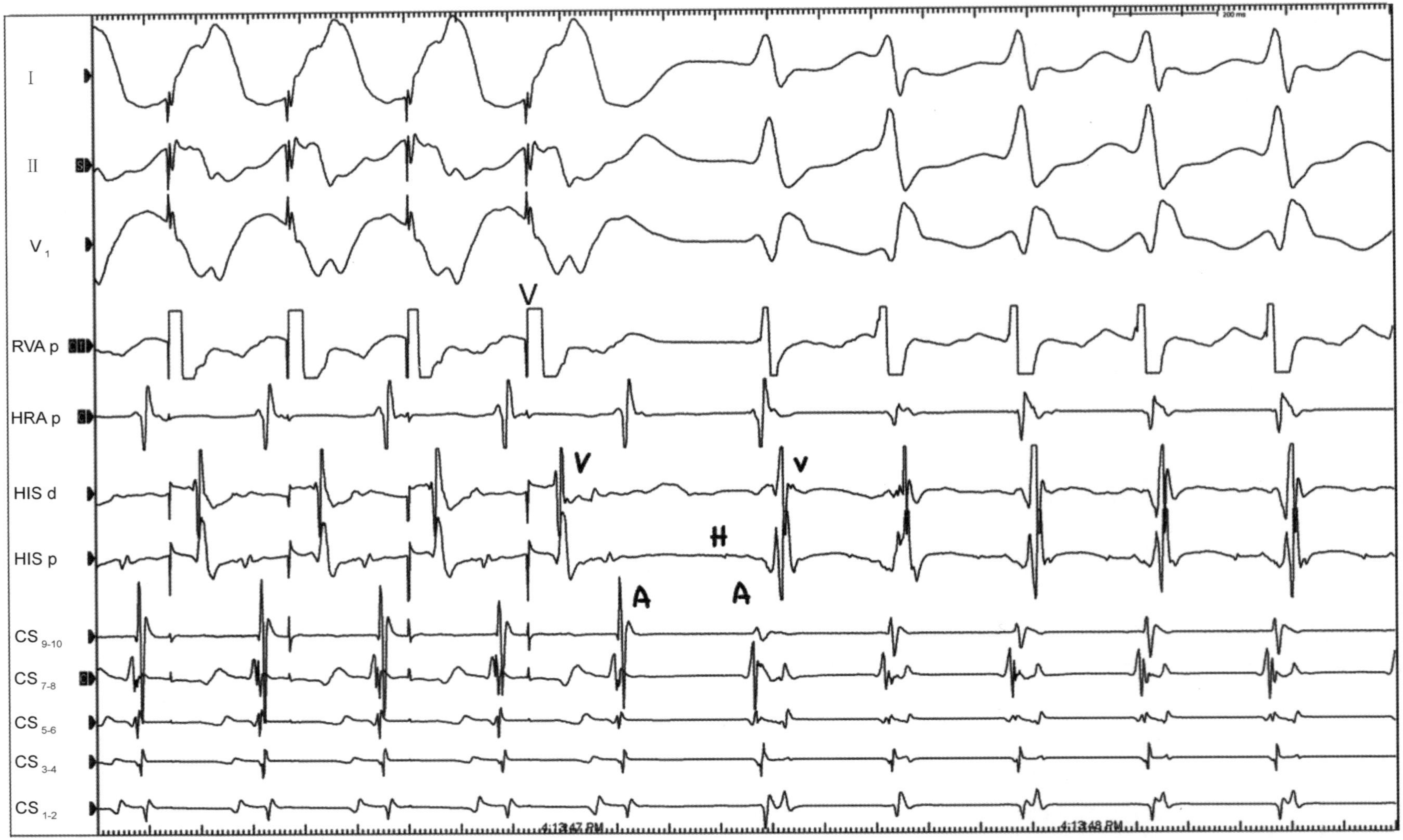
I
II
V1
RVA p
HRA p
HIS d
HIS p
CS 9-10
CS 7-8
CS 5-6
CS 3-4
CS 1-2
V
V
v
H
A
A
200 ms
4:13:47 PM
4:13:48 PM

图 4-10

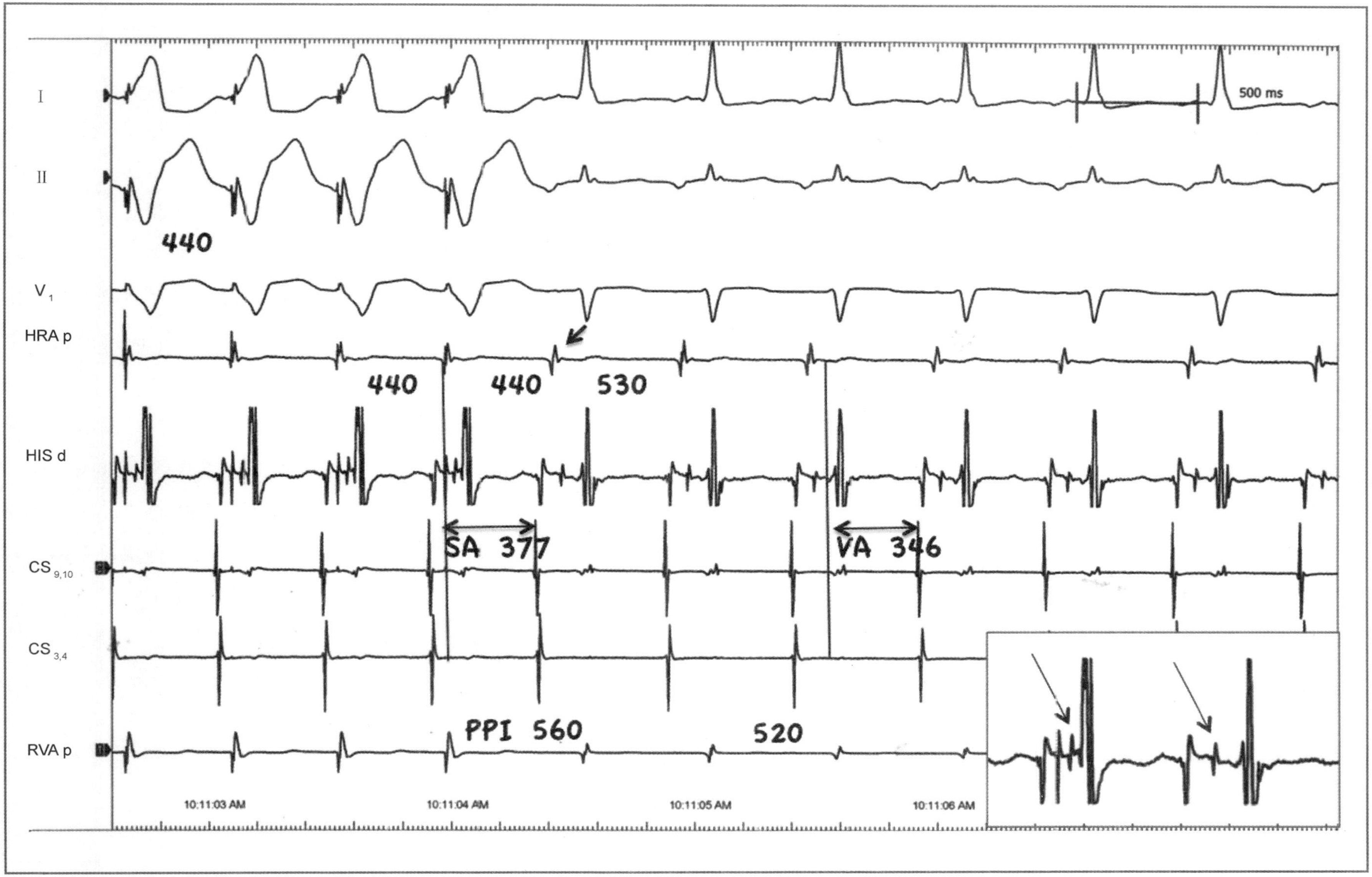
I
II
V1
HRA p
HIS d
CS 9,10
CS 3,4
RVA p
440
440
440
530
SA 377
VA 346
PPI 560
520
500 ms
10:11:03 AM
10:11:04 AM
10:11:05 AM
10:11:06 AM

图 4-11 第一印象是一个 VAAV 反应，但关键在于怎样应用正确的拖带步骤进行分析，特别要注意最后一个心房起搏周期（短箭头所示）是被起搏拖带周期所加速的，由此看出这是一个 VAV 反应伴超长 VA 间期。注意起搏拖带时心房激动顺序和心动过速时心房激动顺序一致，这一点更符合 AVRT 或 AVNRT 的拖带，而不是房速的超速抑制。同时需要注意，拖带过程中的 SA 间期不可能*短于*心动过速时的 VA 间期，因此可以排除短 SA 间期造成的 VAAV 反应。

介绍一个有助于判断 AVNRT 的方法，即利用心动过速时 PPI-TCL 的差值以及 SA-VA 的差值。这些测量间期结果非常长，更符合 AVNRT。但是，长 RP 间期心动过速也可能由慢传导旁路介导的 AVRT 所引起，它与 AVNRT 在相应间期测量上存在重叠可能，因此要考虑是否存在递减传导旁路造成的室房逆传延长。此例排除房速的可能性，但进一步鉴别递减传导旁路的 AVRT 和非典型 AVNRT 则需要更多起搏方法。例如，比较同一周期，分别从靠近旁路的心室基底部或心尖部起搏拖带，比较两者的差别。心室基底部起搏时伴有更短的间期，这是因为心室基底部更靠近旁路造成的。这一点与非典型 AVNRT 不相符合。

图 4-12 是一个规律的宽 QRS 波心动过速，伴 1∶1 房室关系。QRS 波起点处可以清楚看到 His 波，多考虑为室速或预激性心动过速。最早的心房激动出现在冠状静脉窦口，符合“间隔”提前的激动顺序。同顺向型室上性心动过速一样，这种类型的心动过速也可以应用拖带步骤进行分析。注意起搏期间心房激动顺序和心动过速时心房激动顺序一致。起搏频率刚好加速至超过 TCL，起搏时 QRS 波发生融合（注意辨认区别“完全”起搏的 QRS 波与心动过速 QRS 波）。识别出最后一个起搏周长拖带的心房周期（短箭头），可以确定是 VAV 反应。测量各间期（PPI 减去 TCL，SA 减去 VA）数值较短，提示右心室心尖部起搏靠近或位于折返通路“中”。鉴别诊断可以排除房速或无传导功能旁路的 AVNRT，考虑为大折返环的预激性心动过速如逆向型 AVRT。但不能完全排除来源于右心室的折返性室速。进一步仔细观察后发现，最后一个提前的心房波亦提前激动了其后的 QRS 波，起搏期间的 AV 间期与心动过速时的 AV 间期相同，即心室波与逆传的心房波相“关联”。由此可以确定这是一个由房束旁路作为通路前传支的逆传型 AVRT。

图 4-11

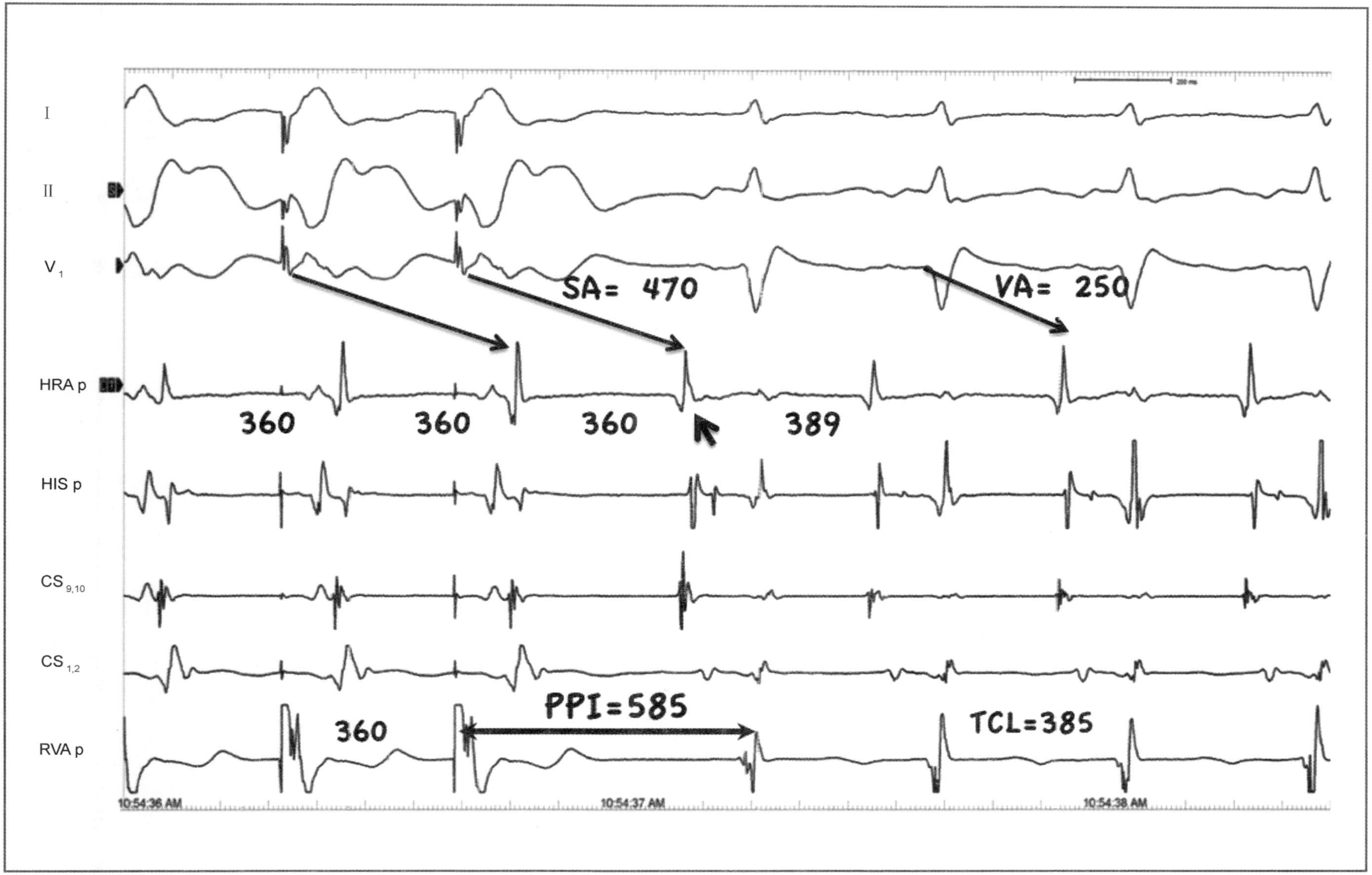
I
II
V1
HRA p
HIS p
CS 9,10
CS 1,2
RVA p
SA= 470
VA= 250
360
360
360
389
360
PPI=585
TCL=385
10:54:36 AM
10:54:37 AM
10:54:38 AM

图 4-12

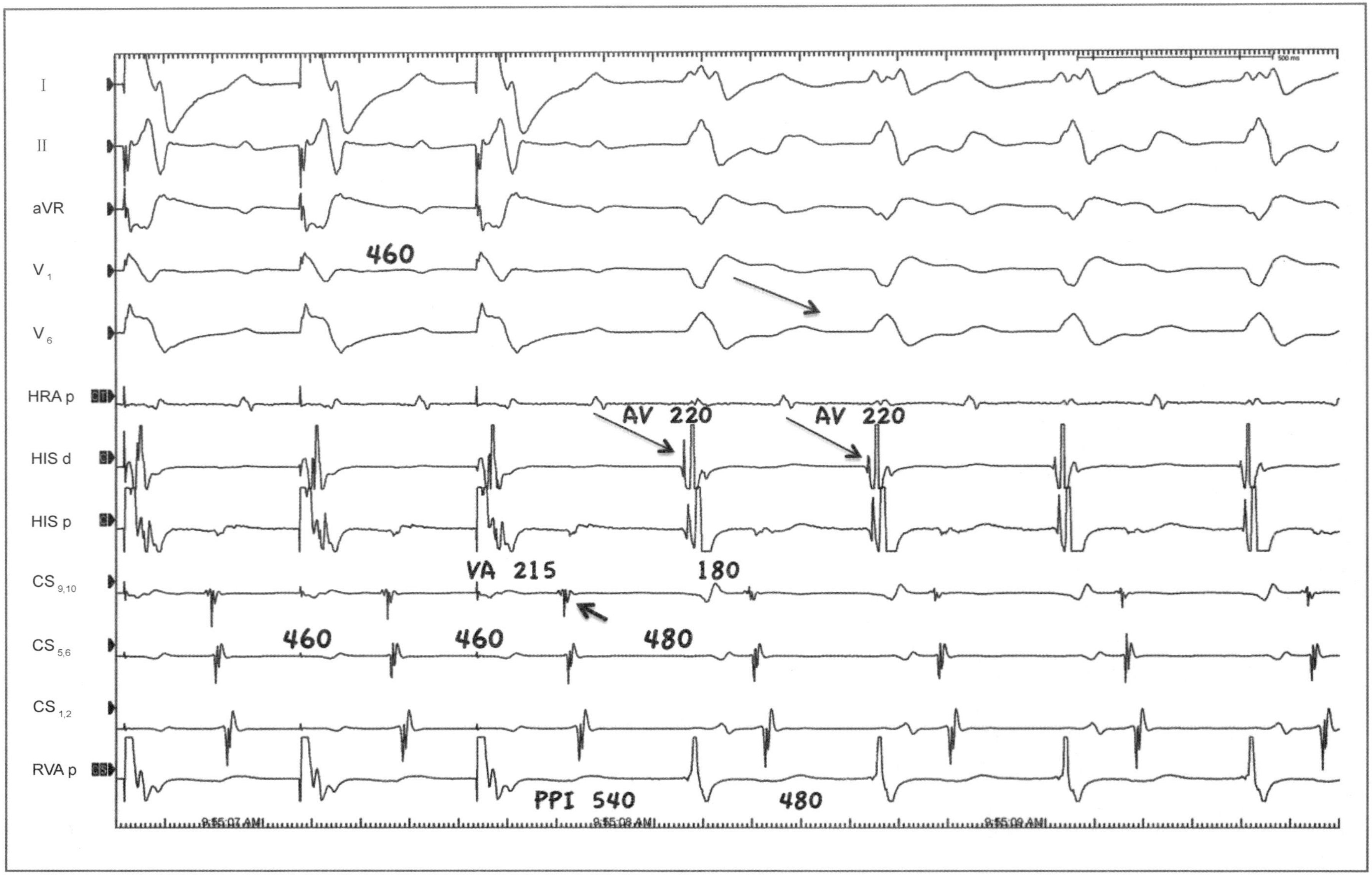
I
II
aVR
V1
V6
HRA p
HIS d
HIS p
CS 9,10
CS 5,6
CS 1,2
RVA p
460
AV 220
AV 220
VA 215
180
460
460
480
PPI 540
480

心动过速时心房拖带的分析应用价值较小，但是运用相同的原理，通过拖带步骤分析亦可以得出结论。以**图 4-13** 为例，这是一个宽 QRS 波心动过速伴 1∶1 房室关系。由于提供的导联有限，可存在多个鉴别诊断。心动过速时予以起搏使其频率加快，但 QRS 波形不变，这与室速明显不符，可以通过进一步的分析来验证。起搏拖带加速的最后一个心室周期可以通过测量间期长度来确定（箭头），其后是一个伴随提前 QRS 波的心房波，这种现象称为 AVA 反应。如果这是室速，那么超速驱动的 QRS 波之后第一个出现的应是心室波，即 AVVA 反应。最后判断这是一个逆向型 AVRT。

图 4-14 展示的是射频消融过程中拖带的应用。此患者存在单向传导旁路。心室起搏时由于连续的房室结传导，旁路传导功能被掩盖。另外，室上速消融期间，心动过速终止导致导管位置不稳定。拖带便于消融过程中对旁路心房插入点的标测，同时旁路传导消失时，室房逆传保持连续。前 4 个拖带周期显示在 CS 远端出现最早逆向心房激动（$CS_{3,4}$），消融导管所在的房室环靶点处室房逆传时间最短。第 5 个拖带周期发生旁路阻滞，无室房传导，这是由于前一个周期来自旁路的室房逆传致房室结发生前向隐匿性传导。后一个周期心房激动顺序出现轻微改变，可能由房性早搏导致。此后，室房逆传沿正常通路传导（最早出现在 $CS_{9,10}$），同时，消融过程中，导管位置稳定。

图 4-13

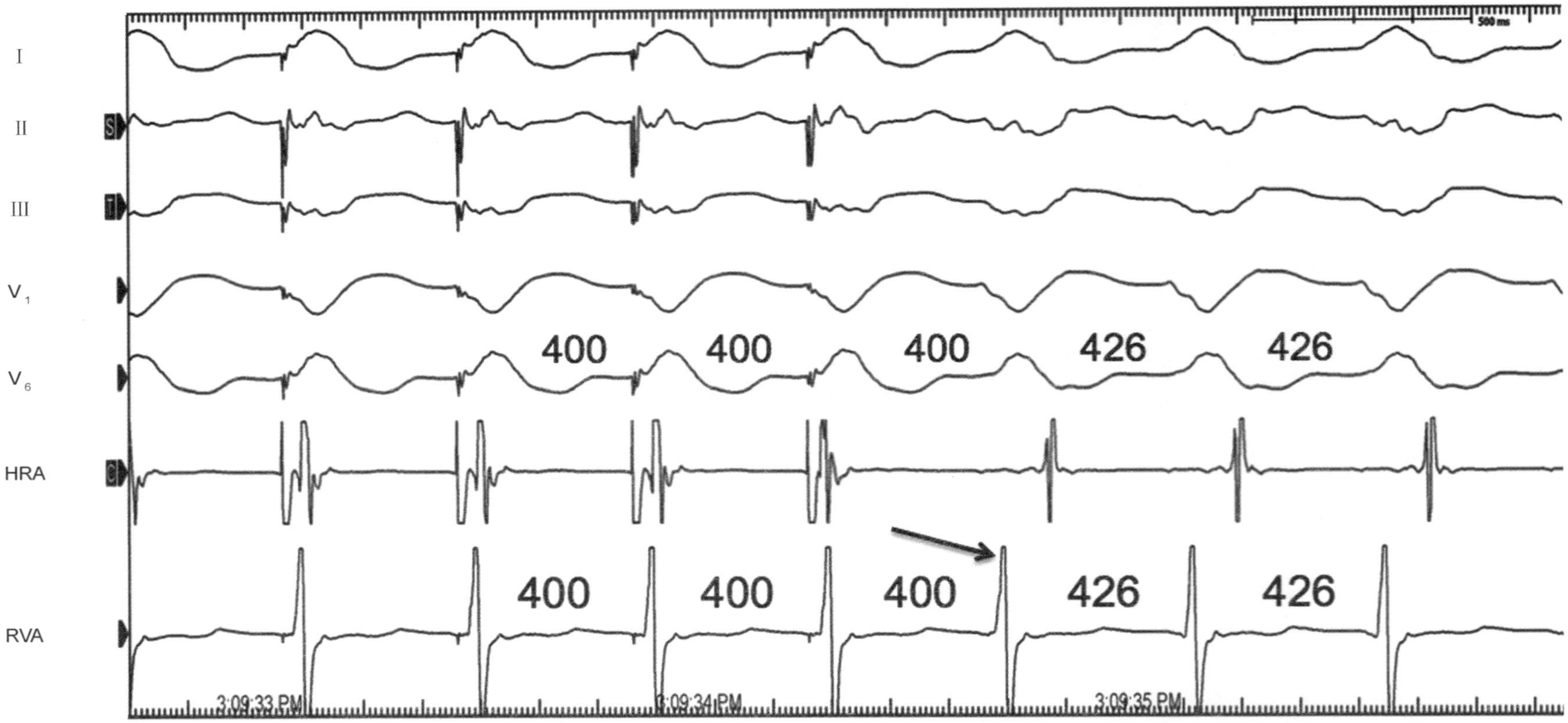
500 ms
I
II
III
V1
V6
HRA
RVA
400
400
400
426
426
400
400
400
426
426
3:09:33 PM
3:09:34 PM
3:09:35 PM

图 4-14

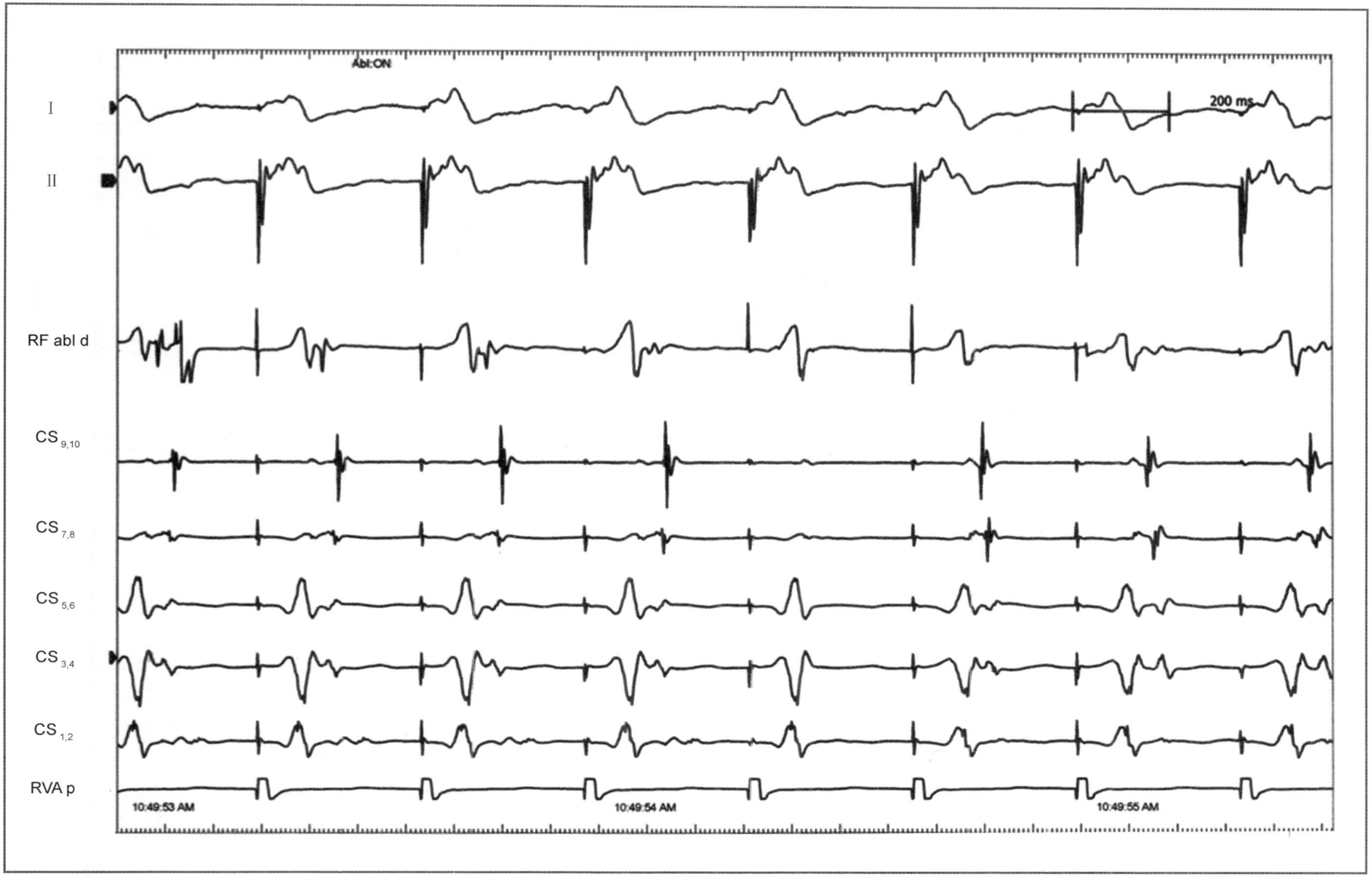
Abl:ON
I
II
200 ms
RF abl d
CS 9,10
CS 7,8
CS 5,6
CS 3,4
CS 1,2
RVA p
10:49:53 AM
10:49:54 AM
10:49:55 AM

推荐阅读

1. Veenhuyzen GD, Quinn FR, Wilton SB, Clegg R, Mitchell LB. Diagnostic pacing maneuvers for supraventricular tachycardia: Part 1. *PACE.* 2011;34:767–782.

2. Veenhuyzen GD, Quinn FR, Wilton SB, Clegg R, Mitchell LB. Diagnostic pacing maneuvers for supraventricular tachycardia: Part 2. *PACE.* 2012;35:757–769.

3. Obeyesekere M, Gula LJ, Modi S, et al. Tachycardia induction with ventricular extrastimuli differentiates atypical atrioventricular nodal reentrant tachycardia from orthodromic reciprocating tachycardia. *Heart Rhythm.* 2012;9:335–341.

4. Abdelwahab A, Gardner MJ, Basta MN, et al. A technique for the rapid diagnosis of wide complex tachycardia with 1:1 AV relationship in the Electrophysiology Laboratory. *PACE.* 2009;32:475–483.

5. Michaud GF, Tada H, Chough S, et al. Differentiation of atypical atrioventricular node re-entrant tachycardia from orthodromic reciprocating tachycardia using a septal accessory pathway by the response to ventricular pacing. *J Am Coll Cardiol.* 2001;38:1163–1167.

6. Segal OR, Gula LJ, Skanes AC, et al. Differential ventricular entrainment: A maneuver to differentiate AV node reentrant tachycardia from orthodromic reciprocating tachycardia. *Heart Rhythm.* 2009;6:493–500.

5

第五章

超速起搏和拖带：室性心动过速、房性心动过速和心房扑动

通过之前章节描述的诊断技术及方法，我们能明确心动过速的发生机制，随之而来的挑战便是心动过速的消融。对于房速（AT）及室速（VT），射频消融在很大程度上依赖于激动标测或是拖带标测，当这两种标测方法无法进行时，则需行基质

消融。临床上心动过速发生机制可分为“局灶”起源及折返两种。对于“局灶”起源的心动过速，一般很难区分该局灶是由触发激动引起还是由微折返产生，而且这种鉴别对于临床标测及消融也无特别大的意义。“局灶”起源的房速或室速是由局部心肌发出激动而产生的，而该部位即是消融靶点。当心动过速难以诱发，或是存在一种以上的机制时，消融就会变得复杂，然而，最根本的方法仍是标测到一个激动最早的区域。

对于折返引起的心动过速，在消融过程中，我们不仅需要确定折返环的位置，还需找到关键区域消融从而打断折返环，终止心动过速。因此，这类心动过速的消融更加具有挑战性。这些关键区域通常在“缓慢传导区”内，心电信号表现为低电压及碎裂电位，但是腔内图上记录到的信号常不易辨别。拖带技术可用于判断激动部位至折返环的距离（即位于折返环“中”或位于折返环之“外”），还可以帮助判断该区域是折返环的关键部位还是仅作为旁观者存在。研究者发现典型房扑是由大的右心房参与的大折返形成的，此处存在很多消融位点（可能是右心房的大部分）而三尖瓣环-腔静脉峡部是该折返环最窄的部位，该处是最易行线性消融的部位，由此提出了折返环关键区域的概念。

室性心动过速

图 5-1 所示室性心动过速周长为 300ms，考虑束支折返可能。起搏电极置于右束支旁，以 280ms 周长进行拖带（其他腔内图提示逐渐融合）。起搏时的心电图形态和心动过速时非常相似，但因为同时激动了右束支及邻近心室肌，因此为融合波（完全起搏的 QRS 波形态未在图中显示）。于该点起搏的起搏后间期（PPI）与心动过速周长基本一致，提示起搏位置位于折返环“中”，心动过速由束支折返引起。在消融右束支后该心动过速无法被再次诱发。（感谢 Dr. R. Sy 绘图。）

图 5-2 为一考虑为左心室（LV）局灶起源的“慢”室速患者。在左心室后间隔靠近左后分支区域起搏能拖带心动过速，起搏终止后室速恢复。PPI 为 60ms，提示起搏位置不在折返环内或局灶起源点上。**图 5-3** 为同一患者，在更靠前邻近左前分支的部位进行起搏拖带，该部位能记录到收缩前期电位（箭头）。该部位起搏心电图形态与室速形态一致，起搏信号至 QRS 间期（S-QRS）短，提示该起搏点靠近折返环的出口或局灶兴奋灶。PPI 只有 10ms，该部位为成功消融靶点。

以上与室速相关的病例都无瘢痕存在，但许多单形性室速的发生与围绕缺血性或心肌病性瘢痕形成的折返有关。这些瘢痕区域表现为低电压，延迟、碎裂电位，可能与心动过速发生机制相关。当普通标测方法无法进行时，这些瘢痕区能用于指导消融，但标测无疑会提供最佳机会以对心动过速进行有针对性的消融。拖带可能是能够简化消融的最佳方法，在进行拖带时，起搏周长一般略短于室速周长，恰好能加逗心动过速，当起搏过快时，会出现起搏引起的传导阻滞而混淆结果。

当室速被拖带而终止起搏后，起搏位置的回归间期反映了激动从起搏点至折返环折返再回到激动点的时间（PPI）。当起搏位置位于折返环中时，PPI 应与心动过速周长（TCL）基本一致（PPI-TCL＜30ms）。当起搏位置远离折返环时，PPI-TCL 也逐渐变长。需要注意的是这并不是一定能代表一个“解剖”距离，因为局部的传导阻滞或延迟会使得起搏位置在“功能”上表现为远离折返环，但在“解剖”上则相对靠近折返环。

图 5-1

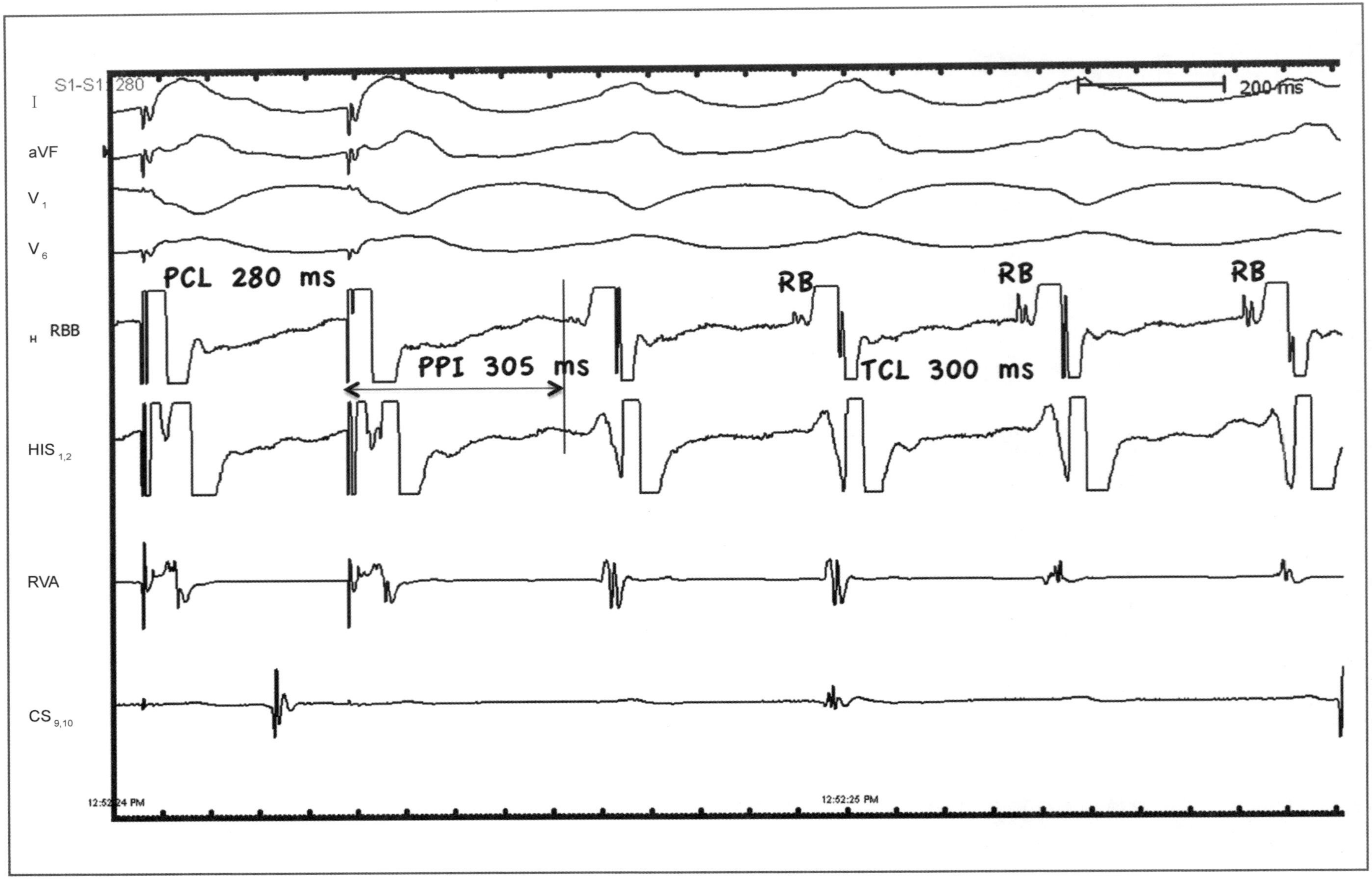
S1-S1 280
200 ms
I
aVF
V1
V6
PCL 280 ms
RB
RB
RB
H RBB
PPI 305 ms
TCL 300 ms
HIS 1,2
RVA
CS 9,10
12:52:24 PM
12:52:25 PM

图 5-2

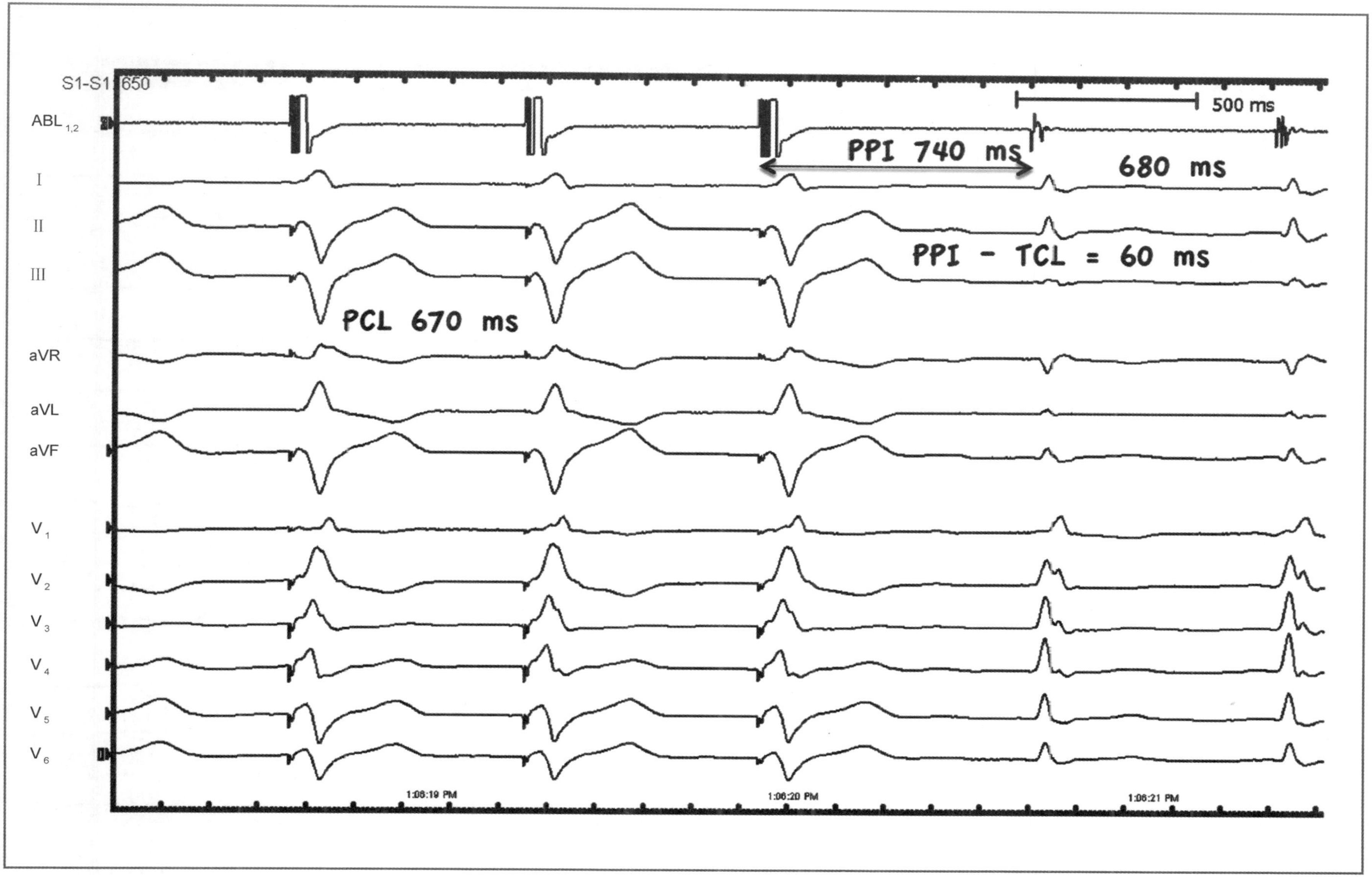
S1-S1 650
ABL 1,2
I
II
III
aVR
aVL
aVF
V1
V2
V3
V4
V5
V6
500 ms
PPI 740 ms
680 ms
PPI - TCL = 60 ms
PCL 670 ms
1:06:19 PM
1:06:20 PM
1:06:21 PM

图 5-3

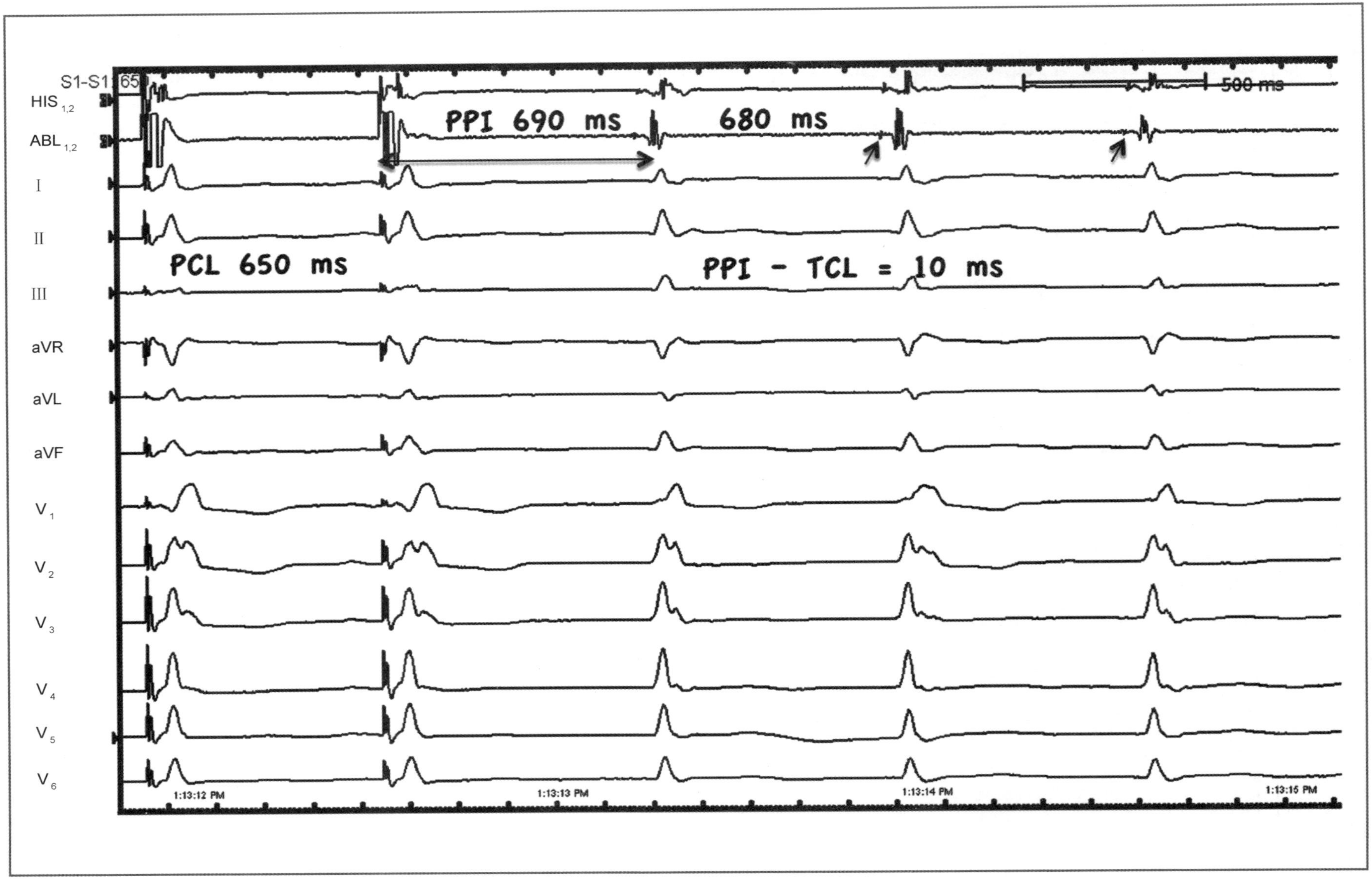
S1-S1: 650
HIS 1,2
ABL 1,2
I
II
III
aVR
aVL
aVF
V1
V2
V3
V4
V5
V6
PPI 690 ms
680 ms
500 ms
PCL 650 ms
PPI - TCL = 10 ms
1:13:12 PM
1:13:13 PM
1:13:14 PM
1:13:15 PM

S-QRS 间期能提示在瘢痕内的起搏导管与折返环的相对位置。当 S-QRS 较长时，起搏导管一般位于瘢痕内的折返环内或是位于离折返环出口较远的位置。

当 QRS 波有明显融合波表现时，提示同时存在顺向激动及逆向激动。这时，起搏点通常位于折返环“中”，但并不是关键缓慢传导区。当起搏点位于瘢痕内的可激动区时，在瘢痕内会出现明显融合激动，但这种融合并不会在心电信号上表现出来（伴有*隐匿性*融合的拖带）。这是由前一次起搏激动引起的相对单向传导阻滞引起的。

图 5-4 及**图 5-5** 是一些建议阅读。这两张示意图提供了室速的发生原理，有利于找到室速基质内的相关通路以及潜在的消融部位。随后包含了一些具有代表性的图例以展示如何使拖带数据与图 5-4 及图 5-5 中的概要融为一体。当随后的病例讨论结束后再回过头来复习这些概要十分有用。

对于这些心电图，首先应从以下几方面着手：

1. 心动过速是否被正确地拖带了？

2. 是否存在显性或隐匿性融合？

3. PPI 是否提示在折返环中？

4. S-QRS 与 EGM-QRS 是多少？

有兴趣的读者推荐阅读本章末列出的 Stevenson 等经典文章以进一步深入讨论。

图 5-4

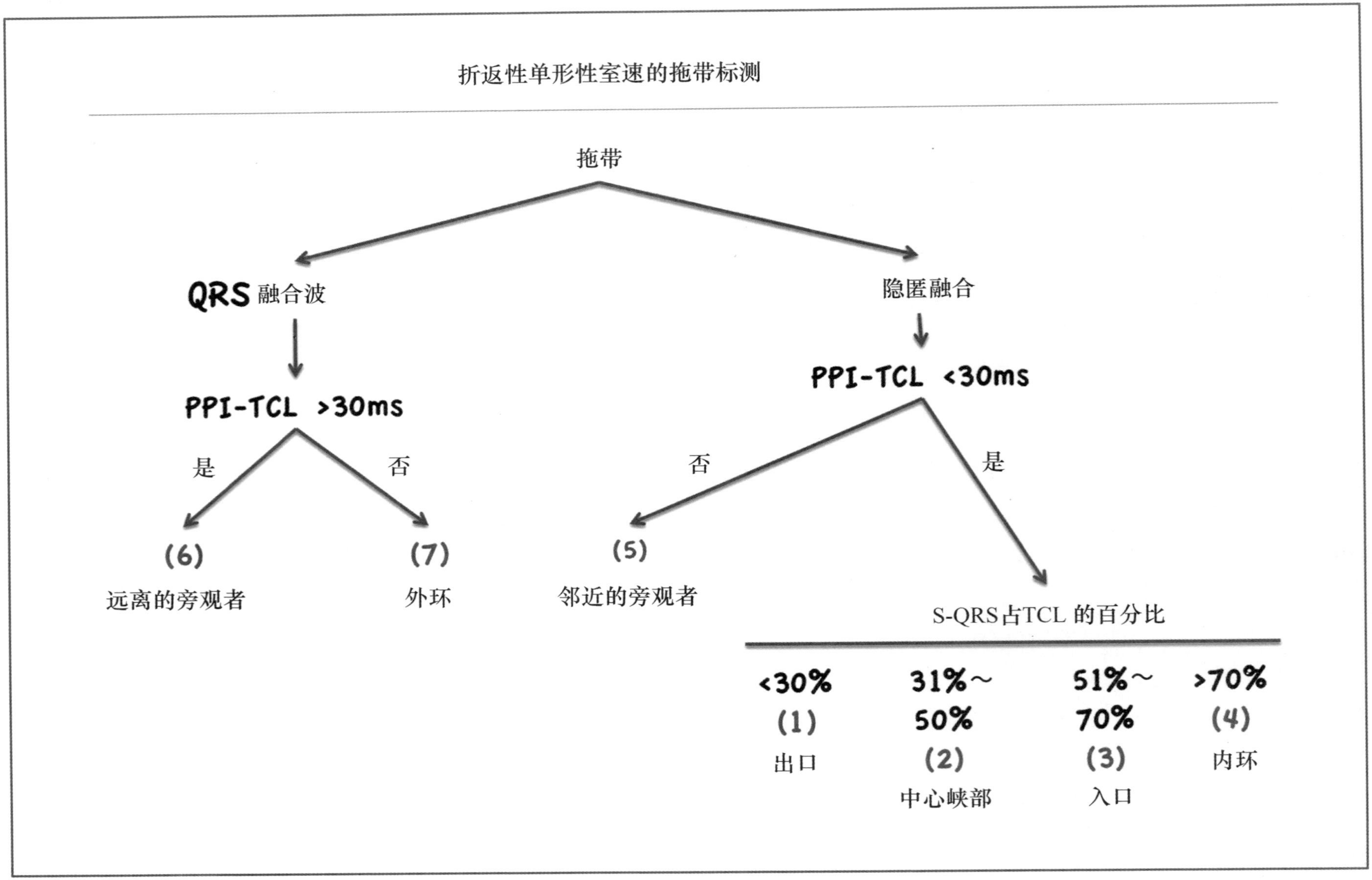
折返性单形性室速的拖带标测
拖带
QRS 融合波
隐匿融合
PPI-TCL >30ms
PPI-TCL <30ms
是
否
否
是
(6)
远离的旁观者
(7)
外环
(5)
邻近的旁观者
S-QRS占TCL 的百分比
<30%
(1)
出口
31%~50%
(2)
中心峡部
51%~70%
(3)
入口
>70%
(4)
内环

图 5-5

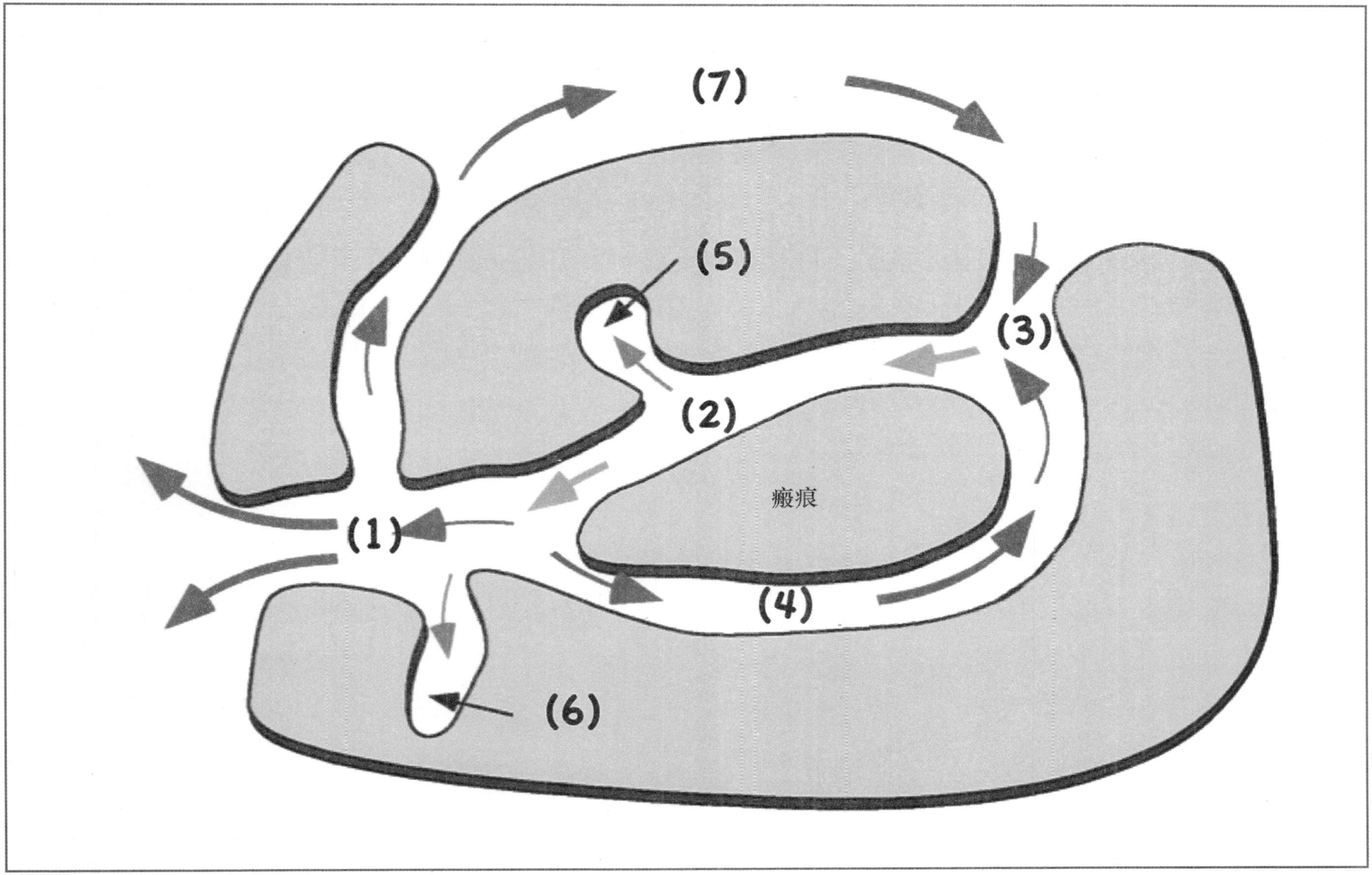

图 5-6 是一份最基础的拖带图，每次进行拖带时都应重视这份图中的表现。为了尽量避免起搏引起的传导阻滞，拖带时给予的起搏周期应尽可能与心动过速周长接近。但当起搏周长越接近心动过速周长时，我们也需要越长的时间才能拖带折返。该图中，通过观察腔内图中起搏导管的信号（箭头），我们能发现因为起搏时间太短，所以没有拖带心动过速。

图 5-7 提示超速起搏成功拖带了心动过速，PPI-TCL 为 10ms，证明起搏点位于折返环“中”。但很明显，心电图 QRS 波形态为融合波（纯起搏 QRS 波未显示），提示起搏点并不是位于瘢痕内折返环的关键峡部，而是位于瘢痕外的外折返环路中（图 5-4 和图 5-5 中的 7 号位置）。

为了说明与典型拖带的联系，图中最后一个起搏波（F，E）是被“拖带及融合”的，而随后一个激动波（E）是被拖带而未融合的。我们必须记住一点，在拖带过程中，每个融合波前的起搏刺激融合的其实是*之后*的 QRS 波，而不是此次的 QRS 波。

图 5-8 中起搏的 QRS 波形态与室速形态一致，提示起搏点位于缓慢传导区内。这种现象被定义为“拖带伴隐匿性融合”。拖带引起的重整必然伴随着激动前传引起不同程度的融合，当这种融合现象在腔内图中表现不明显时，即为“隐匿性”融合。最后的起搏激动被标记为 F，E（分别为融合波及拖带），表现为隐匿性融合，起搏结束后的第一个激动 E［其心动周期被加速到与起搏周长（PCL）一致］为拖带波而不是融合波。需要注意的是，这是我们通过测量体表心电图的周长而获得的。

PPI 看上去与 TCL 一致（PPI-TCL＝10ms），这进一步证实起搏点位于折返环中的关键峡部。S-QRS 与 EGM-QRS 相同，约等于 50％的激动周长，提示起搏点位于中心峡部区域（图 5-4 和图 5-5 中的 2 号位置）。这只是理论上的位置，因为一个较长的传导时间并不等同于几何图形中较长的距离。

图 5-6

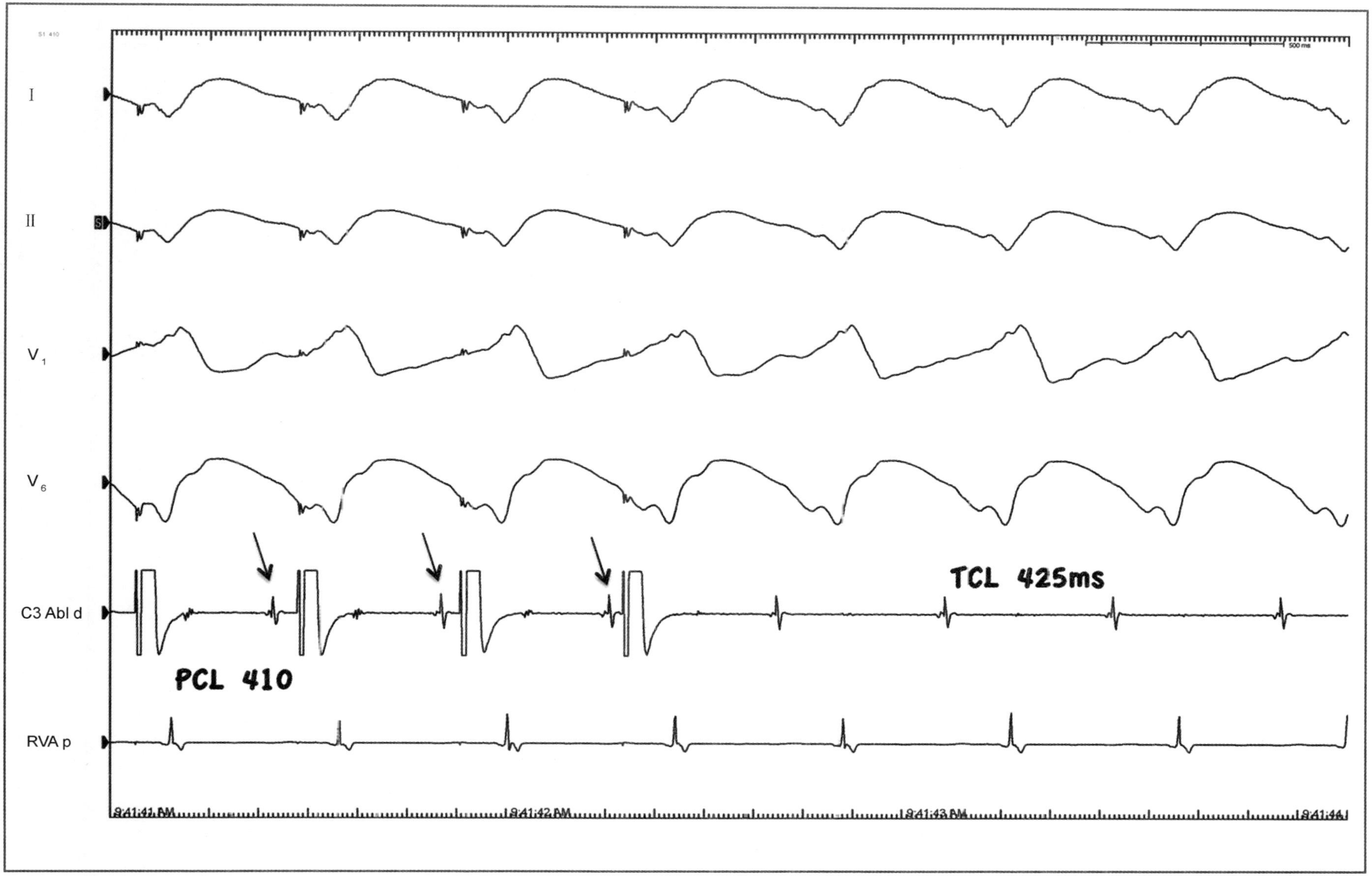
I
II
V1
V6
C3 Abl d
RVA p
TCL 425ms
PCL 410
500 ms
9:41:41 AM
9:41:42 AM
9:41:43 AM
9:41:44

图 5-7

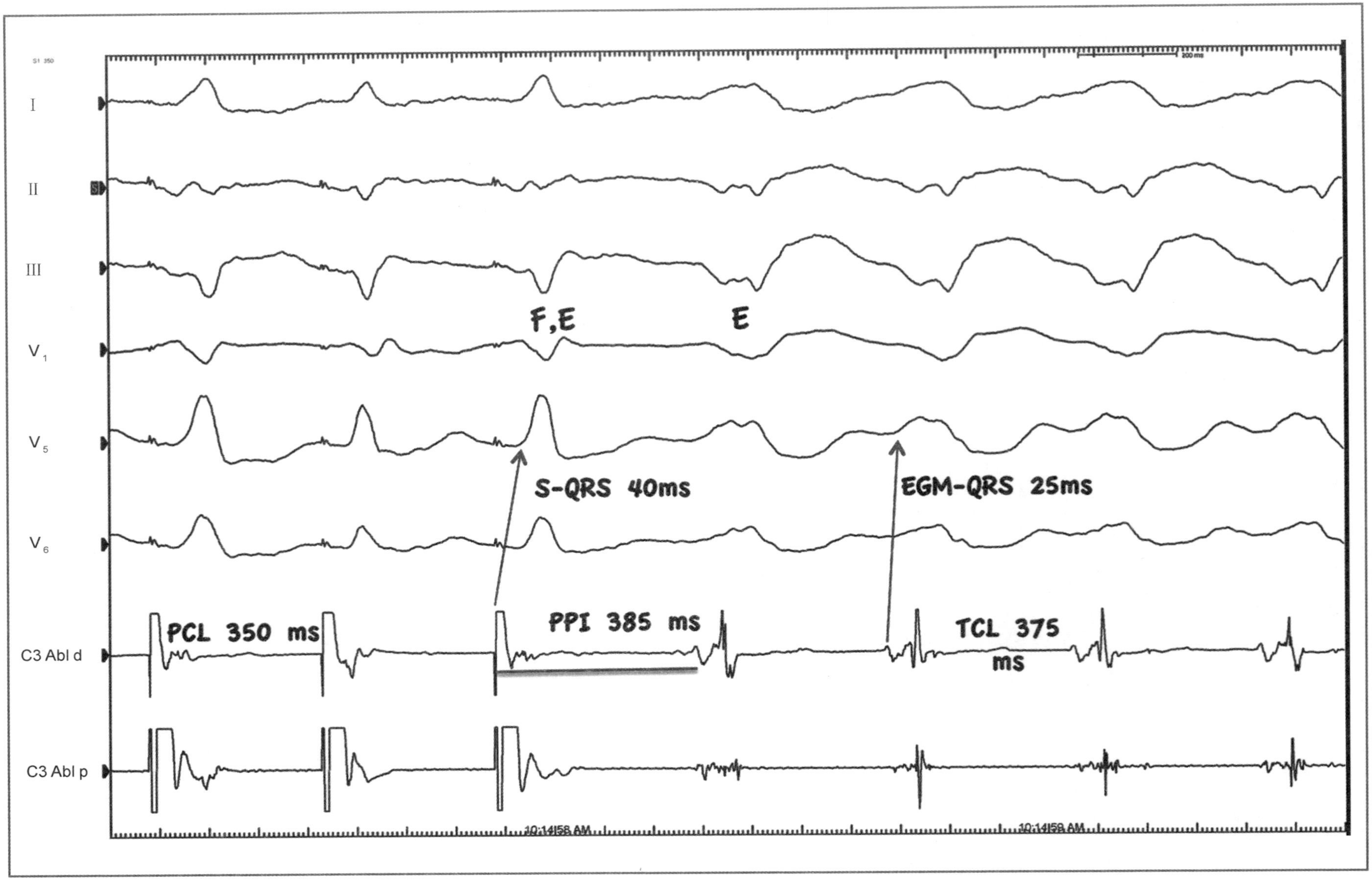
I
II
III
V1
V5
V6
C3 Abl d
C3 Abl p
F,E
E
S-QRS 40ms
EGM-QRS 25ms
PCL 350 ms
PPI 385 ms
TCL 375 ms

图 5-8

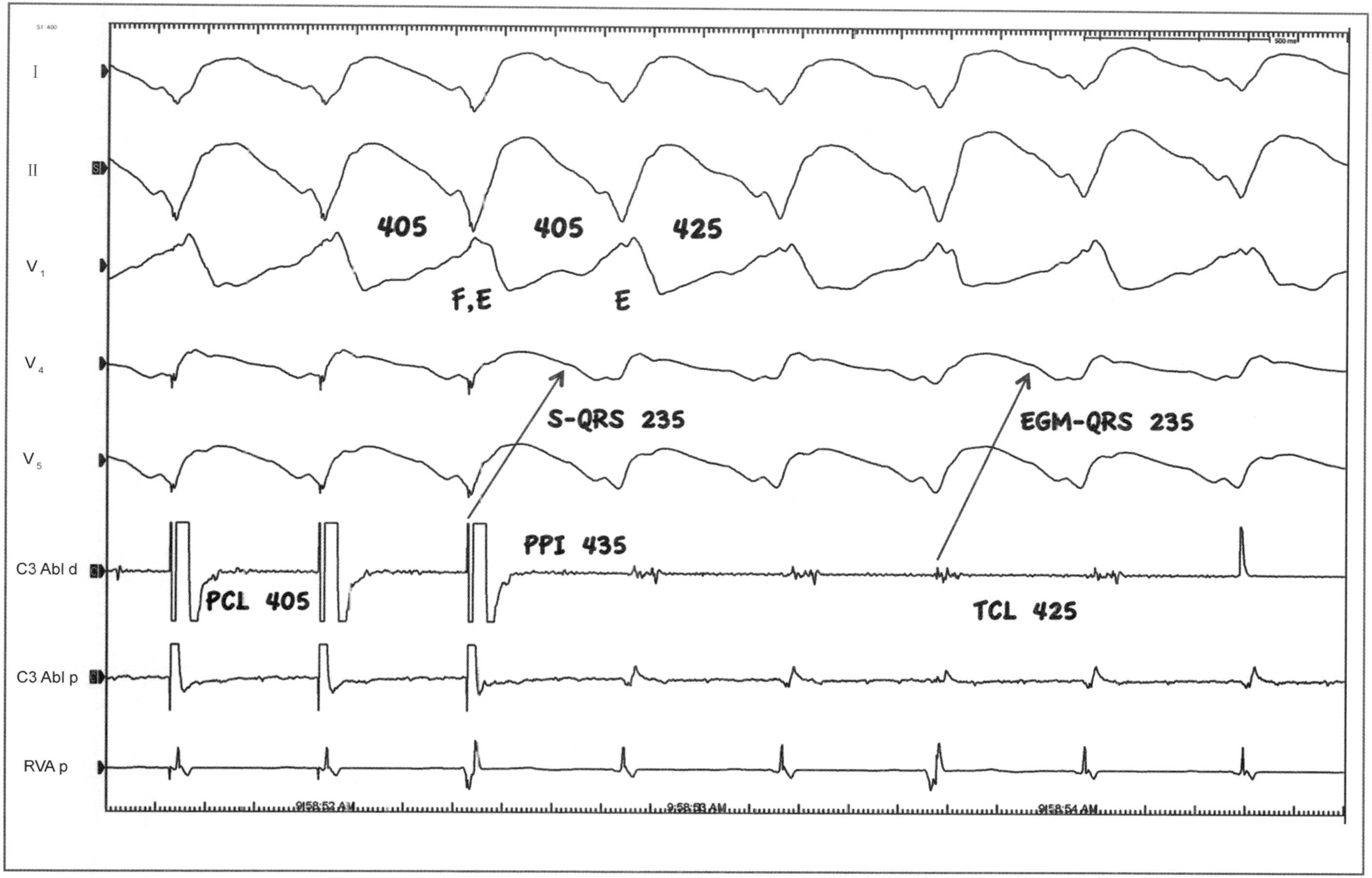
I
II
V1
V4
V5
C3 Abl d
C3 Abl p
RVA p
405
405
425
F,E
E
S-QRS 235
EGM-QRS 235
PPI 435
PCL 405
TCL 425
500 ms
9:58:52 AM
9:58:53 AM
9:58:54 AM

图 5-9A 为室速过程中在消融部位记录到的一个复杂电位，它被人为标记为 1、2 和 3 三部分。那么哪个电位被夺获（即“近场电位”），哪个又是“远场电位”呢？在心室起搏过程中，任何比刺激信号略微提前的电位都与刺激无关，因为它无法被刺激信号影响。因此我们便能把信号 1 和 2 排除。通过信号 3 测量的 PPI（星号）与 TCL 一致，此外 S-QRS 与 EGM-QRS 相等，都为心动周长的 50%，所以起搏点位于关键峡部的中心地带附近（图 5-4 和图 5-5 中的 2 号位置）。

图 5-9B 与图 5-9A 为同一患者，这张图用来解释“N+1”概念。尽管不是这例患者，但在某些情况下，刺激信号会使起搏的腔内图及部分起搏后的腔内图变形。在这种情况下，我们可以使用下一个激动波用于测量，也就是测量激动信号到第二个 QRS 波的距离［$S\text{-}QRS_{(N+1)}$］及局部腔内图到下一个 QRS 波的距离［$EGM\text{-}QRS_{(N+2)}$］。把这些距离减去一个心动周期后得到的数值与图 5-9A 中测量的数值是一致的。

图 5-9A

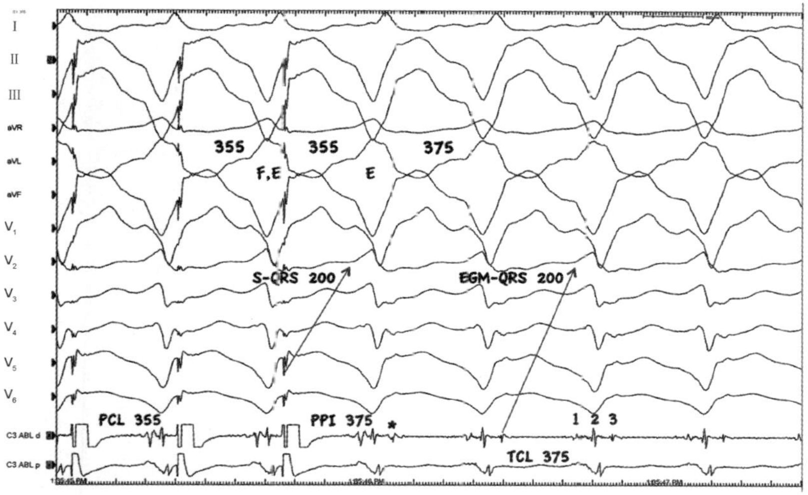
I
II
III
aVR
aVL
aVF
V1
V2
V3
V4
V5
V6
C3 ABL d
C3 ABL p
355
355
375
F,E
E
S-QRS 200
EGM-QRS 200
PCL 355
PPI 375
*
1 2 3
TCL 375

图 5-9B

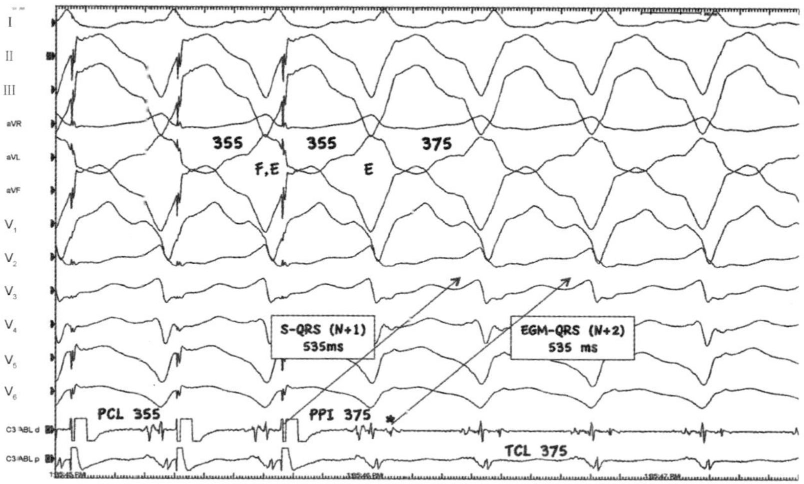
I
II
III
aVR
aVL
aVF
V1
V2
V3
V4
V5
V6
C3 ABL d
C3 ABL p
355
355
375
F,E
E
S-QRS (N+1)
535ms
EGM-QRS (N+2)
535 ms
PCL 355
PPI 375
*
TCL 375

图 5-10 中显示起搏拖带心动过速伴隐匿性融合，PPI-TCL＝5ms，提示起搏点位于折返环的中心共同通路上。非常短的 S-QR（21％TCL）提示导管靠近关键峡部的出口位置（图 5-4 和图 5-5 中的 1 号位置）。

图 5-11 中起搏拖带心动过速伴隐匿性融合，同样提示起搏点位于瘢痕内舒张期保护性通道上。PPI-TCL＝0ms 进一步证实起搏点位于折返环中。S-QRS 和 EGM-QRS 均相对较长，为TCL 的 60％，提示刺激部位位于折返环中，但靠近折返环入口，离出口部较远（图 5-4 和图 5-5 中的 3 号位置）。

图 5-12 示起搏伴隐匿性融合。然而 PPI-TCL＝70ms，且 S-QRS＞EGM-QRS，提示刺激部位不在折返环中，可能是位于靠近折返环的一个盲端中（图 5-4 和图 5-5 中的 5 号位置）。尽管拖带加速心动过速，但图中的舒张期远场电位（星号）未受影响，提示该部位不是折返环的关键部位。

图 5-10

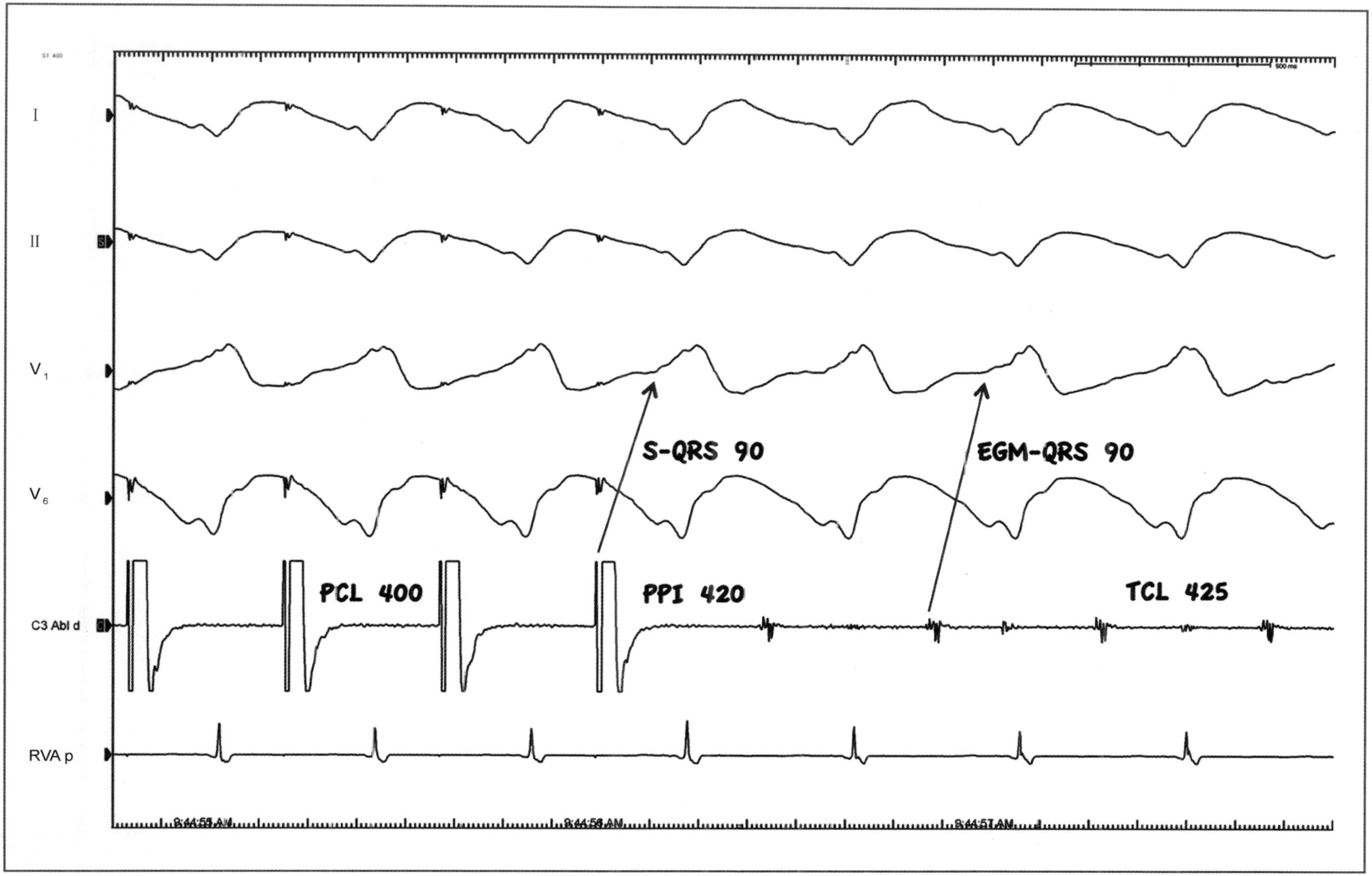
I
II
V1
V6
C3 Abl d
RVA p
500 ms
S-QRS 90
EGM-QRS 90
PCL 400
PPI 420
TCL 425

图 5-11

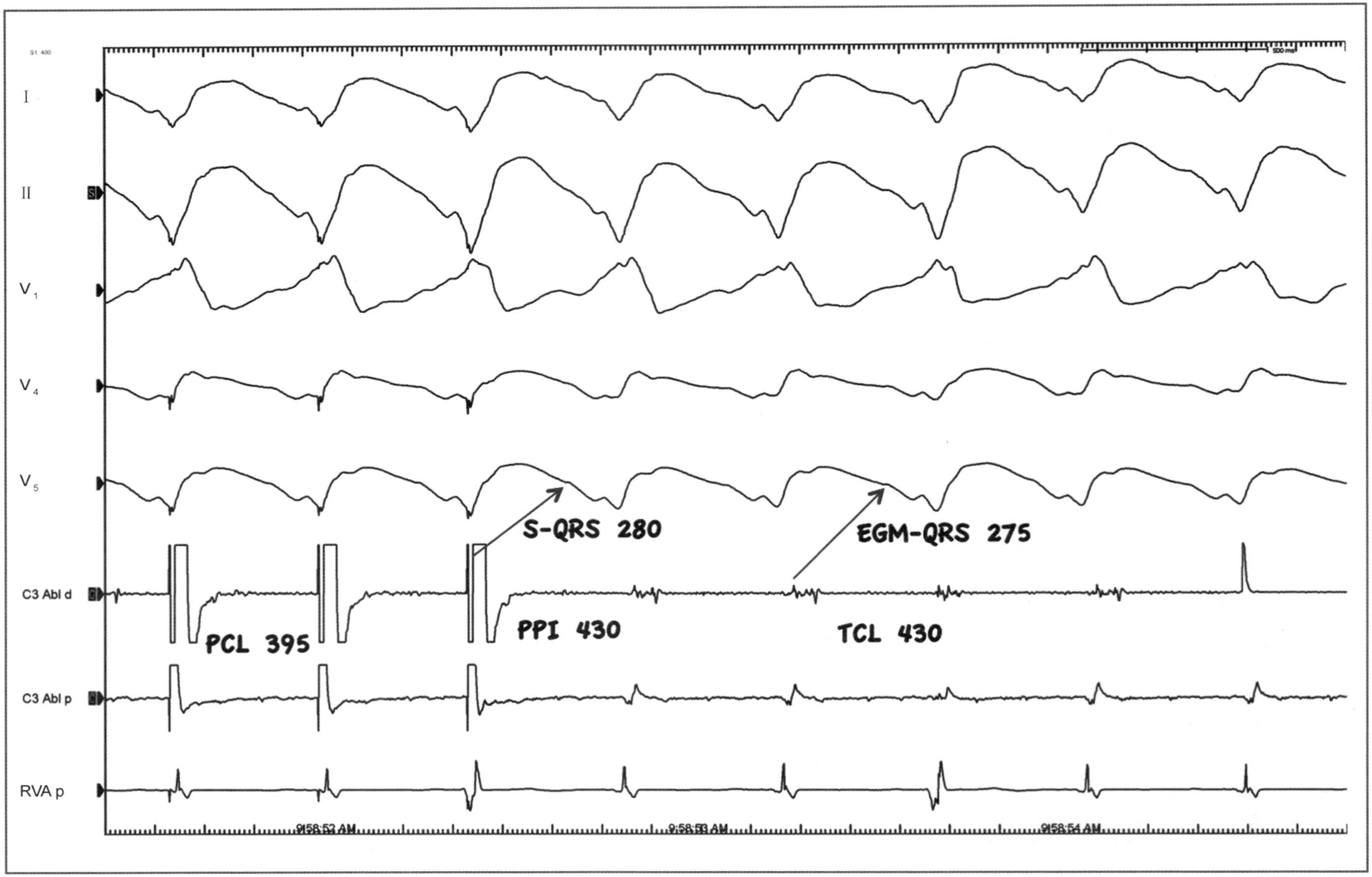
S1 400
500 ms
I
II
V1
V4
V5
S-QRS 280
EGM-QRS 275
C3 Abl d
PCL 395
PPI 430
TCL 430
C3 Abl p
RVA p
9:58:52 AM
9:58:53 AM
9:58:54 AM

图 5-12

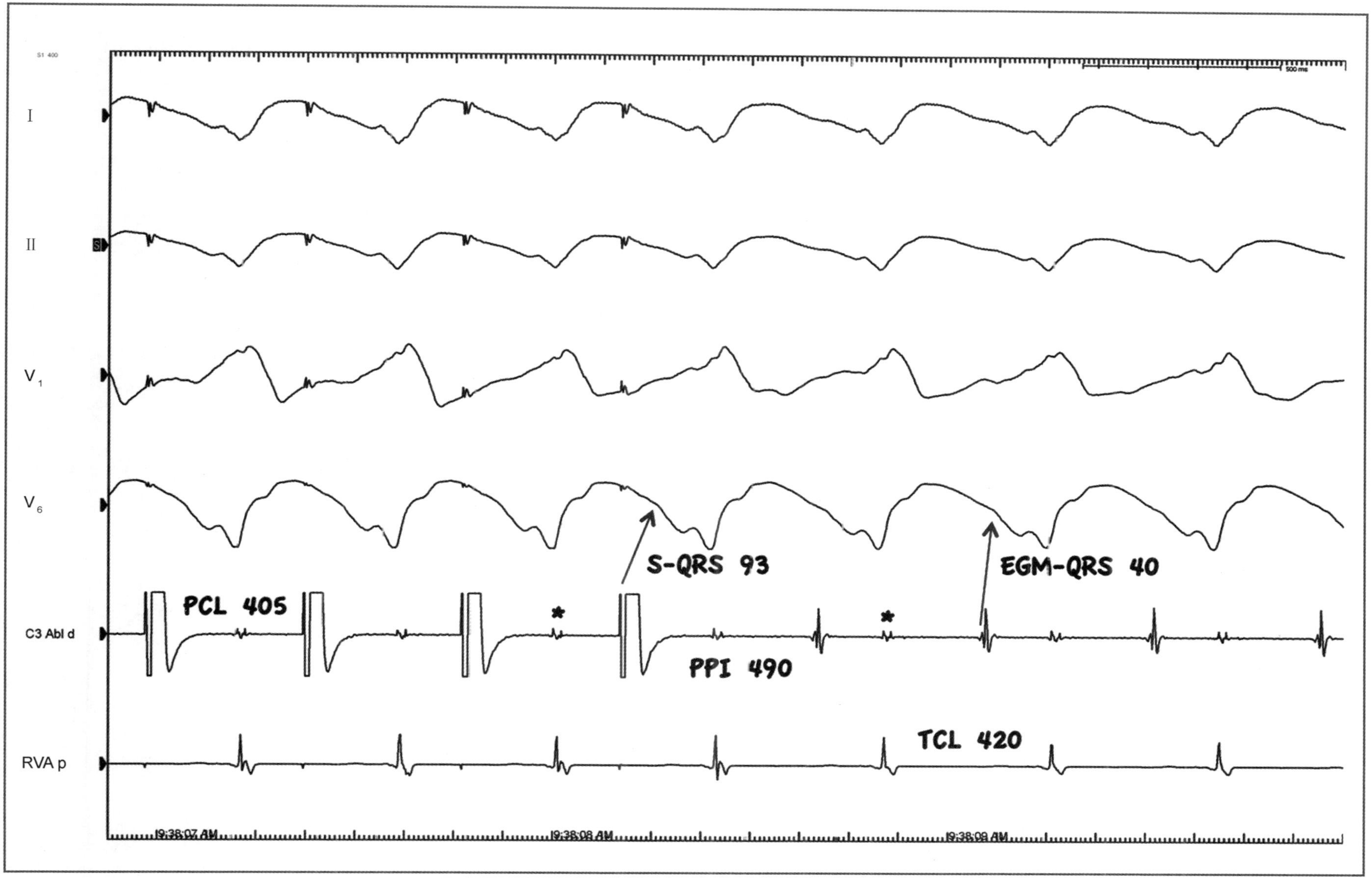
S1 400
500 ms
I
II
V1
V6
C3 Abl d
RVA p
PCL 405
S-QRS 93
EGM-QRS 40
PPI 490
TCL 420
*
*
19:38:07 AM
19:38:08 AM
19:38:09 AM

图 5-13 所示位置的起搏拖带表现为隐匿性融合，提示起搏位置位于瘢痕保护区域内；PPI-TCL＝10ms 进一步提示起搏点位于折返环中。然而，S-QRS 为 70％TCL，提示起搏点可能位于折返的内环路中（图 5-4 和图 5-5 中的 4 号位置）。假设 S-QRS 的延长程度超过了入口位置的上限及内环位置的下限，则仅靠拖带表现不能完全排除起搏位于入口位置。需要强调的是，图 5-4 和图 5-5 中的 4 号位置对于折返环不是必需的，而 3 号位置却是必需的。

图 5-14 显示了心动过速过程中在起搏位置的碎裂电位。QRS 波之后的第一个电位（箭头）可能是起搏后出现的“近场”电位。随后的电信号（星号）明显与心动过速折返分离，不一致。该部位起搏的 PPI-TCL＝80ms，提示位于折返环“外”。尽管 S-QRS 很短，提示起搏点位于出口位置附近，但心电图 QRS 波形态表现为显性融合，进一步证实了起搏点在关键峡部“之外”。

图 5-15 中，起搏拖带心动过速伴轻微融合表现（V_4 导联最明显），起搏部位的腔内图信号被人为标记为 P1 和 P2。P1 明显在刺激信号前出现，因此为远场电位。如果把 P2 电位当作起搏夺获的腔内图信号，则 PPI 提示起搏点位于折返环“中”，且 S-QRS＝EGM-QRS（均接近 0），提示起搏点非常靠近瘢痕的出口部位（图 5-4 和图 5-5 中的 1 号位置）。轻微融合表现提示起搏部位更可能位于瘢痕出口靠外的位置。

为了进一步强调经典拖带方法在该图中的应用，我们必须认识到 QRS 1 和 QRS 2 是最后被起搏及拖带的，而 QRS 3 被“拖带却无融合”。

图 5-13

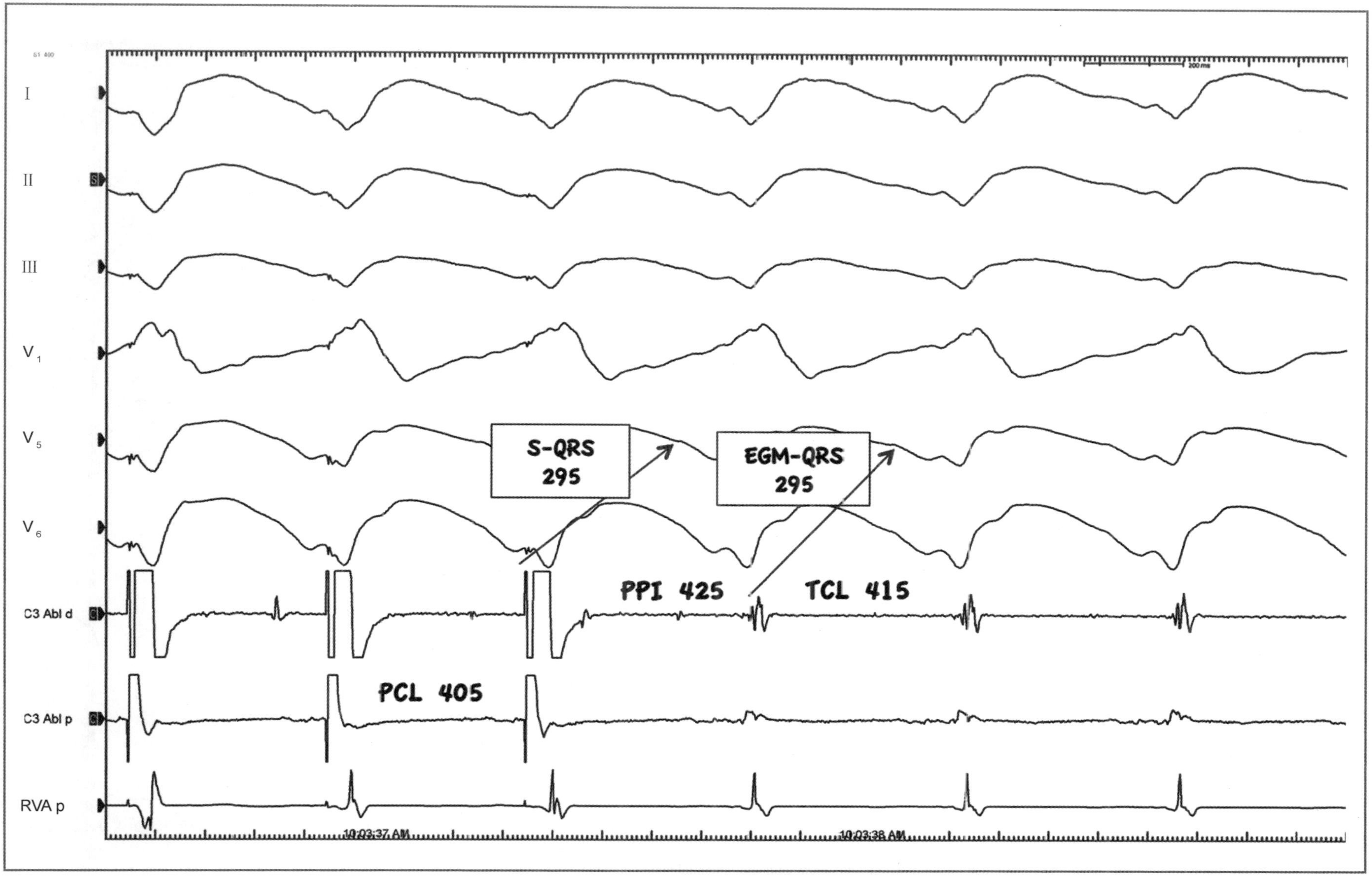
I
II
III
V1
V5
V6
C3 Abl d
C3 Abl p
RVA p
S-QRS
295
EGM-QRS
295
PPI 425
TCL 415
PCL 405
10:03:37 AM
10:03:38 AM

图 5-14

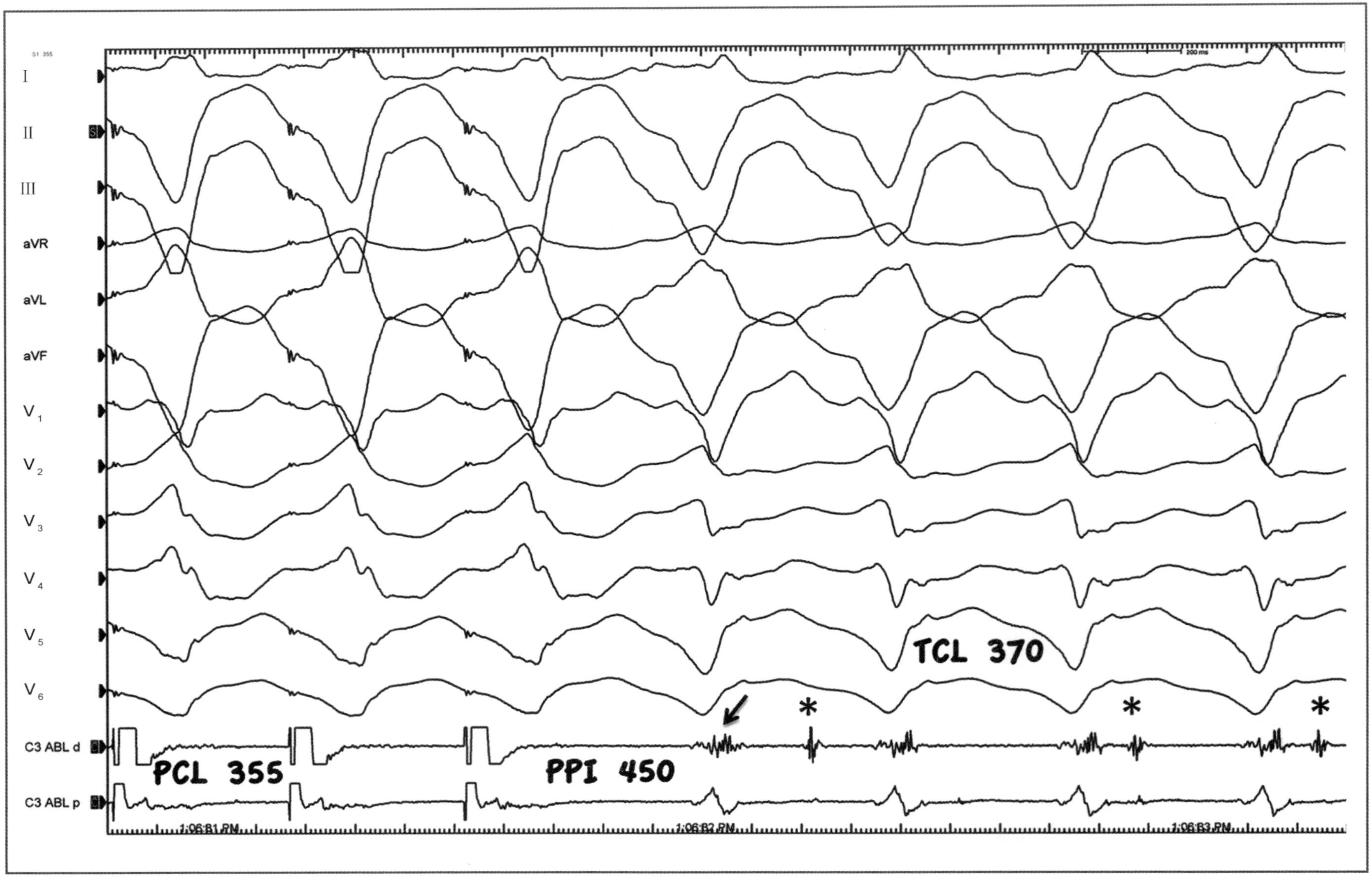
I
II
III
aVR
aVL
aVF
V1
V2
V3
V4
V5
V6
C3 ABL d
C3 ABL p
TCL 370
PCL 355
PPI 450
*
*
*

图 5-15

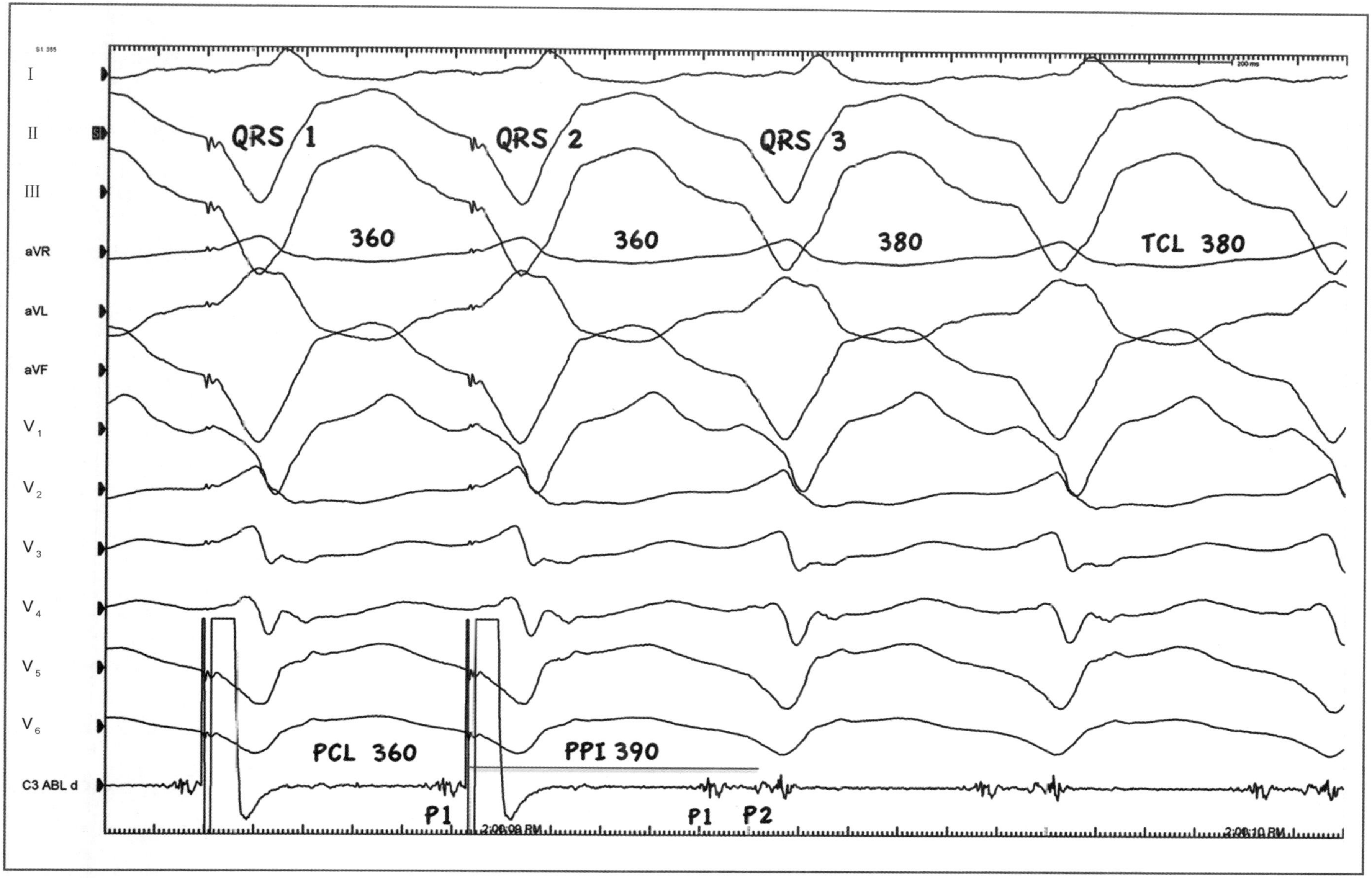
I
II
III
aVR
aVL
aVF
V1
V2
V3
V4
V5
V6
C3 ABL d
QRS 1
QRS 2
QRS 3
360
360
380
TCL 380
PCL 360
PPI 390
P1
P1
P2
200 ms

房性心动过速

房速及房扑的拖带要点与室速相似。拖带更多应用于“大折返”机制的房速中，用于确定折返环及其关键区域的位置。该“关键”部位可能是一个“受保护的峡部”或是与室速中类似的瘢痕或传导缓慢区。折返的关键区域可以是病变组织区域，也可以是折返环中相对狭窄的部位；这种峡部更易于消融，常见于典型房扑中的三尖瓣-腔静脉峡部及围绕二尖瓣环折返的“二尖瓣峡部”。大部分房性心律失常基质来源于房颤本身及随后消融引起的病理改变、先天性心脏病或其他器质性心脏病外科手术后。虽然语义上容易混淆，但是我们通常把房扑看成房速的一种亚型，既往一般根据频率来区分两者（当房速频率大于240次/分时就为房扑）。当然，我们更认为这种鉴别方法只是人为的，因为单纯凭借心房激动频率本身并不能区分其心动过速机制。

室速过程中的QRS波形态对于评估心室波融合程度及测量S-QRS和EGM-QRS间期很有意义。然而房速过程中P波幅度太小，故而其价值相对较小。尽管房速P波形态无法像室速时QRS波那样应用，但我们可以利用心房腔内图来评估融合及重整现象。

由于自律激动或触发活动引起的局灶性房速是无法被“拖带”的。微折返性房速理论上能被拖带，但一般很难出现逐渐融合的表现。通过起搏，任何机制引起的房速都能被超速驱动。理论上，*当房速频率固定时，PPI能反映起搏位置到局灶的距离*。这条规律（见于Mohamed et al，推荐阅读）在确定局灶位置时很有用。PPI反映了从起搏位置至局灶兴奋点周围的传导时间、起搏激动穿透局灶组织重整兴奋灶时间、局灶的激动周期及激动传回起搏位置的时间总和。

激动通过局灶周围组织的传导时间不同，因此局灶周围传导时间可能各不相同，即使在最理想的位点，传导时间也不一定是0。我们可以把窦房结当成一个局灶激动“模型”，心房激动后的恢复时间包括了激动到达窦房结，穿透结周组织，重整窦房结，回归起搏位置四部分。在这种情况下，“结周”传导时间一般要大于100ms。尽管如此，当采点充分时，记录到*最短*PPI的位置应该就是最靠近局灶点的位置。**图 5-16** 示一高位右心房起源的局灶性房速（电解剖图中箭头所指区域中心点处），心房起搏后记录到最短的PPI（星号代表房速），这就是成功消融靶点。

典型峡部依赖的房扑是最典型的大折返性房性心律失常，它能够帮助我们理解其他折返位置不明的房速。

图 5-17 就是一个典型房扑的例子，消融导管（ABLd）位于三尖瓣-腔静脉峡部。一根多电极导管（Halo®）围绕三尖瓣环放置，其远端位于峡部周围（LRA1-2 至 HRA 19-20）。

首先观察的是右心房腔内电图提示一个循环波逆钟向围绕三尖瓣移动。右侧电图区域实际上跨过了整个心动周期（206ms），这一表现非常支持右心房内的大折返。

从临床操作来看，最重要的是合理拖带及找到 PPI＝TCL 的位置。这能证实峡部（通常就是消融靶点）是折返环的一部分。此外，该病例中，P波在心电图中显示清晰，起搏时P波形态与心动过速时一致（见于体表心电图，图中未列出）。同时，S-P＝EGM-P 及腔内图中相似的心房激动顺序都进一步证实起搏点位于折返环中。腔内图具有非常相似的激动类型，这点也支持起搏位点位于折返环中。腔内图（尤其是冠状静脉窦腔内图）可见轻微的融合表现（星号）。

图 5-16

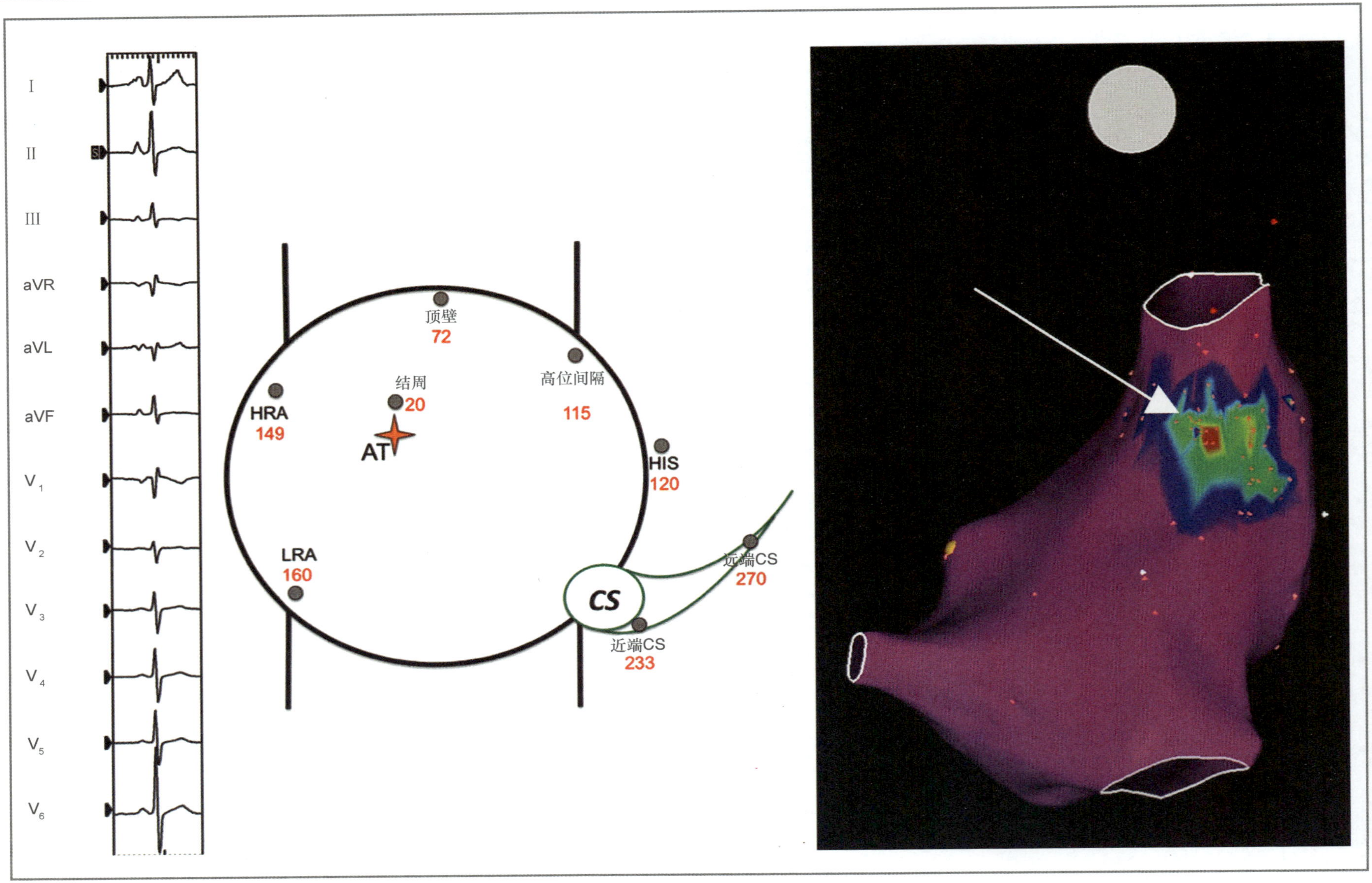
I
II
III
aVR
aVL
aVF
V_1
V_2
V_3
V_4
V_5
V_6
顶壁
72
结周
20
HRA
149
高位间隔
115
AT
HIS
120
LRA
160
CS
远端CS
270
近端CS
233

图 5-17

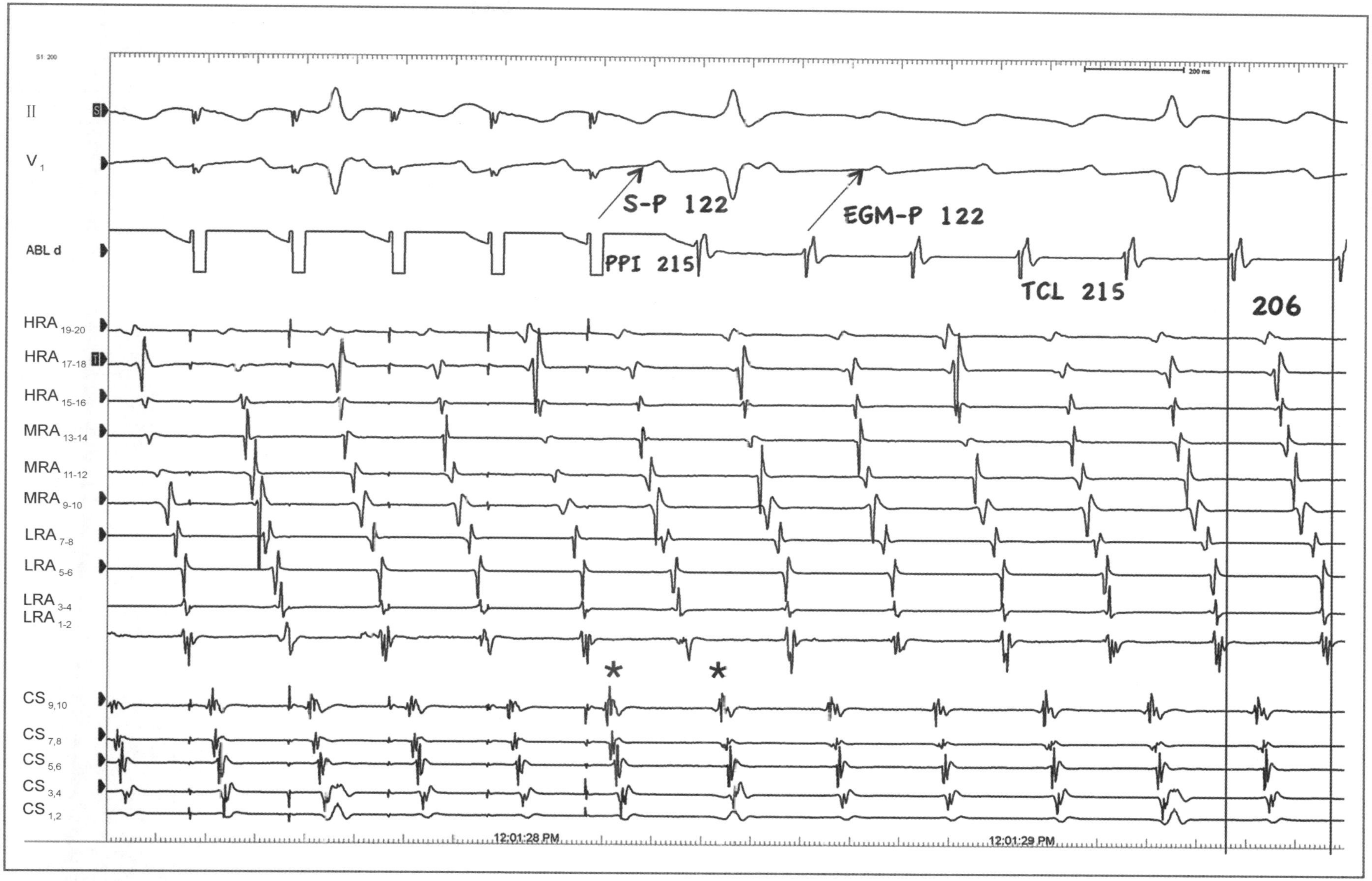
S1 200
II
V1
ABL d
HRA 19-20
HRA 17-18
HRA 15-16
MRA 13-14
MRA 11-12
MRA 9-10
LRA 7-8
LRA 5-6
LRA 3-4
LRA 1-2
CS 9,10
CS 7,8
CS 5,6
CS 3,4
CS 1,2
200 ms
S-P 122
EGM-P 122
PPI 215
TCL 215
206
*
*
12:01:28 PM
12:01:29 PM

图 5-18 为另一例典型房扑的病例，导管放置方式与之前类似。标测发现大部分折返环位于右心房内，提示右心房内的大折返。近端 CS 电极位于冠状静脉窦口略靠里。在大折返环之外的位置起搏拖带可见腔内图明显的融合表现。CS_{9-10} 代表的左心房电位记录到的 PPI 为 360ms，提示明显位于折返环外（预料之中）。

其他有稳定折返环的大折返性房性心动过速与典型房扑的拖带策略一致。**图 5-19** 和**图 5-20** 的患者既往有外科治疗右侧房室旁路的记录。图 5-19 中，起搏导管靠近三尖瓣-腔静脉峡部。右心房腔内图的激动时间占据了大部分的激动周期，提示为右心房大折返。然而该部位的 PPI 很长，与三尖瓣环-腔静脉峡部依赖的房扑不符。此外，拖带过程中腔内图出现明显的融合表现。相反，图 5-20 中导管位于低位右心房侧壁，该处 PPI＝TCL，拖带时心房激动顺序与心动过速时相似，类似“拖带伴隐匿性融合”的表现。该部位是成功消融靶点，考虑和既往手术引起的瘢痕有关。

图 5-18

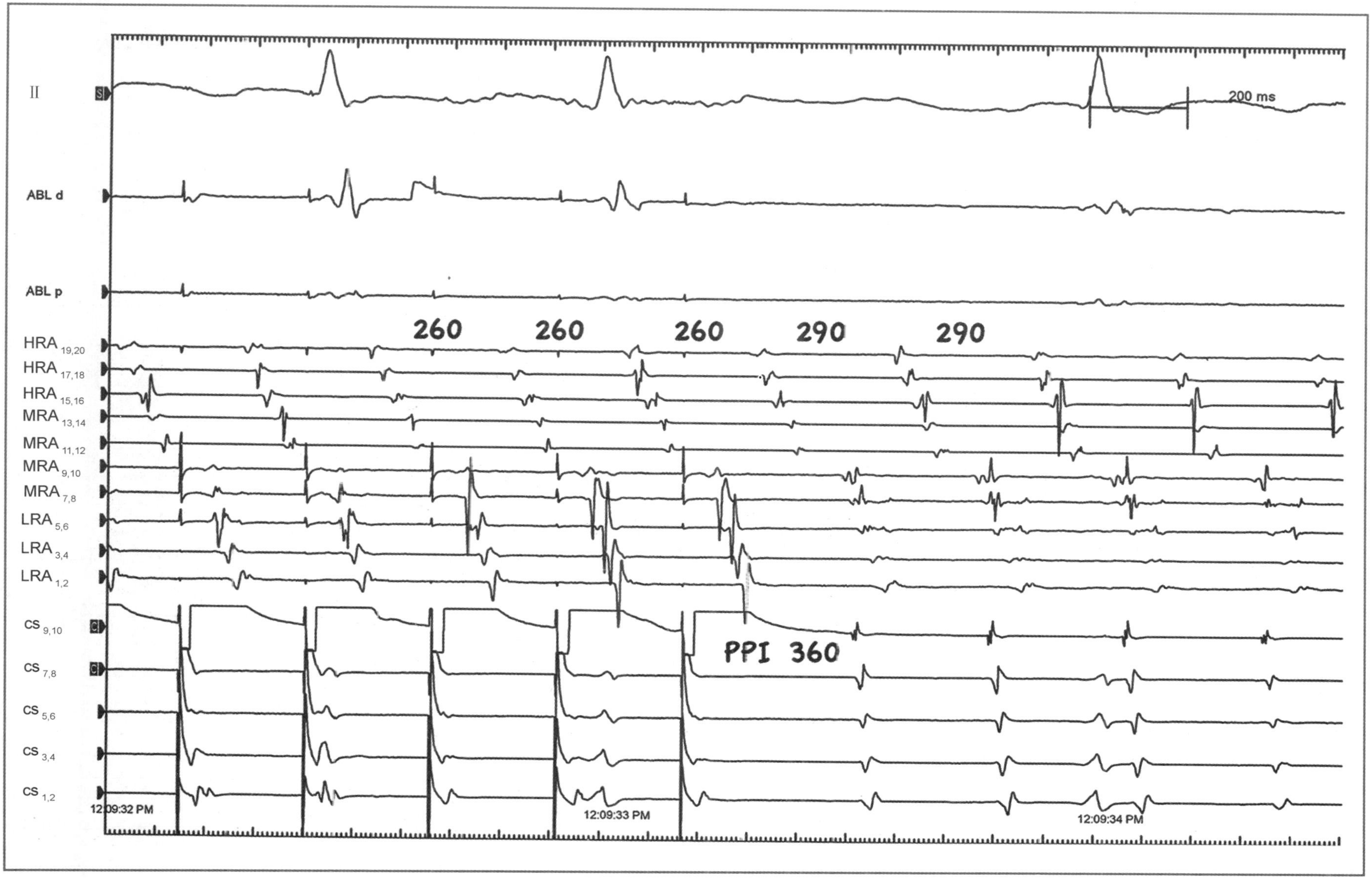
II
200 ms
ABL d
ABL p
260
260
260
290
290
HRA 19,20
HRA 17,18
HRA 15,16
MRA 13,14
MRA 11,12
MRA 9,10
MRA 7,8
LRA 5,6
LRA 3,4
LRA 1,2
CS 9,10
PPI 360
CS 7,8
CS 5,6
CS 3,4
CS 1,2
12:09:32 PM
12:09:33 PM
12:09:34 PM

图 5-19

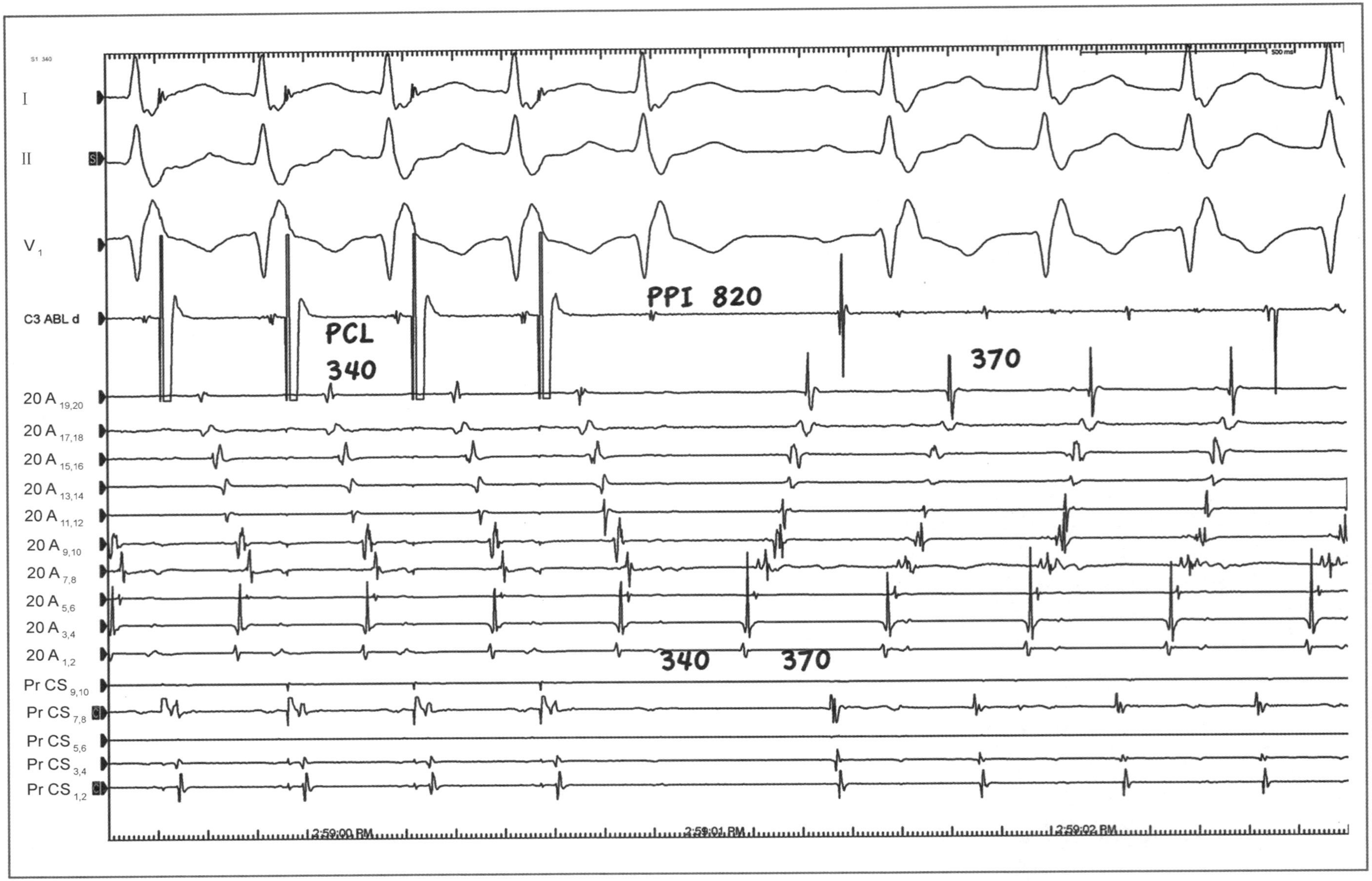

S1 340
I
II
V1
C3 ABL d
PPI 820
PCL
340
370
20 A 19,20
20 A 17,18
20 A 15,16
20 A 13,14
20 A 11,12
20 A 9,10
20 A 7,8
20 A 5,6
20 A 3,4
20 A 1,2
340
370
Pr CS 9,10
Pr CS 7,8
Pr CS 5,6
Pr CS 3,4
Pr CS 1,2
2:59:00 PM
2:59:01 PM
2:59:02 PM

图 5-20

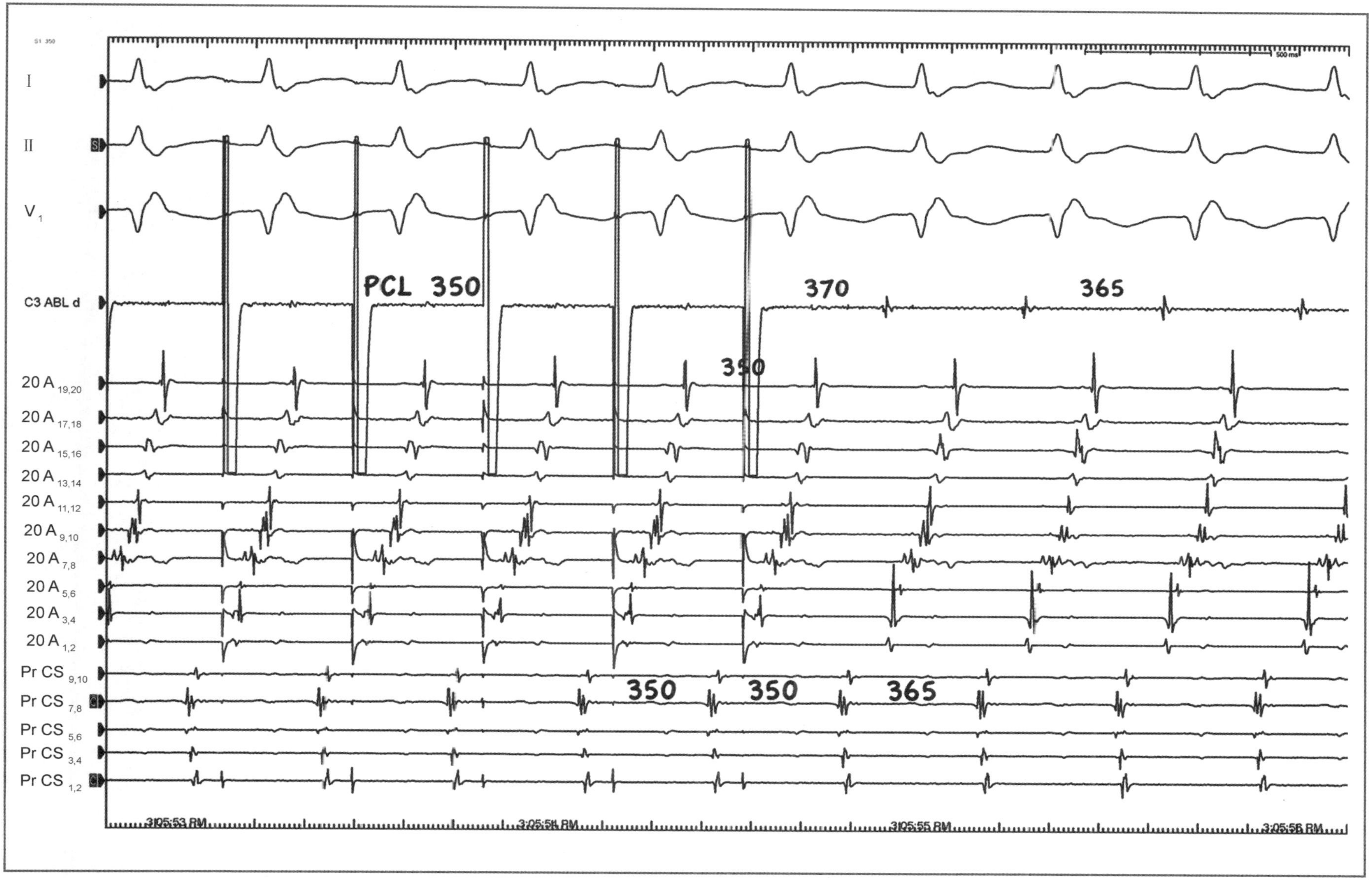
S1 350
I
II
V1
C3 ABL d
PCL 350
370
365
350
20 A 19,20
20 A 17,18
20 A 15,16
20 A 13,14
20 A 11,12
20 A 9,10
20 A 7,8
20 A 5,6
20 A 3,4
20 A 1,2
Pr CS 9,10
Pr CS 7,8
350
350
365
Pr CS 5,6
Pr CS 3,4
Pr CS 1,2
3:05:53 PM
3:05:54 PM
3:05:55 PM
3:05:56 PM

图 5-21 的患者在肺静脉（PV）隔离术后出现房速。标记为“Ls”的电极为置于右下肺静脉的环状电极。该肺静脉内 PPI 接近 TCL，而肺静脉外 PPI 相差较大，提示房速来源于肺静脉，需要再次行电隔离。PPI 标测无论在稳定的左心房房速还是右心房房速标测中都有很大作用。例如左心房前壁及后壁记录到的 PPI 都接近 TCL 时，提示围绕二尖瓣的房扑。当然，在房速频率过快或紊乱性房速时，拖带作用就相对较小。

图 5-21

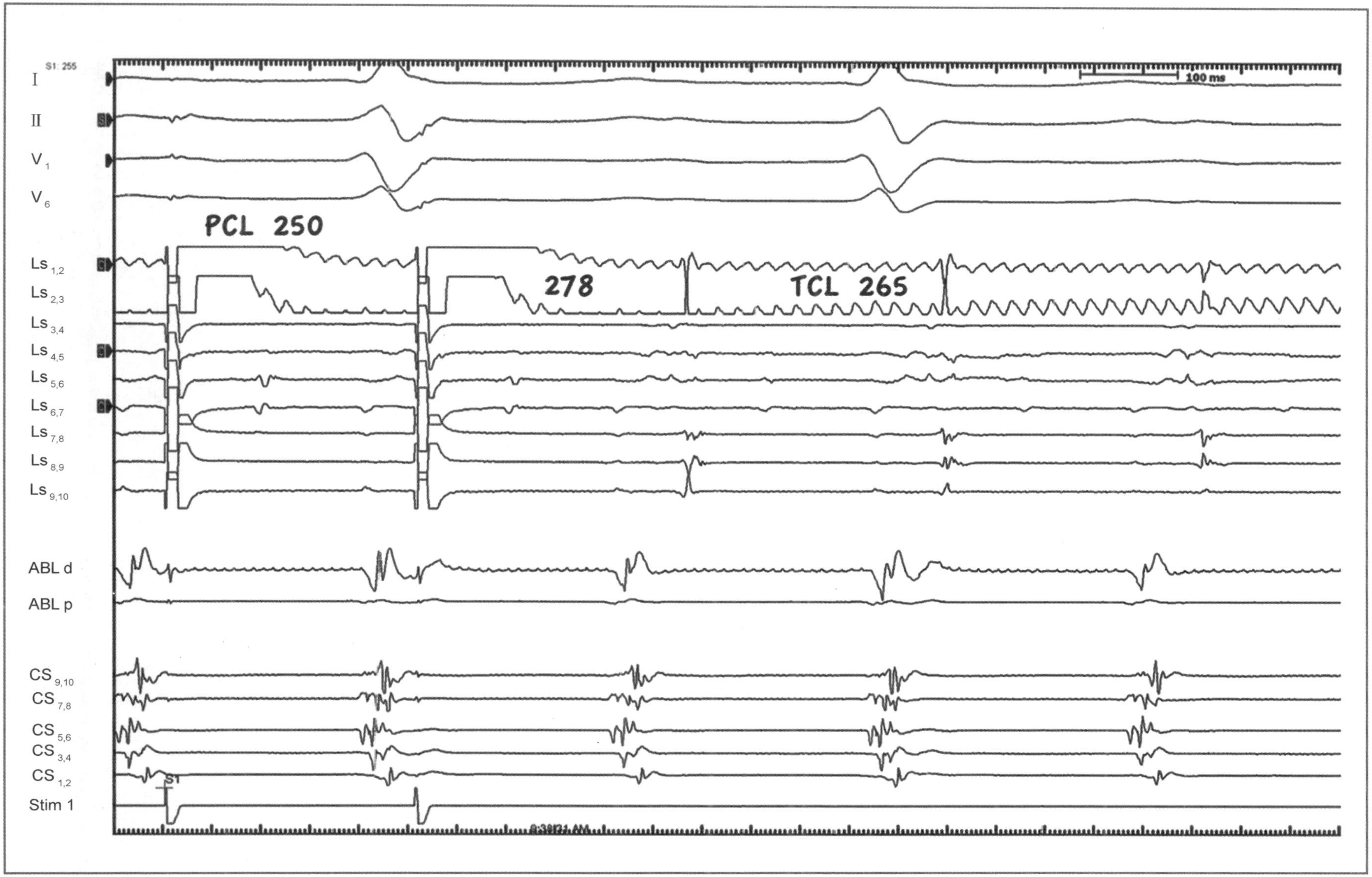
S1: 255
I
II
V1
V6
100 ms
PCL 250
278
TCL 265
Ls 1,2
Ls 2,3
Ls 3,4
Ls 4,5
Ls 5,6
Ls 6,7
Ls 7,8
Ls 8,9
Ls 9,10
ABL d
ABL p
CS 9,10
CS 7,8
CS 5,6
CS 3,4
CS 1,2
S1
Stim 1

推荐阅读

1. Stevenson WG, Khan H, Sager P, et al. Identification of reentry circuit sites during catheter mapping and radiofrequency ablation of ventricular tachycardia late after myocardial infarction. *Circulation*. 1993;88:1647–1670.
2. Soegima K, Stevenson WG, Maisel WH, et al. The N + 1 difference: A new measure for entrainment mapping. *J Am Coll Cardiol*. 2001;37:1386–1394.
3. Stevenson WG, Friedman PL, Sager PT, et al. Exploring post infarction reentrant ventricular tachycardia with entrainment mapping. *J Am Coll Cardiol*. 1997;29:1180–1189.
4. Delacretaz E, Stevenson WG. Catheter ablation of ventricular tachycardia in patients with coronary heart disease. *PACE*. 2001;24(8):1261–1277.
5. Issa ZF, Miller JM, Zipes DP. Post-infarction sustained monomorphic ventricular tachycardia. In: *Clinical Arrhythmology and Electrophysiology: A Companion to Braunwald's Heart Disease*. 1st ed. Philadelphia, PA: Saunders Elsevier; 2009.
6. Jaïs P, Matsuo S, Knecht S, et al. A deductive mapping strategy for atrial tachycardia following atrial fibrillation ablation: Importance of localized reentry. *J Cardiovasc Electrophysiol*. 2009;20:480–491.
7. Weerasooriya R, Jaïs P, Wright M, et al. Catheter ablation of atrial tachycardia following atrial fibrillation ablation. *J Cardiovasc Electrophysiol*. 2009;20:833–838.
8. Miyazaki H, Stevenson WG, Stephenson K, Soejima K, Epstein LM. Entrainment mapping for rapid distinction of left and right atrial tachycardias. *Heart Rhythm*. 2006;3:516–523.
9. McElderry HT, McGiffin DC, Plumb VJ, et al. Proarrhythmic aspects of atrial fibrillation surgery: Mechanisms of postoperative macroreentrant tachycardias. *Circulation*. 2008;117:155–162.
10. Mohamed U, Skanes AC, Gula LJ, et al. A novel pacing maneuver to localize focal atrial tachycardia. *J Cardiovasc Electrophysiol*. 2007;18:1–6.
11. Bennett MT, Gula LJ, Klein GJ, Yee R, Krahn AD, Leong-Sit P, Skanes AC. An alternative method of assessing bidirectional block for atrial flutter. *J Cardiovasc Electrophysiol*. 2011;22(4):431–435.

6
第六章

基于非刺激的策略

程序刺激是常规的电生理操作，是心动过速诱发和终止的重要操作，并在电生理（EP）实验室中可阐明心动过速的机制。但是，在电生理检查中经静脉途径用药或其他的操作也很重要。由于不司心脏组织对某个药物或一类药物敏感性存在差异，因此使用药物仍具有一定的价值。事实上，目前还未开发出对特定组织发挥特异性作用的药物。在电生理导管室外处理心动过速时，药物可发挥特别的作用。在许多病例中，在药物应用时获得连续记录的高质量体表心电图并仔细分析相关现象有助于确立诊断。

异丙肾上腺素

异丙肾上腺素的主要特点是改善传导和（或）使心动过速维持以便进一步评估或消融。某些心律失常对交感神经张力极其敏感，在电生理实验室中仰卧位、镇静及制动都可能影响传导和（或）心动过速的维持。基于异常自律性或触发机制的心动过速，包括左心室（LV）和右心室（RV）的特发性心动过速及一些局灶性房速（AT），可能需要异丙肾上腺素用于诱发，这可能是通过促进4相去极化或诱发延迟后除极而实现的。

交感神经张力对获得折返环的前传路径和逆传路径的传导速度及不应期的刚好吻合以便诱发并维持房室结折返性心动过速（AVNRT）或房室折返性心动过速（AVRT）非常重要。通常，前传路径的不应期［大多数为房室结（AVN）］是限制这些心动过速的主要因素。异丙肾上腺素充分缩短有限制作用路径的有效不应期（ERP），使其及时恢复，以便能被下一次折返波激动。异丙肾上腺素同样可促发其他心律失常，包括不同机制的房速及室速（VT）。

腺苷

腺苷是最广泛使用并且有效的一项干预措施，有必要在本章中加以强调。任何依赖房室结传导的心动过速均可通过腺苷延长或阻滞房室结传导的作用进行鉴别。局灶活动可能本质上对腺苷也是敏感的。

腺苷的心脏电生理效应是通过腺苷结合到腺苷（A1）受体后启动的。其激活外向钾通道（$I_{KAch,Ado}$）使膜电位超极化。在室上性组织中，膜电位超极化可降低窦房结自律性，缩短心房不应期，抑制房室结动作电位发放，结果抑制房室结传导（负性传导作用）。膜电位的超极化亦能够恢复或改善被抑制心肌组织（射频消融损伤的组织）的传导。腺苷对心室肌和大多数房室旁路（AP）仅有很小的直接效应，但它是有效的抗肾上腺素药物。阻滞肾上腺素激活的一过性内向电流及钙离子电流（I_{TI}及I_{Ca}）使腺苷能终止某些特发性室速（特异性的右心室流出道室速），但对其他室速（如特发性左心室分支型室速及瘢痕介导的室速）没有作用。

腺苷的特异性抑制或阻滞房室结传导的效应使其在许多临床情况下成为一个很有用的诊断工具。

证实存在心动过速基质

在怀疑有旁路的患者中，由于旁路和窦房结之间的相对距离和窦房结到房室结距离的比较以及这两个竞争性房室传导路径的相对传导速度相近，心室预激（delta 波）可能很难辨别。在这样的情况下，腺苷通常延长房室结传导时间而不影响经旁路的传导时间，结果使得预激波形在体表心电图上更加明显。**图 6-1** 就是这样一个例子。注意 QRS 波的预激程度变大，但 PR 间期没有改变，这是由于延长房室结传导时间但是并未改变旁路传导时间。

我们注意到某些变异旁路伴随递减传导特性可能对腺苷产生反应。此外，某些旁路对刺激反应迟缓或者经射频消融但没有消融彻底可以通过在腺苷处理后旁路出现一过性的传导恢复来鉴别以便进一步处理，推测是由于腺苷诱导的超极化的结果。

房室结双径路的生理学通过在窦性心律时应用腺苷可能可以表现出来。腺苷对快慢径效应所需要时间过程通常不一样，和慢径路相比，房室结快径路常常被较快阻滞且阻滞时间更长。这表现为在几次心脏搏动中突然的 PR 间期延长，是在房室传导阻滞之前传导由快径路移到慢径路的缘故。在**图 6-2** 所示的例子中，PR 间期在第 6 个心跳周期后突然延长并伴有一个逆传的 P 波（箭头），这发生在可预计的腺苷作用效应内。腺苷阻滞前传房室结快径路，使激动传导从快径路转移到慢径路上，使下一个心房回波经快径路逆传。此后因为回波在前传慢径路内发生阻滞，从而防止了发生持续性房室结折返性心动过速。

图 6-1

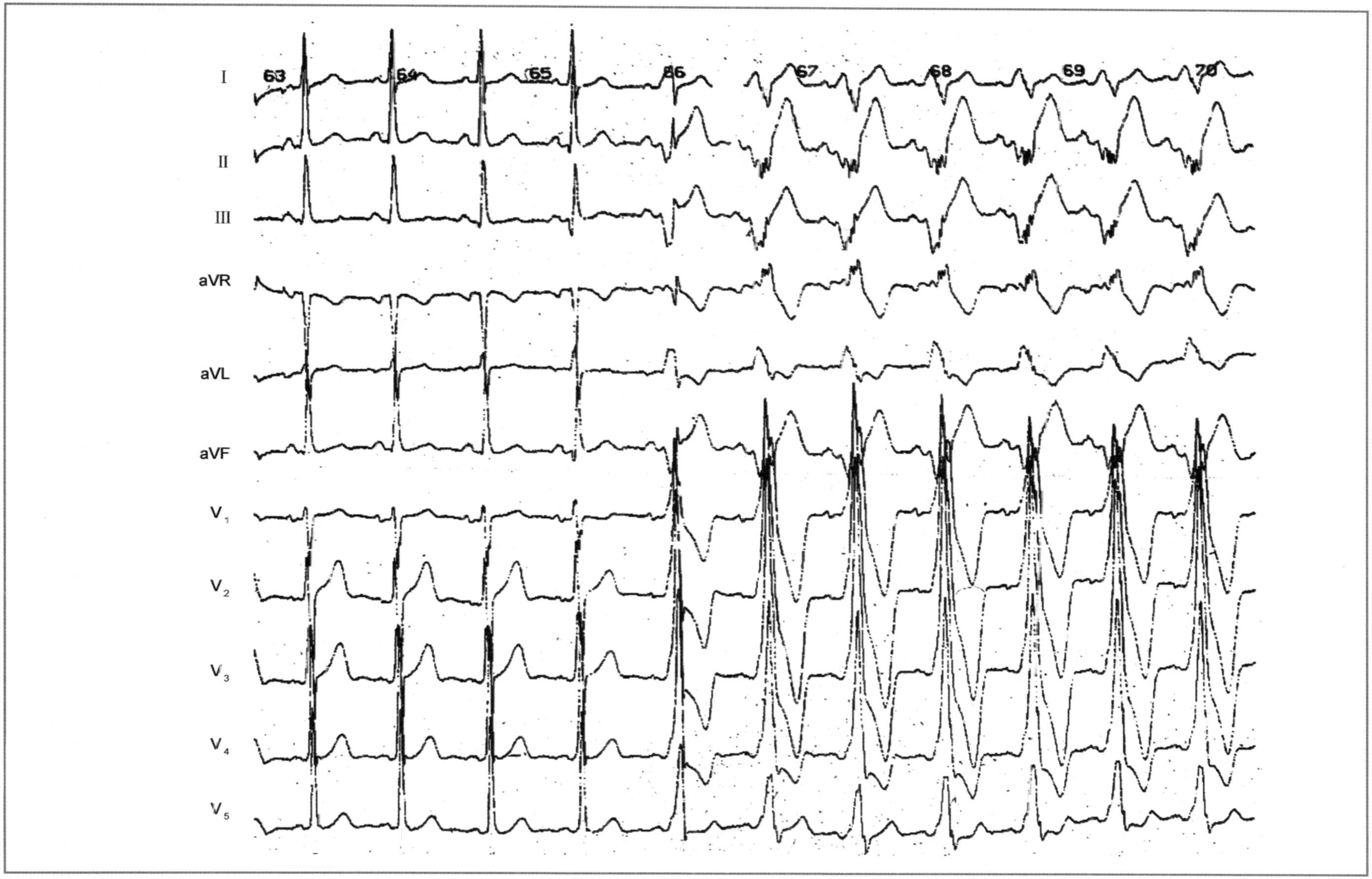

图 6-2

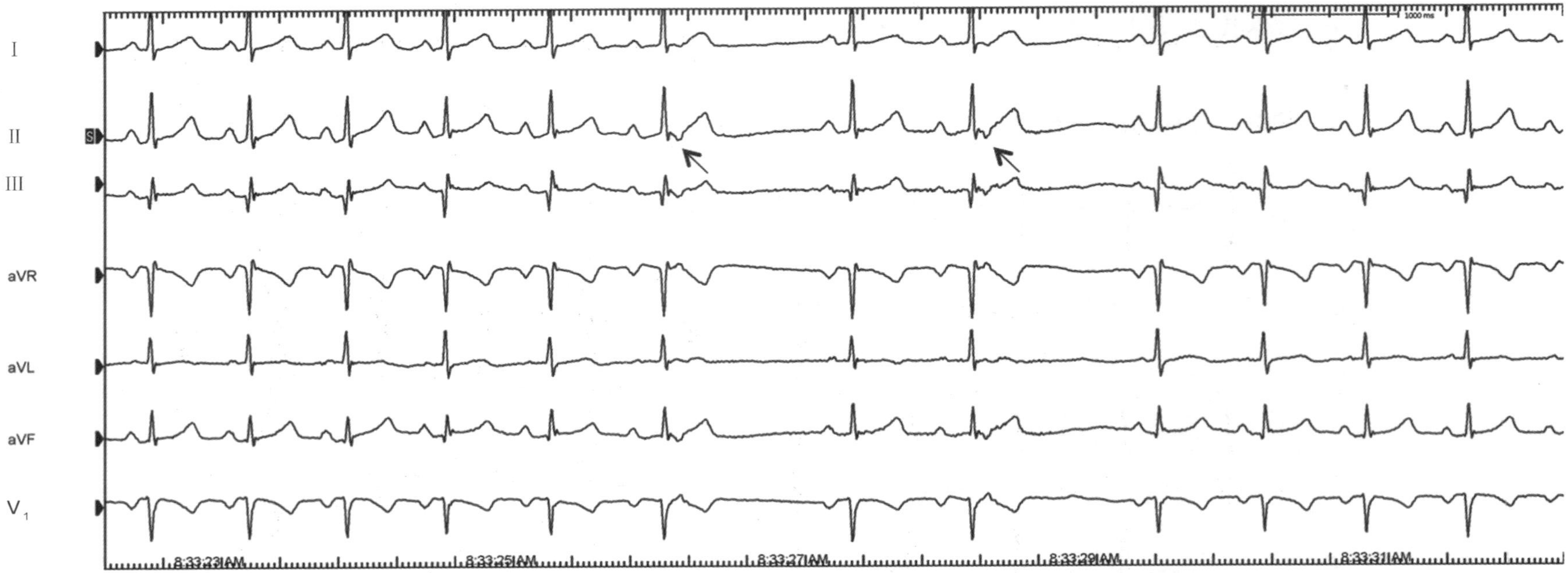
I
II
III
aVR
aVL
aVF
V1
8:33:23AM
8:33:25AM
8:33:27AM
8:33:29AM
8:33:31AM

宽 QRS 波心动过速的诊断

腺苷很有帮助，因为大多数室速不受腺苷影响。持续的单一形态室速通常和潜在的瘢痕相关，为缺血或是心肌病。若是瘢痕介导的室性心动过速对腺苷不敏感，室速应该持续不受影响。另一方面，若是室上性心动过速伴差异性传导（差传），使用腺苷后心动过速终止或心动过速频率减慢证明存在房室结依赖的折返环，或证明房速持续伴随一过性房室结阻滞，心动过速为不依赖房室结的类室上速型心房扑动。尽管是一个非常有用的检查，注意并不是所有的房室结都对腺苷有反应，相反，某些房速或室速亦可对腺苷敏感。起源于心室流出道的特发性室速在许多情况下被认为是源于触发机制，交感神经张力增加时发生心动过速，心动过速可被腺苷终止。相比之下，起源于左心室间隔部的特发性分支型室速属于维拉帕米敏感型，却对腺苷不敏感。

图 6-3A 显示宽 QRS 波心动过速伴 P 波在舒张间期出现，室上速及室速都合理，即室速伴逆传或室上速伴逆传。

腺苷诱导暂时性的室房阻滞（**图 6-3B**，星号）确认了室速诊断。

图 6-3A

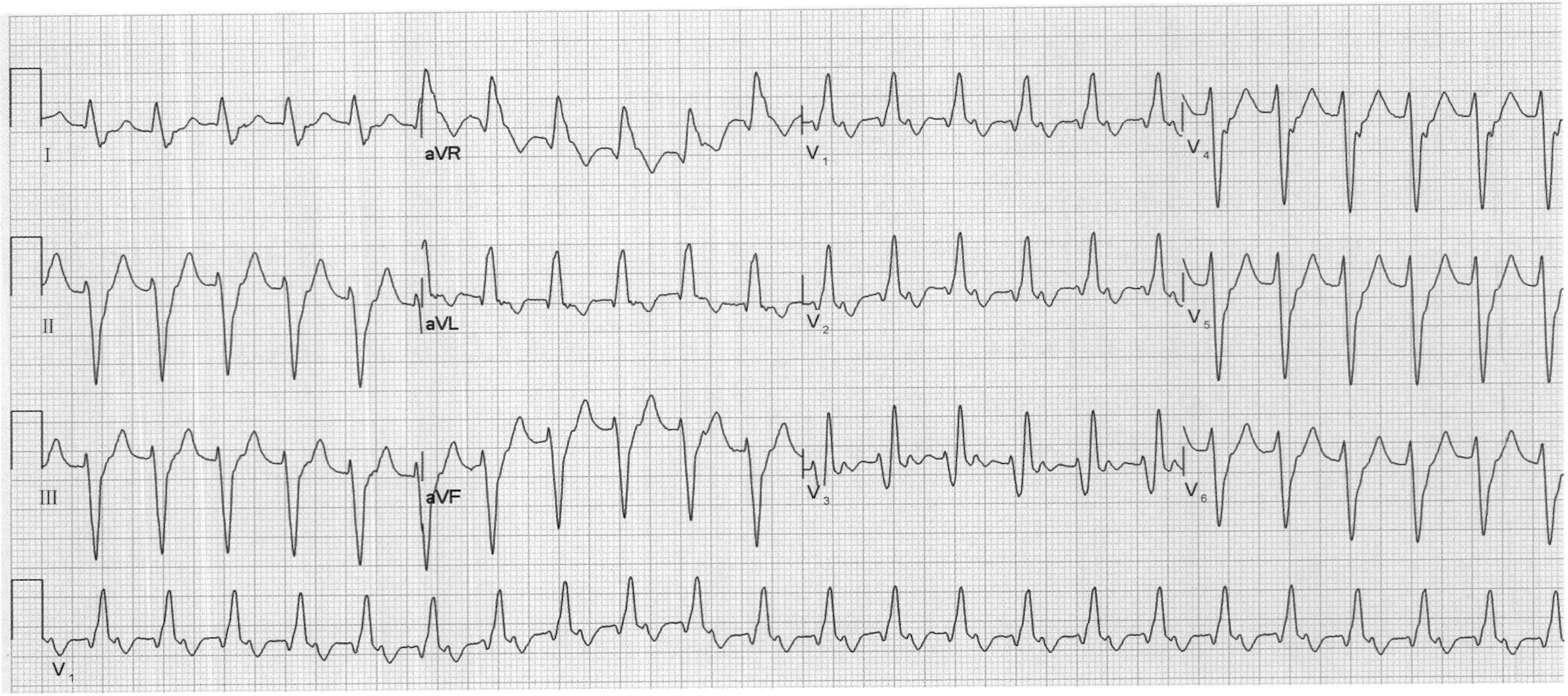

图 6-3B

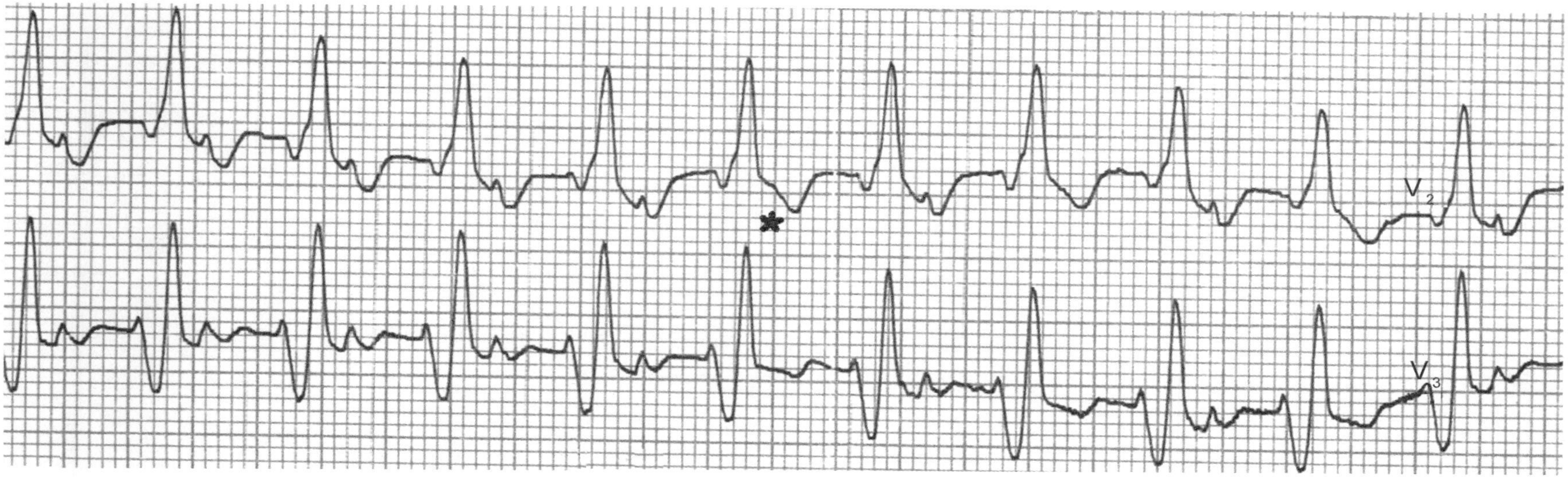

室上性心动过速对腺苷的反应

典型的房室结依赖的室上速使用腺苷后将会终止或至少一过性减慢（PR 间期延长）。**图 6-4** 中在心动过速被打断前 RR 间期没有实质上减慢提示房速，但在记录中实际上存在伪象，且终止时因室性异位搏动而显得模糊不清。图 6-4 中心动过速终止后跟随一过性室性早搏和非持续性室速甚至可能是少见的室颤（VF）！心室易激可归结于应用腺苷后交感神经的强烈兴奋。房扑和房颤（AF）也可能在使用腺苷后被观察到，这是由于腺苷缩短了心房不应期。

图 6-5 显示应用腺苷后房速终止的例子。房室传导阻滞突然发生，伴随阻滞前最后一个下传周期中 PR 间期轻微延长，房速自行终止之前继续持续 4 个周期，图上的最后一个心房搏动为窦性的 P 波。结果，腺苷作用于房室结效应首先出现，然后房速在激动频率没有减慢的情况下突然终止。

图 6-6 的例子，从另一方面显示房速终止时伴随心房激动频率减慢但是腺苷对 PR 间期的作用极小（我们注意到 P 波的激动方向为“从上到下”，Ⅱ、Ⅲ导联的 P 波为直立的，排除房室结依赖的室上速的室房传导）。

图 6-4

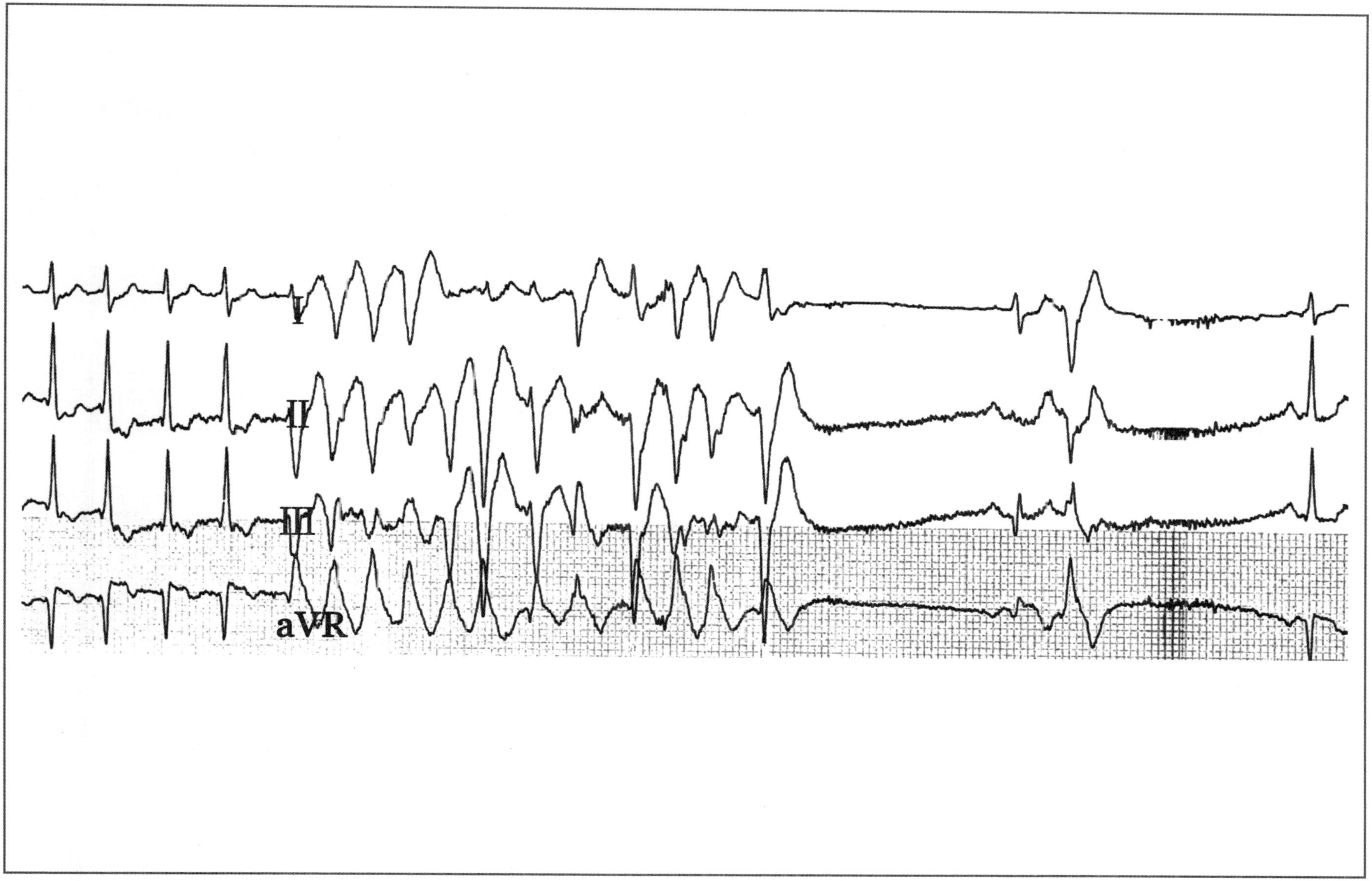

图 6-5

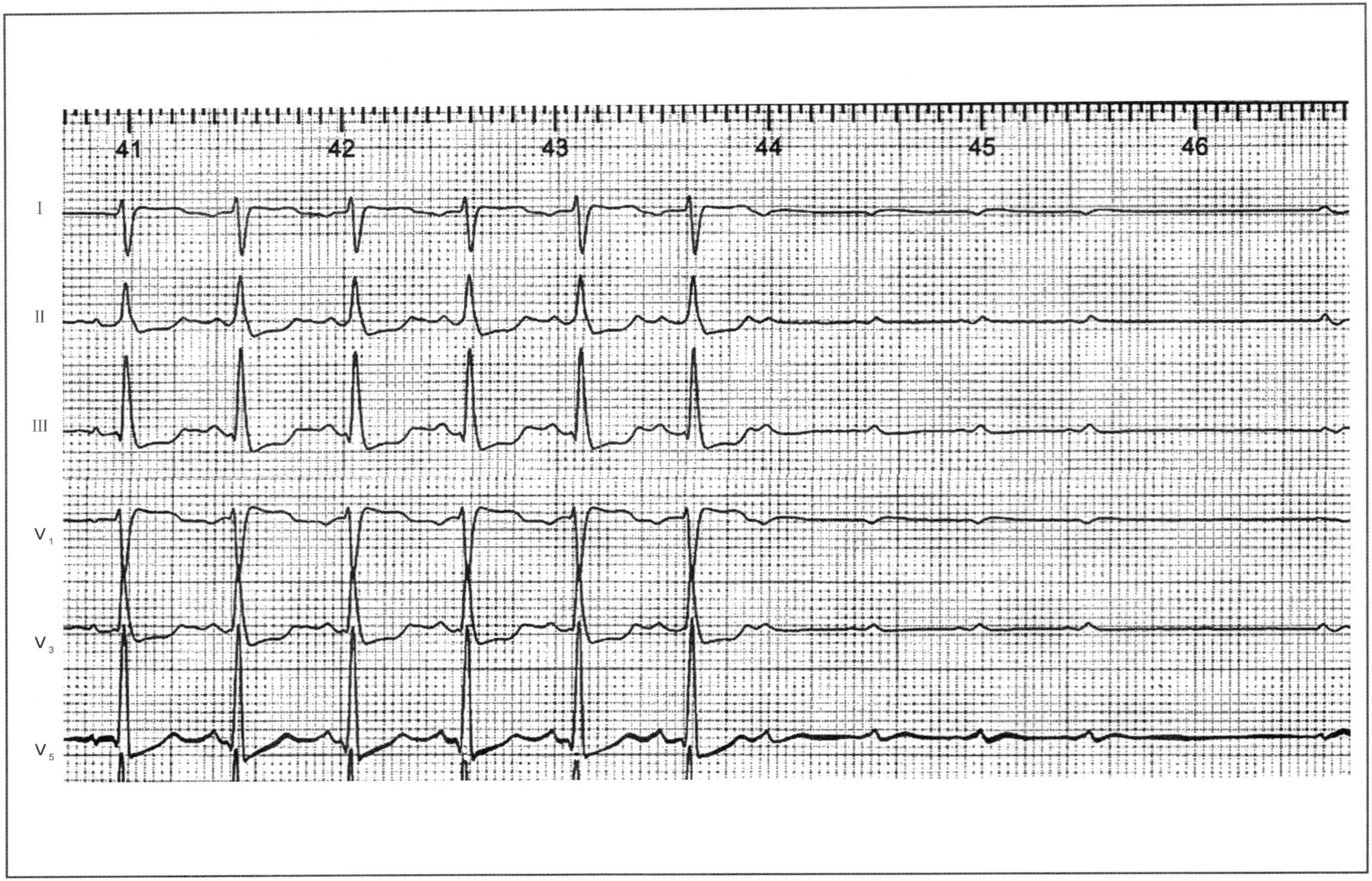

图 6-6

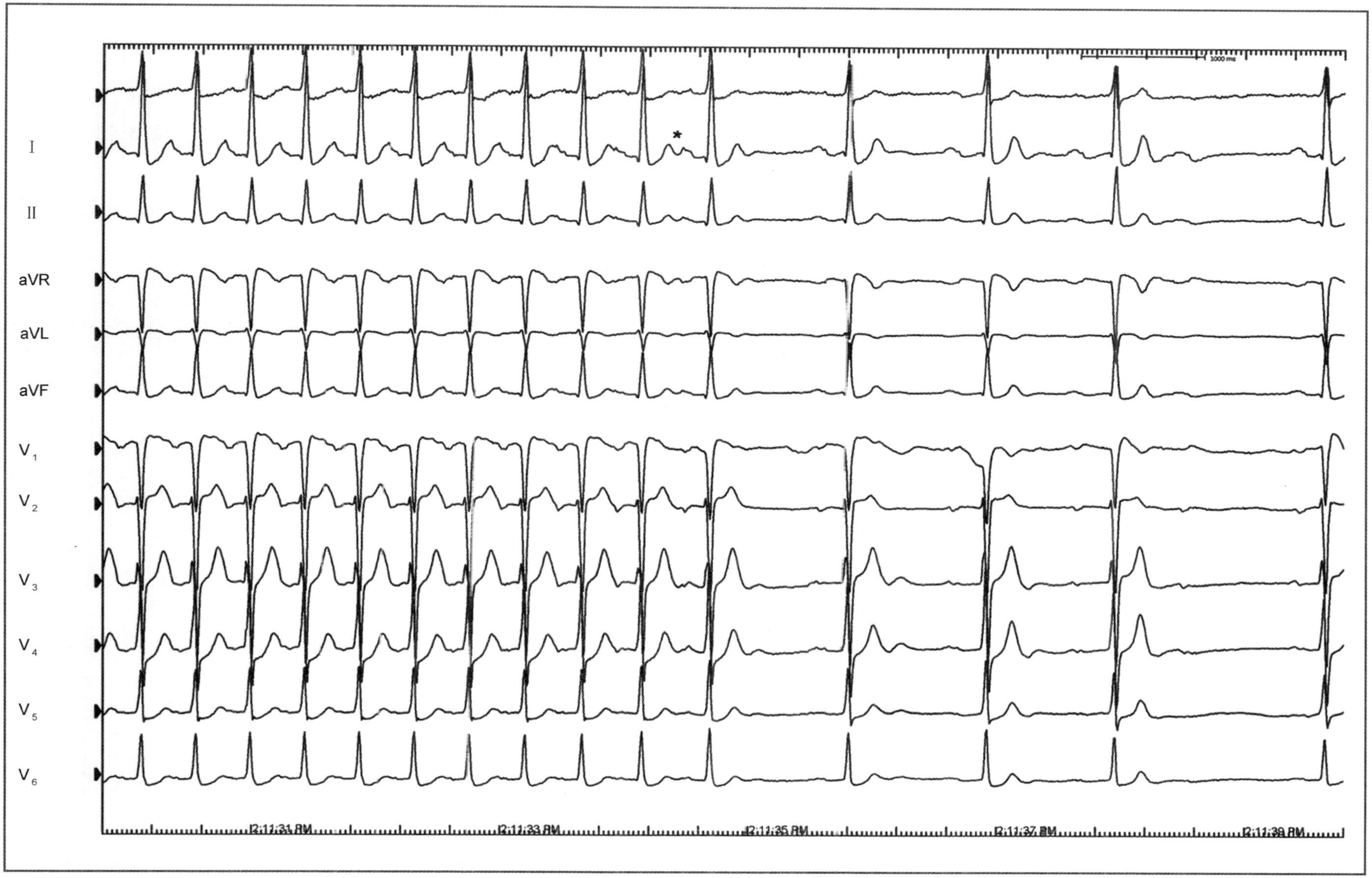
I
II
aVR
aVL
aVF
V1
V2
V3
V4
V5
V6
*
1000 ms
12:11:31 PM
12:11:33 PM
12:11:35 PM
12:11:37 PM
12:11:39 PM

图 6-7 显示另一个应用腺苷的室上速。上面的条带显示心房周长（CL）延长，PR 间期没有实质性改变，这是显而易见的，甚至不需要仔细测量。接下来在第二行条带上，出现窦性心律伴随房室传导阻滞，并伴随分离的交界性逸搏心律。（第三行条带上）显示房速的早期恢复，起始于晚联律间期的房早，该房早的形态和房速时房早的形态一致。这个就是房速，但是严格来说我们不能排除经腺苷敏感结构（房室结或者非典型旁路）逆传的长 RP 间期心动过速。

结果，腺苷的房室结效应与腺苷对腺苷敏感型房速的效应的动态时间过程的差异常有助于鉴别房室结依赖型室上速及腺苷敏感型房速。

图 6-8A 中的室上速是一个“长 RP”间期心动过速，可能是房速、非典型房室结折返性心动过速或者伴有递减逆传旁路的房室折返性心动过速。腺苷终止心动过速的类型（**图 6-8B**）几乎已经排除房速。心动过速终止在 P 波（星号所示）。*只有*在房室结同时阻滞时，心动过速才有可能是房速。心动过速显示 VV 间期延长出现在 AA 间期延长*之前*。注意在心动过速终止前最后一个 QRS 波的 PR 间期延长，使得心动过速终止前的最后一个心房波延迟抵达，这只有在 VV 间期改变出现在 AA 间期改变之前的情况下才会发生。

图 6-7

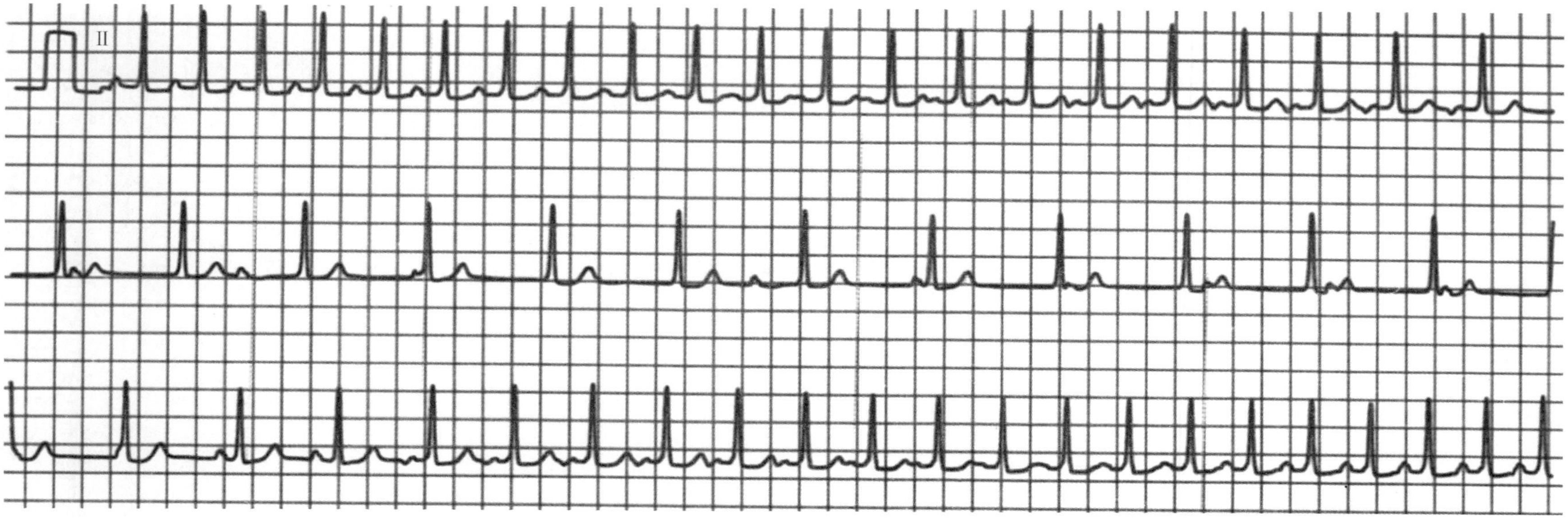

图 6-8A

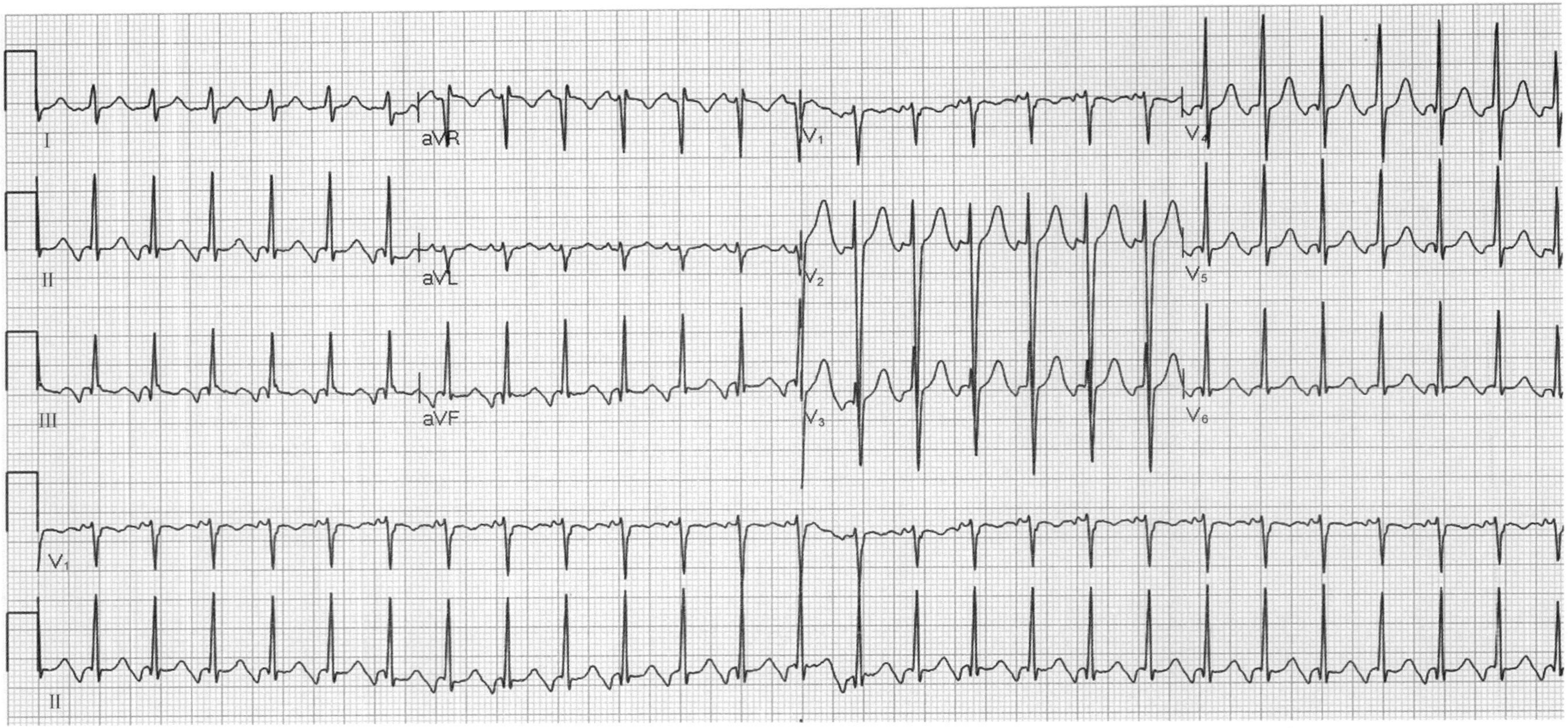

图 6-8B

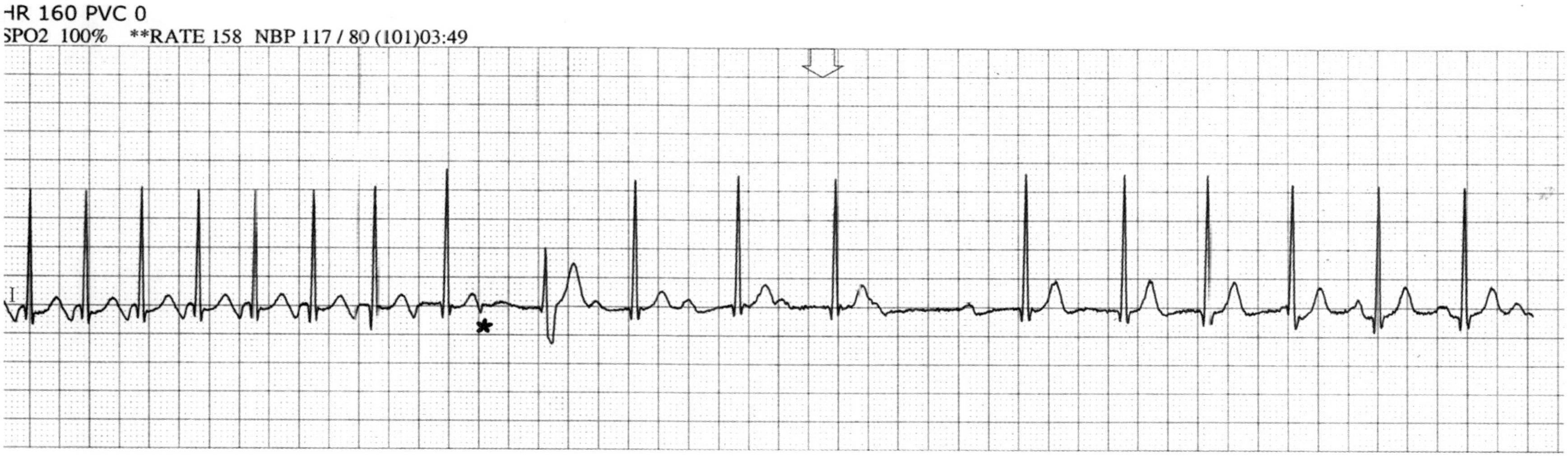

交界性心动过速中 AVNRT 的鉴别

用起搏操作的方式将 AVNRT 从房室交界性心动过速中鉴别出来通常不是很确定，应用腺苷可能是很有用的（在没有心腔内电极导线可用时）。**图 6-9** 举出这样一个例子，最早逆传心房的激动可能是以下情况之一：①长 PR 间期的房速，②AVNRT，或③房室交界性心动过速伴逆传。*尽管心腔内电图被清晰保留显示，但它们不是必要的，体表心电图上的心房波（箭头所示）很清楚*。腺苷应用后导致室房阻滞（星号），房室交界性心动过速仍在继续，心动过速在终止之前适当减慢。这很显然排除了房速（理论上，我们可以认为 AVNRT 不需要心房激动，腺苷可阻滞房室结到心房的激动而不会立即影响 AVNRT，这是一个延伸，实际上就是房室交界性心动过速）。在我们的经验中，房室交界性心动过速的这种类型反应很普遍，尽管从没有正式评估到我们的知识体系中。

图 6-9

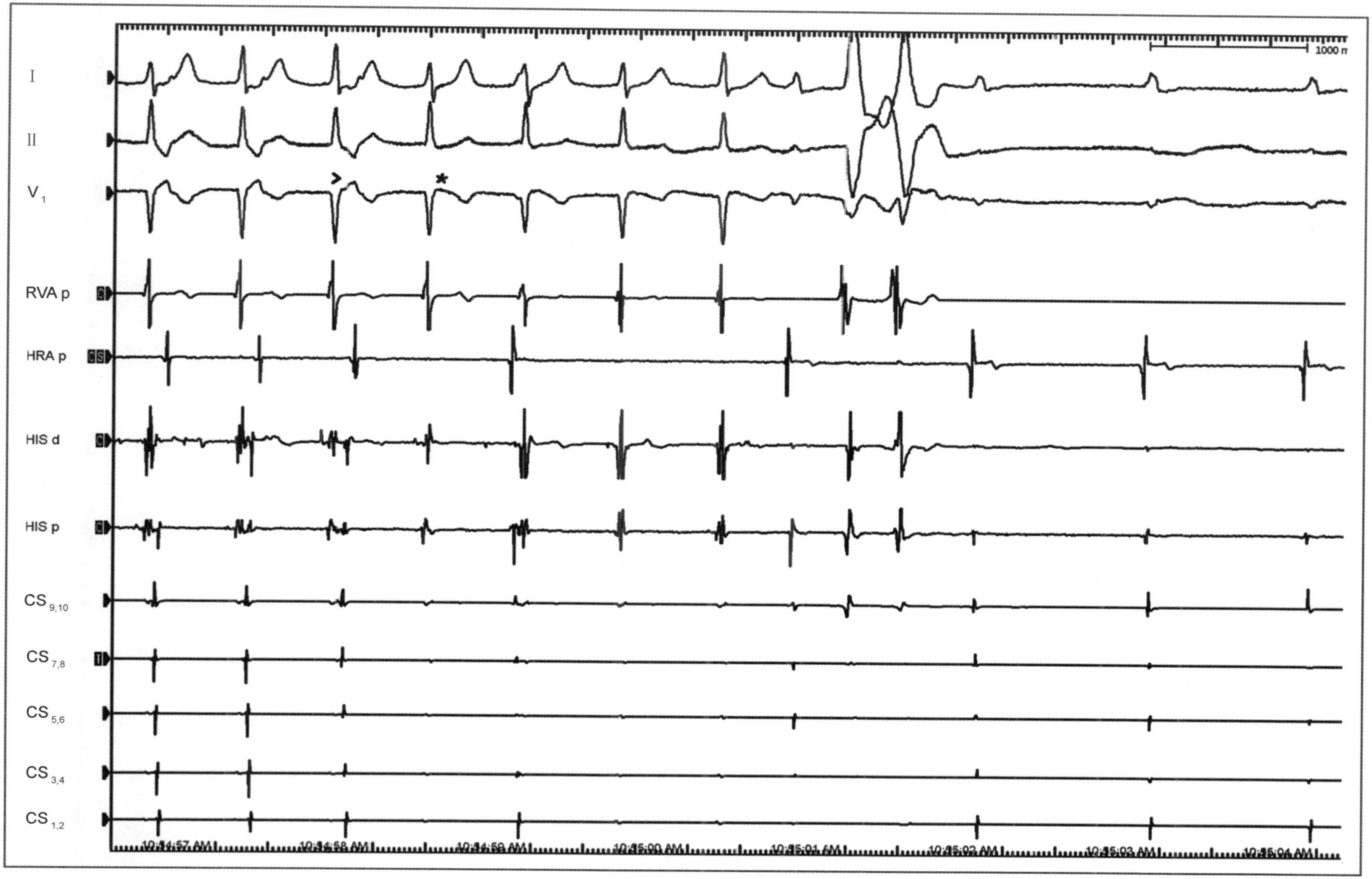
I
II
V1
RVA p
HRA p
HIS d
HIS p
CS 9,10
CS 7,8
CS 5,6
CS 3,4
CS 1,2
1000 m
10:44:57 AM
10:44:58 AM
10:44:59 AM
10:45:00 AM
10:45:01 AM
10:45:02 AM
10:45:03 AM
10:45:04 AM

腺苷与传导的恢复

旁路或心房组织在看起来成功的消融后恢复传导，认为是在某些情况下不完全消融或者组织的影响效应比较迟缓，使其可以恢复传导。受影响的组织传导的恢复被认为组织仍然存活并需要更进一步消融（**图 6-10**，向 Dr. Simon Modi 致谢）。在我们的例子中，环状标测电极位于左上肺静脉（PV）。体表心电图一开始显示肺静脉*外*为窦性心律，肺静脉*内*为房颤节律。腺苷应用后一过性恢复肺静脉向心房的传导，导致明显的一过性房颤。进一步消融后直至腺苷不再诱发这种现象。一过性传导恢复的机制被认为是跨膜电位的超极化。

腺苷诱导传导恢复的临床意义还没有被严格证明，但是许多医生针对这些组织采取进一步的消融措施。

图 6-10

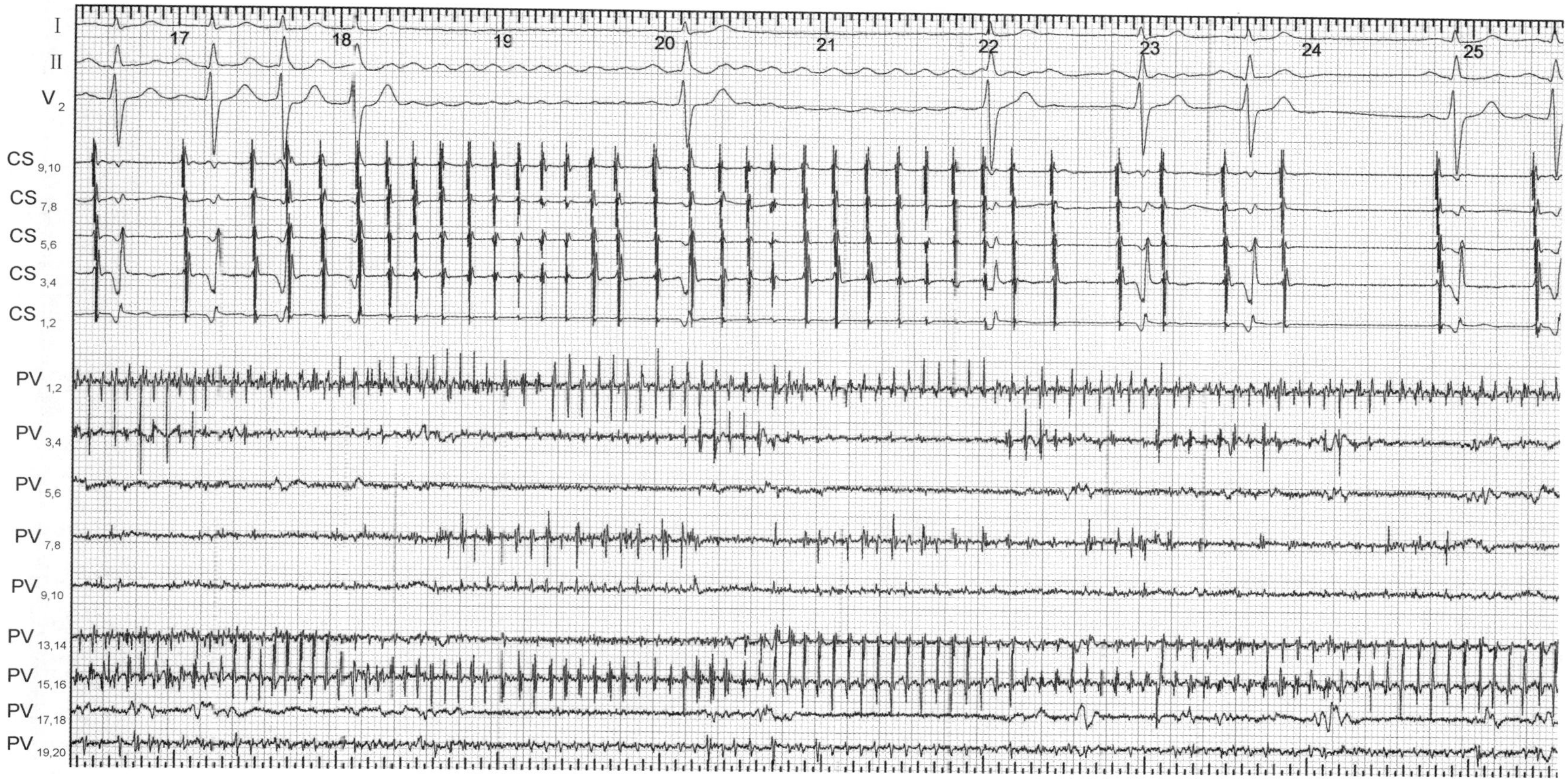

I
II
V2
CS 9,10
CS 7,8
CS 5,6
CS 3,4
CS 1,2
PV 1,2
PV 3,4
PV 5,6
PV 7,8
PV 9,10
PV 13,14
PV 15,16
PV 17,18
PV 19,20
17
18
19
20
21
22
23
24
25

其他非起搏操作

目前，其他药物在电生理实验室中有时也有用处。和腺苷相比较，维拉帕米和地尔硫䓬通过它们的效应，延长房室结传导时间及不应期时间更长。β受体阻滞药加维拉帕米会加强这种效应。这在有时候是有帮助的，通过阻滞房室结逆传，帮助间隔旁路的消融，因为间隔旁路和房室结一样有相似的逆传心房激动顺序。

冷冻消融导管是一个潜在的有价值的诊断工具。它能使和它相邻的组织冷却，当组织冷却到低于0℃时将失去传导功能。比如，在室速时我们可以评估标测位点的功能意义，在这个位点上能减慢或者终止室速，证明该组织在异常折返环路上的功能。这有可能是一个非常有效的操作。

推荐阅读

1. Josephson ME, Seides SF. *Clinical Cardiac Electrophysiology: Techniques and Interpretations*. Philadelphia, PA: Lippincott Williams & Wilkins; 2008.
2. Lerman BB, Belardinelli L. Cardiac electrophysiology of adenosine. Basic and clinical concepts. *Circulation*. 1991;83:1499–1509.
3. Iwai S, Markowitz SM, Stein K, et al. Response to adenosine differentiates focal from macroreentrant atrial tachycardia: validation using three-dimensional electroanatomic mapping. *Circulation*. 2002;106:2793–2799.
4. Mallet ML. Proarrhythmic effects of adenosine: review of the literature. *Emerg Med J*. 2004;21:408–410.

索 引

E

F

G

H

J

K

L

O

P

Q

R

S